'힐링 코드'를 먼저 만나본
독자들의 이야기

―――― 저는 알레르기성 피부염과 비염 때문에 고생이 심했고, 비염이 심해짐에 따라 기관지까지 약해져 계속적인 기침에 시달리게 되었습니다. 코 막힘이 심해 편하게 숨 쉴 수 있도록 도와주는 약물을 복용하게 되었는데요. 이 약물의 주의사항에는 1주일 이상 사용하지 말라고 되어 있었어요. 하지만 약 없이는 일반적인 생활이 불가능했던 터라 3개월째 사용하게 됐습니다. 결국 약에 내성이 생겨 1회 분무해야 하는 약을 많게는 7회까지 분무하게 되면서 콧물에 핏덩이가 섞여 나오는 지경까지 이르렀습니다. 자다가 코 막힘, 심한 목의 통증으로 잠을 깨는 일도 빈번했지요.

속는 셈치고 시작한 힐링 코드는 신기하게도 실행 5일 만에 약 없이 잘 수 없던 제가 약에 의존하지 않고 잘 수 있게 만들어주었습니다. 늘 통증 속에 짜증으로 시작하던 저의 아침이 편안해진 겁니다. 덕분에 약물을 중단할 수 있었으며, 하루 한 알씩 복용하던 알레르기약도 이틀에 한 알, 사흘에 한 알로 줄여갔습니다.

이뿐 아니라 심리적인 안정에도 많은 효과를 보았는데요. 어릴 때부터 저는 우울증, 대인기피증, 식이장애에 시달렸고, 보통사람보다 예민한 터라 스트레스를 많이 받았으며 상처도 쉽게 받는 편이었습니다. 그런데 꾸준히 힐링 코드를 하다 보니 감정의 기복이 많이 줄어들었어요. 우선 실행 1주 후부터는 심리적으로 안정이 되었고, 2달 후부터는 사람들에 대한 편견이 사그라들고 이해의 폭이 넓어지는 것을 느꼈습니다. 나를 이해하고 주변을 부드러운 눈으로 보는 법을 배웠죠.

이전부터 심리적 안정을 위해 명상, 요가 등을 모두 해보았지만 힐링 코드만큼 적은 시간을 투자해 많은 효과를 봤던 방법은 없었습니다. 제가 힘들 때 힐링 코드를 권유받아 시작했고 이렇게 상태가 좋아진 만큼, 삶의 문제로 힘들어하는 누군가가 있다면 저 역시 꼭 힐링 코드를 권해주고 싶습니다.

_송은미 | 공예가

─── 저는 대학에 오면서 급작스럽게 성인아토피가 심해져 고생을 하게 됐습니다. 또한 스테로이드 연고의 오남용에 따른 부작용 증상도 나타나 함께 치료해야 했죠. 뼛속까지 심한 가려움이 올라왔고 전신은 진물 범벅에 피부는 딱딱하게 굳어만 갔어요. 10개월간 제대로 잠을 자지 못해 체력도 떨어졌고, 무엇보다 이 모든 상황을 혼자 감당하는 데서 오는 스트레스로 지쳐만 갔습니다.

아토피로 고통받는 사람들은 바로 이런 점 때문에 가장 힘들어합니다. 그래서 아토피 증상을 치료할 때는 환자의 마인드컨트롤에 관한 부분도 반드시 함께 치유되어야 한다고 합니다.

제가 힐링 코드를 만난 것은 자연치유기간 동안 함께 해주신 의사선생님의 추천을 통해서였습니다. 힐링 코드를 통해 끝이 보이지 않는 회복에 대한 기다림과 답답한 마음에서 벗어날 수 있었어요. 믿음을 굳건히 하고 재발했을 때조차 의연하게 받아들일 수 있는 마음의 여유도 얻을 수 있었습니다.

현재 저는 아토피 약을 모두 끊고 자연치유 방법을 사용하고 있어요. 증세가 많이 호전되어 복학 후 평범한 대학생으로 돌아갈 수 있었습니다. 힐링 코드는 이렇게 건강한 방법으로 아토피를 극복하는 데 많은 도움을 주었습니다. 나아가 평소 다른 문제나 고민, 갈등이 생겼을 때에도 언제, 어디서든 치유받을 수 있는 의사를 만난 듯한 효과를 보고 있어요.

힐링 코드를 믿어보세요. 그 믿음의 힘이 당신을 치유할 것입니다.   **_유현주 | 대학생**

─── 이 책을 사서 지인 가운데 암에 걸린 사람에게 직접 시행을 해주었습니다. 그녀는 우리 지역 최고 명의라 불리는 의사마저 살 날이 며칠 남지 않았다고 한 사람이었죠. 그런데 힐링 코드를 해준 지 5주가 지난 지금까지, 며칠 남지 않을 것 같던 그녀의 삶은 이어지고 있어요. 혼수상태를 벗어나 깨어 있는 시간이 길어졌고 주변 사람과 의사소통이 될 정도로 놀랄만큼 호전된 겁니다!

_Roadgoer

─── 올 3월에만 하더라도 저는 고혈압이 너무 심해서 고통스럽기 짝이 없었어요. 문제는 심장이나 신장, 콜레스테롤 수치, 그 어디에도 문제가 없다는 거였습니다. 그런데 힐링 코드를 시행한 지 2달이 지나자 제 혈압이 정상에서 저위험 사이를 오갈 정도로 내려왔습니다. 전 이 책이 정말 좋아요.

_Sterling Wine

─── 지난 해 말 저는 항문암을 진단받았습니다. 이후 힐링 코드에 대해 알게 되어 곧바로 시행하기 시작했어요. 하루에 2~3번, 한번에 5~8분씩 코드를 시행함으로써 여러분 역시 인생을 바꿀 수 있을 거예요. 저는 바꿨습니다!

_Theresa Mayhew

─── 저는 팔목터널증후군, 무릎관절통증, 현기증, 요통, 그 밖의 온갖 만성 통증으로 고통받아왔습니다. 이제 이 모든 증상은 완전히 사라졌어요! 바로 힐링 코드 덕분입니다. 이 책은 읽기도 쉽고 따라 하기는 더 쉬워요. 깊은 단계의 병을 앓고 있는 사람에게도 필수적인 책입니다.

_Cook

─── 힐링 코드를 하루 세 번씩 이틀간 실행했는데, 20년간 저를 괴롭히던 우울증이 사라져버렸어요.

_Teresa

─── 저는 힐링 코드를 5년 넘게 해오고 있는데, 무척 유용합니다. 약의 부작용 없이 몸을 치유하는 방법을 담은 이 책은 명확하고 간결하며 뛰어난 정보를 담고 있습니다. 제 나이 여든넷인데 이 책 덕분에 실제 나이보다 훨씬 젊게 생각하고 행동하고 있습니다.

_Tiger

─── 저는 정신적 질병과 신체적 질병을 동시에 35년간이나 앓아왔어요. 그런데 힐링 코드가 아주 짧은 시간 안에 제 인생을 바꿔놨습니다. 힐링 코드를 실행한 지 고작 2, 3주 만에 제 병의 50퍼센트 정도가 사라졌으니까요.

_suzyjo

─── 이 책을 읽고 난 후 저의 건강상에 몇 가지 커다란 변화가 있었습니다. 그중 하나가 불면증이 사라졌다는 겁니다. 지난 몇 달간 저는 힐링 코드를 시행한 즉시 잠에 들 수 있었어요.

_Ann Worrall

힐링 코드

힐링 코드

알렉산더 로이드·벤 존슨 지음 | 이문영 옮김

SIGONGSA

* 일러두기

초판에서는 이 책에 나오는 'heart'라는 단어를 '심장'으로 번역하여 실었다. 이후 '심장'이 물리적
으로만 해석될 수 있다는 독자들의 지적에 따라, 개정판에서는 '마음'이라는 단어를 사용했다. 저
자는 본문 중에 'heart'를 '무의식＋의식＋영혼'이라고 정의했다. 따라서 이 책에서는 '마음'이 정
서적·영적인 의미를 포함한 모든 것의 근원·중심을 의미하는 단어로 사용되었음을 밝힌다.

모든 것을 바꾸어버린 발견

인생에서 가장 소망하는 것이 무엇인가? 사랑하는 관계? 병마로부터의 해방? 평화? 자신이 몸담고 있는 분야에서의 성공? 밤잠을 설치게 하고 가슴을 뛰게 하는 그 무엇을 어떻게 얻을 수 있을까?

내가 독자와 나누고자 하는 내용은 인생에서 이러한 것들을 얻는 방법, 즉 2001년 신이 나에게 선물한 그 방법이다.

2001년으로 거슬러 올라가 보자. 나는 그때 이 모든 것을 원했다. 그 이전 12년 동안 내 인생은 슬픔과 우울, 좌절의 연속이었고 이루지 못한 목표로 무력감에 빠져 있었다. 12년이란 짧지 않은 세월 동안 나를 비롯한 우리 가족 모두가 고통스러운 상황 속에서 어찌할 바를 모르고 있었다. 상황이 좀 나아지는가 싶다가도 다시 절망의 구렁텅이로 빠지곤 했다. 절망은 우리 가족의 일상이었다.

과연 무엇이 문제였을까? 1986년 트레이시와 나는 우리의 인생이 '그 후로 행복하게 오래 오래 살았다'고 끝나는 동화 속 이야기처럼 펼쳐질 것을 믿어 의심치 않으며 혼인서약을 했다. 하지만 6개월이 채 되기도 전에 결혼생활에 그늘이 드리워졌다. 트레이시가 갑작스럽게 울음을 터트리는가 하면, 초콜릿 쿠키를 마구 먹어대고, 침실 문을 잠근 채 나오지 않는 일이 잦아졌다. 나 같은 녀석과 산다면 지상의 누구라도 이런 증상을 겪을 수 있을 것이라 생각하기도 했지만 사실 무척 걱정됐다. 전에는 이런 일이 없었던 트레이시 역시 나와 결혼생활을 한다는 사실을 제외하고는 슬픈 이유를 알지 못했다. 우리는 곧 트레이시가 우울증을 앓고 있으며 아마도 그녀가 인생 전반에 걸쳐 우울했을 것이라는 사실을 알게 되었다. 실제로 우울증과 불안은 트레이시의 집안에 이어지는 유전이었다. 지난 30년 동안 트레이시의 친척 중에 자살한 사람이 몇 명 있었다.

간절했던 도움의 손길

우리는 안 해본 게 없었다. 심리상담, 비타민요법, 무기질요법, 허브요법, 기도, 보완대체 정서이완요법 등 할 수 있는 것은 뭐든지 해보았다. 트레이시는 심리학, 자기계발, 영성 서적을 무수히 탐독했다. 12년 동안 치유법을 찾아 헤매는 동안 쓴 돈이 얼마인지 모른다. 아마 수천만 원은 족히 될 것이다. 우리가 시도했던 치료법 중에는 효과가 좋아 아직도 사용하는 것들이 있다. 그중 몇 가지는 다소 도움이 되었지만 트레이시의 우울증이 완전히 사라지지는 않았다.

우리는 항우울제가 답이라고 생각했다. 한밤중에 트레이시의 비명 소리에 깨어났던 일이 아직도 생생하다. 불을 켜보니 트레이시가 피투성이가 된 채 앉아 있었다. 나는 공포에 사로잡혔다. 트레이시의 몸, 잠옷, 침대 시트에 피가 낭자했다. 트레이시는 비명을 지르며 동시에 흐느끼고 있었다. 긴급구조를 요청하기 위해 전화기를 집어드는 순간 만감이 교차했다. 트레이시에게 내부출혈이 있을 것이라고 생각했는데 나는 트레이시가 과연 살 수 있을지, 트레이시가 살지 못한다면 6살짜리 아들을 어떻게 키울 것인지 걱정되었다. 그런데 그때 사태가 파악되었다. 트레이시가 손톱으로 살점이 뜯겨나갈 만큼 다리를 긁어댄 탓에 그 상처에서 흘러나온 피가 시트를 더럽힌 것이었다. 항우울제의 부작용은 많았지만 이 일이 최악의 사건이었다.

우울증은 증상 그 자체로 훨씬 더 끔찍했다. 언젠가 트레이시가 읽고 있던 책의 뒷면에 첨부된 우울증자가진단 검사를 했는데 심각한 우울증 판정이 나왔다. 나는 트레이시의 답변을 점검하고 소스라치게 놀라고 말았다. 평소에 거의 매일 죽고 싶다는 생각을 한 적이 있느냐는 질문에 '네'라고 답변한 것을 보았기 때문이었다. 트레이시는 죽고 싶지만 겁이 나서 행동으로 옮기지 못했으며 콘크리트 제방으로 뛰어가 고통을 끝내면 얼마나 좋을까 생각한 적이 많았다고 말했다.

우울증은 우리 가족의 모든 삶에 부정적인 영향을 끼쳤다. 우리의 스트레스가 한계점에 다다른 적이 여러 번 있었다. 결혼생활 3년이 지나자 나와 트레이시 모두 이혼을 생각하게 되었다. 유일하게 우리의 파경을 막았던 것은 '우리의 마음속에는 하나님이 주신 더 좋은 무엇이 있다'라는 믿음이었다. 우리는 '재서약 의식^{recommitment service}'을 치르며 결혼을 다시 진심으로 맹세했다.

내가 결코 잃지 않았던 건 희망이었다. 나는 희망의 힘으로 트레이시를 돕기 위해 고군분투할 수 있었다. 나는 두 개의 박사과정을 공부하면서 방법을 찾았다. 해법을 제시하는 세미나, 워크숍에 셀 수 없이 참석했고 수십 권의 책을 읽었다. 하지만 원하는 답을 발견하지 못했다. 배운 게 있었는지 묻고 싶은가? 물론이다. 그런 과정을 통해 한층 성숙해졌느냐고 묻고 싶은가? 두말하면 잔소리다. 내가 답을 찾을 것이라고 믿었을까? 언제나 믿음을 잃지 않았다.

그리고 마침내 그 일이 일어났다. 당시 주위에 많은 사람들이 있었음에도 불구하고 3시간 동안 마치 지구라는 행성에 나 홀로 있는 것 같았다.

치유의 청사진을 보다

LA에서 열린 대체 심리요법 세미나에 참석하고 집으로 돌아가기 위해 공항에서 비행기탑승을 기다리던 중 휴대전화가 울렸다.

"여보……."

그 소리를 듣자마자 온몸에 소름이 돋았다. 트레이시는 흐느끼며 여섯 살배기 우리 아들이 엄마가 얼마나 아픈지 모른다고 말했다. 내가 집에 있었더라면 증상을 가라앉혔을 테지만 300마일(약 483킬로미터)이나 떨어진 먼 곳에서는 어찌할 도리가 없었다. 승무원이 휴대전화를 끄라고 요청할 때까지 트레이시와 대화하며 기도했다. 통화를 마친 후에는 지난 12년간 매일 해왔던 일을 하기 시작했다. 나는 트레이시를 위해 기도했다.

그 다음 순간 일어난 일 때문에 이 책을 쓰게 된 것이다. 이 일을 가장 잘 표현한 말은 다음 문장일 것이다.

"신은 나의 머리와 가슴에 우리가 현재 힐링 코드라고 부르는 것을 심어주셨다."

오해하지 않길 바란다. 737기의 창 밖에 천사 따위는 보이지 않았다. 뿌연 안개가 서리지도 않았다. 천상의 소리도 들리지 않았다. 하지만 전에는 경험해보지 못한 특별한 일이었기에 내가 12년 동안 계속해온 기도의 응답을 받았다는 걸 알 수 있었다. 과거에도 수많은 답을 얻을 때 그랬듯이 나는 마음의 눈으로 답을 보았다. 물론 같은 답은 아니었다.

어떤 생각이 불현듯 떠올라 "와, 정말 멋진 생각인데!"라고 말한 적이 있다면 내 말을 이해할 것이다. 아마 이렇게 표현할 수 있을 것 같다. 누군가의 좋은 생각이 내 머릿속에 심어지는 느낌. 흡사 TV를 보는 느낌이었다. 내 머릿속에 떠올랐으나 내가 생각해낸 것이 아니었다. 나는 전혀 배워본 적이 없는 치유체계의 설계도를 읽고 있었다.

이 계시는 영적인 문제로 초래된 잘못된 믿음을 치유하는, 체내의 물리적인 메커니즘에 관한 것이었다. 이 체계는 손을 사용하는 간단한 동작들을 통해 모든 인생문제의 진정한 근원을 치유하는 방법을 설명하고 있었다. 나는 그 내용을 적고 적고 또 적었다. 손에 쥐가 날 때까지 받아적으며 큰소리로 이렇게 떠들어댔다(주위의 누군가가 내 목소리를 들을까 두려워 두리번거린 기억이 난다).

"신이시여, 천천히 보여주시든가 아니면 제가 기억하도록 해주소서. 너무 빨라서 받아적기가 힘듭니다!"

집으로 돌아와 신이 내린 설계도대로 실행했고 10년 이상 내 인생을 쥐고 흔들었던 문제가 사라졌다. 45분 후에 아내의 우울증이 사라진 것이다. 그 후로 8년의 세월이 지나 이 글을 쓰고 있지만 그동안 트레이시는 다른 약을 복용한 적이 없고 일상에서 우울함을 느끼지 않는다. 사실 45분간의 첫 치유 후에 트레이시의 우울증이 재발했었다. 하지만 힐링 코드를 매일 실행하고 3주가 지나자 우울증이 완전히 사라졌다. 정상적이고 평화로운 삶을 되찾기 위해 10여 년간 고통스럽게 헤맸던 만큼 나와 아내와 두 아들(그 사이 아들이 하나 늘었다)이 느낀 기쁨과 흥분은 형언하기 힘들다.

2006년 트레이시는 법적인 이름을 희망Hope으로 개명했다. 10여 년간 희망을 느낄 수 없었던 아내는 그때 완전히 다른 사람이 된 것처럼 느꼈다.

후에 힐링 코드라고 이름 붙여진 치유법을 발견한 운명적인 그 밤이 지나고 다음 주 월요일 아침, 신바람이 난 나는 이 치유법을 적용해 비슷한 처지에 있는 사람 10여 명을 치료할 계획을 세운 후 개인상담을 하기 시작했다. 여러 가지 통증, 좌절감, 마음의 상처로 고통 받으면서 간절히 해결책을 찾는 사람들이었다. 이 고객들과 힐링 코드를 공유하기 시작하자 내가 예상했던 일이 그대로 일어났다. 그들의 우울증이 사라지고 불안한 마음에 평온이 찾아들었으며 얼어붙었던 관계가 눈

녹듯 해결되었던 것이다. 게다가 심한 정신·정서 장애까지도 대부분 지속적이고 신속하게 치유되는 것 같았다.

치유의 범위가 넓어지다

그 후 6주가 지나고 예상치 못한 일이 벌어졌다. 나의 소중한 고객 한 명이 잠시 개인적인 대화를 나누고 싶다고 말했다. 그녀는 그전까지 한 번도 볼 수 없었던 어리둥절한 표정으로 자신이 다발성 경화증을 앓고 있다는 말을 한 기억이 없다고 말했다. 유감스럽게도 그 순간 법률문제를 주제로 한 나의 심리학 박사과정 수업이 머릿속에 스쳤고 이 일이 소송으로 확대되지 않을까 하는 걱정이 앞섰다.

나는 다소 당황스럽고 초조하게 그녀의 기록을 훑어보며 나도 기억이 나지 않지만 확인해보자고 말했다. 그런데 그때 그녀가 전혀 다른 이유에서 질문을 했다는 걸 깨달았다. 나는 기록부를 덮고 연민과 애정을 느끼며 그녀의 눈을 똑바로 쳐다보면서 말했다.

"나도 기억이 나지 않아요. 왜 묻는 거죠?"

갑자기 울음을 터트린 그녀는 주체할 수 없이 흐느꼈다. 얼마 후 안정을 찾자 내슈빌에 있는 밴더빌트 병원에서 그녀가 앓던 다발성 경화증이 없어졌다는 말을 듣고 돌아오는 길이라고 말했다. 이 상황에 깊이 감동받은 나는 눈물을 흘리기 시작했다. 눈물은 이내 웃음으로 바뀌었고 우리는 함께 웃기 시작했다. 나는 그녀에게 "도대체 뭘 어떻게 한 거예요? 좀 가르쳐주세요. 다른 환자들한테도 알려주게요. 와, 이런 놀라운 일이 벌어지다니! 정말 기뻐요"라고 말했다.

그녀는 지난 6주 동안 내 권유로 시작한 힐링 코드 덕분에 병이 치유되었다고 설명했다. 힐링 코드의 효과가 분명해 보였다. 그녀가 평소와 다르게 한 것은 힐링 코드밖에 없었기 때문이다.

나는 이것이 이변이며 예외라고 생각했다. 어쩌다 효과를 본 것뿐이라고 생각했다. 그런데 2~3주가 지나면서 힐링 코드 덕에 암을 고쳤다는 이야기가 들려왔다. 그리고 얼마 지나지 않아 당뇨병을 치유했다는 소식을 들었다. 그 다음엔 편두통, 초기 파킨슨 병 그리고 또……계속되는 치유의 소식.

그때 나는 알았다. 3만 피트(약 9.15킬로미터) 상공에서 계시받은 것은 내가 바라고 기도했던 것보다 훨씬 커다란 선물이었다는 사실을. 나는 이것이 세상을 뒤바꾸어놓을 놀라운 치유법이라는 걸 깨달았지만 아무도 내 말을 믿어주지 않으리라는 것도 알았다. 사실 대부분의 사람들은 치유의 증언조차 전혀 믿지 않았다. 치유했다고 증언하는 사람들의 이야기가 믿을 수 없을 만큼 환상적이고 놀랍기 때문이다. 매일 매일 깜짝 놀랄 소식들이 무더기로 들려오지만 우리의 일상과 환경에 적용시키기 힘든 내용이 대부분인 것이 사실이다.

치유의 증거를 확인하다

이 치유법을 세상에 전파하기 위해서는 먼저 내 머리와 가슴으로 두 가지 사실을 받아들여야 했다. 첫째, 이 치유법이 나의 신앙과 합치되어야 했다. 2~3주 동안 나는 일을 쉬며 기도의 시간을 가졌고 목사님, 영적 멘토와 이야기를 나누었으며 이 상황이 성경의 내용과 일치하는

지 알아보기 위해 성경을 뒤적였다. 이 과정 끝에 이르러 나는 이 치유 방식이 실제 정통의학이나 대체의학이 제공하는 어떠한 방식보다 성경의 내용과 일치한다고 믿게 되었다. 힐링 코드는 정확히 성경이 강조하는 것을 치유하며 신이 우주와 사람의 몸을 창조한 방식에 따라 치유한다.

둘째로, 나는 힐링 코드가 과학적으로 그리고 의학적으로 입증될 수 있다는 믿음이 필요했다. 힐링 코드가 내가 생각하는 그대로라면 이것을 세상에 전파하기 위해 내 인생을 송두리째 바꾸어야 했기 때문이다. 우선 내가 운영하는 심리상담소의 문을 닫고 개인진료를 포기해야 했다. 결코 쉽지 않은 결정이었다. 박사학위를 따기 위해 애썼던 지난 5년의 시간은 그야말로 투쟁의 나날이었다. 트레이시의 우울증과 씨름해야 했으며 정규 대학원 수업을 모두 들으면서 부업 두 개를 뛰었고 학비와 늘어난 식구(이 기간에 첫 아들이 태어났다)의 생활비를 충당해야 했다. 그때는 땅콩버터나 쌀과 콩으로 저녁을 때운 적도 많았다. 박사학위를 받고 1년이 지나자 대기고객이 6개월이나 밀리는 상황으로 역전되었다. 심리상담사로서의 일이 번창했고 결국 고된 노동의 결실을 누릴 수 있게 된 터였다.

힐링 코드로 트레이시와 내 고객들이 놀랍게 치유된 만큼 나 자신에게도 진정으로 믿는 마음이 필요했다. 무엇보다 증거가 필요했다.

그 후 1년 반 동안 힐링 코드의 효과를 입증하기 위한 작업에 들어 갔다. 나는 자율신경계 검사의 최적표준인 심박변이도Heart Rate Variability, HRV 검사에 의존했다. 이 검사는 자율신경계의 스트레스 정도를 측정한다.

나는 연구를 통해 모든 질병과 증상은 어떤 형태, 어떤 방식으로 나타나든 간에 언제나 스트레스에서 비롯된다는 걸 알고 있었다. 힐링 코드가 나의 예상대로 거의 모든 병을 치유한다면 그것이 몸의 스트레스를 제거해야 이치에 맞는다고 생각했다. 왜냐하면 치유된 신체증상들 대부분은 힐링 코드로 직접 해결되었던 것은 아니었기 때문이다. 사실 힐링 코드가 해결하는 문제는 유일하게 마음의 영적인 문제뿐이다.

놀라운 결과

1년 반 동안의 심박변이도 검사를 통해 내가 바랐던 것 이상의 결과가 나왔다. 내가 얻은 결과가 의학 사상 처음 있는 일이라고 말한 의사도 있었다. 이 결과는 무엇이었을까? 간단히 말하면 힐링 코드는 균형이 깨진 자율신경계의 스트레스를 충분히 해소하여 20분 이내에 균형을 회복시켰다. 그리고 24시간 이후에 재검사를 받은 대부분의 사람들(77퍼센트)이 균형을 그대로 유지했다.

로저 캘러한[Roger Callahan]이 최근에 쓴 책《트라우마의 악몽 멈추기 *Stopping the Nightmares of Trauma*》에서 밝힌 30년 전의 자료에 의하면 이 정도의 스트레스를 몸에서 제거하기 위해서는 어떠한 치료든 최소 6주가 걸린다고 한다. 이런 사실들로 유추해볼 때 본질적으로 힐링 코드는 우리가 가진 거의 모든 문제의 근원이 되는 무언가를 제거하는 것처럼 보인다. 나의 연구결과는 임상실험이나 이중맹검법(약의 효과를 객관적으로 평가하는 방법. 진짜 약과 가짜 약을 피검자에게 무작위로 주고, 효과를 판정하는 의사에게도 진짜와 가짜를 알리지 않고 시험한다. 환자의 심리효과, 의사의 선입관, 개체의 차이 따위를 배제하여 약의 효력을 판정하는 방법이다─옮긴이)으로 검사한 결과는 아니지만 열린 마음을 가진 환자들에게 희망이 있다고 말하기에 충분했다. 나는 내가 그토록 찾아 헤맸던 것을 발견했음을 깨달았다. 많은 사람들이 불가능하다고 믿었던 일이었다. 증상이 아닌 근원을 치유하는 그 무엇, 효과가 지속되는 그 무엇. 나는 심리상담소를 닫을 명분을 얻었고 광고나 사은금 없이 힐링 코드 회사를 우리 집 지하실에 설립하면서 12년간 고통받아온 트레이시와 같은 사람들을 도와야 한다는 책임감을 느꼈다. 신에게서 받은 이 선물을 많은 사람들과 나누어 병을 치유할 수 있다고 생각하니 말할 수 없는 흥분을 느꼈다. 지금도 나는 하루하루 그때의 흥분을 느끼며 살아가고 있다.

알렉산더 로이드

기적은 그렇게 내게로 왔다

나는 힐링 코드에 동의한다. 힐링 코드를 널리 전파하는 데 참여한 이유 중 하나는 나 자신이 놀라운 결과를 경험했고 그 후 이 방법으로 많은 환자들이 치유되는 모습을 보았기 때문이다.

1996년 나는 멋진 삶을 향유하고 있었다. 나는 의사로서 두각을 나타냈고 환자들과 좋은 관계를 유지했으며 부업으로 했던 부동산사업도 성공가도를 달리고 있었다. 우리 가족은 화목했고 사냥, 낚시, 스키를 즐길 시간도 충분했다. 그야말로 행복한 인생이었다.

그러던 어느 날 아버지가 관상동맥우회술을 받은 후 다리의 동맥이 막혀 경동맥수술을 받아야 했다. 아버지는 미국 식품의약국Food and Drug Administration, FDA 승인을 받지 않은 몇 가지 민간요법에 대해 나에게 물었다. 아버지가 서서히 회복해 동맥이 깨끗해지자 호기심이 고개를 들었다. 허브와 영양제, FDA 승인 약제의 허가범위 초과사용에 대해 알아 갈수록 내가 질병의 근원을 치료하지 않고 증상만을 치료하는 의사라는 사실을 점점 깨닫게 되었다.

나는 약품과 약품이 유발하는 수많은 부작용에 환멸을 느끼기 시작했다. 반면 정규 의대 교육과정에서는 누구도 알려주지 않았던 효과적인 요법들이 도처에 널려 있었다. 나는 이 요법들을 더 공부해야 힐 필요성을 느꼈다. 모험이 시작된 것이다.

나는 고향인 조지아 주로 돌아가서 허브, 영양제, 민간요법, 기타 대체요법에 대한 자료를 탐독했다. 의대를 다시 다니는 것 같았다. 결국 나는 세상에 산더미 같이 널려 있는 정보들을 가려내고 흡수하려면 체계적인 정식교육이 필요하다는 것을 깨달았다. 그리고 다시 돌아와서 NMD(자연의학의사) 자격증을 땄다.

그 후로 나는 의학의 두 세계를 접목해 환자에게 최선의 치료를 제공하려고 노력해왔다. 환자에게 가장 효과적인 치유프로그램을 만들기 위해 실용적인 정통의학과 적절한 대체요법을 결합했다. 이런 방식을 이용하여 정통의학만 고수했던 과거보다 암을 포함한 만성 퇴행성 질환에 커다란 성과를 이룰 수 있었다. 결국 암은 나의 전문분야가 되었다.

이러한 괄목할 만한 성과에도 불구하고 모든 의사가 그렇듯이 여전히 어떠한 방법도 듣지 않는 환자들을 경험했다. 그런 경험들 때문에 어떤 상황에서도 모든 사람에게 효과가 있는 치유법을 계속해서 찾게 되었다.

질병은 육체만의 문제가 아니다

통합의학을 이용해 암을 전문으로 치료하는 의사로서 만나는 가장 큰 장애물 중 하나는 환자가 건강을 회복하기 위해 극복해야 할 정서적·영적인 문제다. 그동안 나는 암은 치료했지만 분노, 공포, 애정의 상실, 용서하지 못하는 마음 그리고 그 밖의 인생문제를 해결하지 못해 죽음을 맞이하는 환자들을 보아왔다. 미해결된 정서적·영적인 문제에 환자가 더 효과적으로 대처할 수 있도록 돕기 위해 나는 전통적인 심리상담, 사고장 요법Thought Field Therapy, TFT(감정적 고통을 유발하는 문제에 생각의 파장을 맞춘 뒤 두 손가락으로 일정한 순서에 따라 경락을 두드려 정체되고 응축된 에너지를 풀어주는 심리치료법-옮긴이), EFTEmotional Freedom Technique(사고장 요법에서 변형된 것으로 부정적 감정은 신체에너지시스템이 혼란된 것이라 보고, 특정 경혈을 두드림으로써 신체에너지시스템의 혼란을 해소해 치유하는 기법-옮긴이), 접촉요법Healing Touch(손을 환자의 몸 위 5~15센티미터에 올린 뒤 머리에서 발끝까지 움직여 인체에 흐르는 에너지상태의 균형을 맞춰 질병을 치료하는 대체의학 요법-옮긴이), 주제통각검사Tapas Acupressure Technique, TAT(그림을 보여주고 그에 대한 이야기를 구성해보도록 하여 피검자의 의식적·무의식적인 경향을 진단하는 심리검사-옮긴이)와 그 밖의 요법들을 공부했다. 이들 중 일부는 꽤 도움이 되었고 특별히 효과가 좋은 것들도 있었지만 모든 사람들이 효과를 보는 방법은 없었다.

사실상 진정으로 새로운 요법, 특히 기존 의학의 배경을 바꿀 수 있는 요법을 만나기는 어렵다. 프로작Prozac(우울증치료제-옮긴이), 리피터Lipitor(콜레스테롤과 함께 동맥경화를 일으키는 혈중 지방성분인 트리글리세리드를 줄이는 약품 – 옮긴이), 인슐린, 고혈압약이 없는 세상을 상상해보라. 이런 일이 벌어진다면 엄청난 사건이 될 수 있다. 그때는 알지 못했지만 내가 찾던 새로운 요법은 알렉산더 로이드 박사가 개발한 힐링 코드다. 이제 로이드 박사는 나의 친구이자 동반자가 되었다.

애틀랜타에서 내가 운영하는 암 클리닉은 매우 혁신적이다. 우리는 암의 여러 원인을 탐색해 개인에 맞는 구제적인 치료법을 설계한다. 나는 중금속, 바이러스, 세포의 산소부족, 대사성산증Metabolic acidosis(중탄산이온 농도 이상으로 체내 산/염기 균형이 깨지는 질환 – 옮긴이), 정서적 · 영적 문제가 결합해 암이 발생한다고 믿는다. 중금속은 다양한 정맥주사와 경구약제를 이용해 제거할 수 있다. 바이러스와 바이러스성 분자는 제거하기가 훨씬 어렵지만 특정한 항바이러스 약제와 기타 FDA 승인 약제를 이용해 퇴치할 수 있다. 세포의 산소부족(오토 워버그Otto Warburg는 산소부족이 암의 중요한 원인이라는 것을 증명해 1932년 노벨의학상을 받았다)을 해결하는 데는 시간이 좀 걸린다. 산소 헤모글로빈 분리곡선을 바꾸는 정맥주사가 있다. 이 약제는 대사산증 그리고 지속적인 식단개선과 밀접한 관련이 있다. 쉽지는 않지만 이 모든 문제를 해결하기 위해 바로 치료를 시작할 수 있다. 환자들의 회복을 막는 가장 큰 걸림돌은 정서적 · 영적 문제였다. 진료를 하면서 이 문제에 대한 해답을 탐구하는 일이 점점 더 중요한 과제가 되었다.

치명적인 병에 걸리다

환자들을 위해 연구하는 동안 내 몸에도 문제가 생겼다. 처음에는 피로가 심하고 근육에 이유 없이 경련이 일어나는 증상이 나타났지만 그냥 지나치곤 했다. 1996년에 있었던 척추부상 후유증이겠거니 생각한 것이다. 하지만 시간이 갈수록 상태가 악화되었다. 종아리근육이 마구 떨리는 동시에 등이나 팔에도 경련이 일어났다. 피부 밑 근육이 위아래로 떨리는 모습을 옆 사람도 볼 수 있을 정도였다. 게다가 피로감이 심해져서 계단 몇 개 올라가기도 힘들 정도였고 목소리도 점점 약해졌다. 친구 중에 정형외과 의사가 있어 찾아가보았다.

그 친구는 검사를 마치더니 몹시 곤란해하며 근육위축가쪽경화 Amyotrophic Lateral Sclerosis, ALS 진단이 나왔다고 말했다. 이 병은 흔히 루게릭병이라고 불린다. 달갑지 않은 진단이었다. 그래서 또 다른 의사를 찾아 재검사를 받았다. 역시 같은 진단이었다.

집으로 돌아와 의학책을 탐독한 후 나는 꽤나 비관적인 결론을 얻었다. 루게릭병 환자의 80퍼센트가 증상이 발병한 지 5년 이내에 사망한다. 그때 나는 적어도 1년 이상 증상을 앓아온 상태였다. 통계에 입각하면 남은 수명의 25~50퍼센트를 이미 산 셈이다. 우리 병원의 많은 암환자들의 예상수명은 이보다 길었다.

병을 진단받고 얼마 되지 않았을 때 어느 세미나에서 힐링 코드라는 새로운 치유법에 대한 알렉산더 로이드 박사의 강의를 들었다. 로이드 박사는 자신의 심리상담 환자들을 대상으로 치유했는데 환자들이 먼저 정서적으로 치유되기 시작했고 신체적으로도 역시 치유되기 시작했다고 말했다.

내게는 그의 강의내용이 무척 흥미로웠다. 전혀 예상하지 못한 치유법이었지만 로이드 박사에 의해 점점 더 많은 환자들이 치유되는 모습을 보면서 그 효과가 증명되고 있었다. 치명적인 병을 진단받은 나는 로이드 박사의 발견을 검토하는 데 한층 더 노력을 기울였다.

원리를 파헤치다

원리가 불완전하면 효과도 불완전하게 마련이므로 원리를 뒷받침하는 배경이 내게는 중요했다. 앞으로 이 책에서 더 깊이 논의하겠지만 힐링 코드의 기본개념 중 하나를 간단히 설명하면 다음과 같다.

인간의 모든 기억은 사진(그림)처럼 저장된다. 그런데 이렇게 사진으로 저장된 기억 중에는 사실이 아닌 것 혹은 거짓을 담고 있는 것도 있다. 이것이 수정되지 않고 진실이 아닌 상태로 저장되면 정서와 육체에 질병을 초래한다는 것이다.

두뇌는 슈퍼컴퓨터와 유사하게 작용하기 때문에 사진으로 저장된 기억에는 어떠한 문제도 없다고 나는 생각했었다. 이 사진에 거짓이 들었다는 발상은 다소 생소한 개념이었지만 완벽하게 이치에 들어맞는다는 생각이 들었다. 프로이트 당대였건 그 이후이건 프로이트심리학을 연구해왔던 사람들은 모두, 인생 어느 단계에서 우리의 에너지가 억압되면 그 후 단계들에서 마주치는 인생문제를 해결할 수 없게 된다는 견해를 내놓았다. 그들이 새롭게 제안한 개념은 사건, 즉 사진이 실제가 아니라는 것이다.

예를 들어 누군가가 사랑받지 못한다고 느낄 때 그 사람은 진정 사랑받을 가치가 없는 것일까? 물론 아니다! 우리가 자신을 무능하다고 느낄 때 우리의 몸과 마음이 정말로 유능한 행위를 할 수 없는 것일까? 아마도 아닐 것이다. 대부분은 할 수 없다고 생각하는 것에 불과하다. 그래서 나는 우리가 실제가 아닌 것을 믿는다는 개념에 반감이 없었다. 그렇다면 이 개념을 어떻게 질병치유에 연결시킬까?

이 개념을 컴퓨터모델에 비유해보았다. 우리는 특정한 프로그램에 따라 창조되었다. 이 프로그램 중 하나가 자가치유다. 우리가 사실이 아닌 것을 믿을 때 이 자가치유 프로그램의 파일에 오류가 생겨 점점 느리게 작동하다가 결국 고장이 나버린다. 이 파일의 오류를 회복하는 방법을 알아낸다면……. 그렇다! 신에게 부여받은 몸의 자연치유능력이 회복될 것이다. 컴퓨터모델에 들어맞는 이 개념은 인간모델에도 적용된다.

하지만 부정확한 데이터를 없애고 정확한 데이터로 갈아 끼우는 일을 어떻게 시작할까? 이 질문은 나에게 물리학의 문제로 다가왔다. 디지털정보를 포함한 모든 정보가 궁극적으로는 최소 공통분모인 에너지로 존재하기 때문이다. 에너지는 그에 상응하는 진동수(주파수)로 존재한다. 우리가 바꾸는 방법만 안다면 진동수는 바뀔 수 있다.

결심이 서다

결국 나는 힐링 코드의 과학과 원리에 대해 편안함을 느꼈다. 그리고 본격적으로 힐링 코드를 배워볼 요량으로 교육세미나에 등록했다. 교육은 훌륭했고 나는 힐링 코드 코치들이 사용하는 몇 가지 기법들을 배우기 시작했다. 또한 내 병을 치유할 목적으로 로이드 박사의 1시간 치유강좌도 등록했다.

나는 두 가지를 해결하고 싶었다. 무엇보다도 내가 진단받은 루게릭병을 치유하고 싶었다. 그리고 오랫동안 나를 괴롭혀온 불면증도 고치고 싶었다. 불면증이 심한 탓에 수십 년간 수면제 없이는 잠을 잘 수 없었다.

나는 불면증 치유를 위해 하루 3회 힐링 코드를 빌었다. 첫째 날 밤하나의 코드를 시행한 후에 잠이 들어 밤새 아주 잘 잤다. 그 후 5주 동안 수면제를 먹지 않았다. 그 뒤로 이곳저곳 장거리 여행을 다니면서 잠자리가 바뀌거나 소음이 심할 때는 수면제를 먹기도 했다. 그러나 수면패턴이 눈에 띄게 개선되어 수면제를 거의 먹지 않게 되었다.

근육경련, 피로감을 비롯한 기타 루게릭병의 증상도 사라졌다. 힐링 코드를 시행한 지 단 3개월 후에 나를 처음 진단한 의사를 찾아갔다. 그는 루게릭병 검사를 하더니 병이 완전히 나았다고 말했다. 2004년 3월 이후로 나는 병의 증상을 느끼지 못했다. 잘 모르는 사람을 위해 참고로 말하자면 루게릭병은 불치병이다.

힐링 코드의 효과를 개인적으로 경험한 후 나는 이 치유법을 총체적으로 배우기로 결심했다. 또한 애틀랜타의 암클리닉 환자들에게도 이 위대한 치유법의 혜택을 나누어주고자 클리닉 직원들에게 힐링 코드를 교육했다. 직원들과 내가 목격한 결과를 토대로 말하건대 나는 그동안 찾아 헤맸던 치유법을 찾았다고 생각한다. 나는 정서문제와 신체문제를 이렇게 효과적으로 또 완전하게 해결하는 다른 치유법을 알지 못한다.

최근의 일이다. 어느 금요일 밤 마땅히 할 일이 없어 우리 아이들과 영화를 보기로 했다. 추운 날씨에 비디오대여점에 가기 싫었던 아이들은 집에 있는 비디오테이프를 뒤졌다. 아이들은 〈2001 스페이스 오디세이2001: *A Space Odyssey*〉를 찾아내더니 무슨 이야기인지 보고 싶어했다. 인류가 곧 혁명에 가까운 도약을 할 거라고 내다보는 그 영화의 주제를 음미하며 나는 모든 분야에 걸쳐 우리의 지식이 기하급수적으로 증가하고 있다는 생각을 했다. 의학에서도 같은 현상이 일어나고 있다. 나는 치유의 패러다임도 다른 단계로 진입할 준비가 되었다고 오랫동안 생각해왔다.

2장에서는 간략하게 의학과 치유의 역사를 소개한다. 이 부분을 읽으면 힐링 코드가 왜 치유의 패러다임을 새로운 단계로 바꾸는 대담한 시도인지 명확히 이해할 수 있다. 힐링 코드는 다른 자연치유요법들처럼 신비주의를 표방하지 않는다. 힐링 코드는 원리적으로, 과학적으로 합당하며 그 효과는 말할 나위가 없다. 내가 살아 있는 증거다.

다음 내용으로 넘어가기 전에 마지막으로 할 수 있는 말은 힐링 코드가 과학적이라는 것이다. 실험결과가 완벽하다 하더라도 비판론자들은 언제나 있게 마련이다. 일반적으로 비판론자들은 모든 실험에 내포된 공통의 문제를 들먹인다. 실험결과가 플라세보효과placebo effect(가짜약 효과라고도 하며 잘 듣는 약이라고 속여 나타나는 치유효과를 말한다 - 옮긴이)일 수 있다는 것이다. 모든 게 마음의 장난이라는 논리다. 어느 보수적인 과학자가 "효과가 증명되지 않았어요"라고 말한다면 그럴 수 있다고 본다. 자연치유 분야에 종사하는 친한 친구가 훌륭한 제품을 개발해 16개 대학에서 독립적으로 시행한 실험에서 효과가 입증되었음에도 불구하고 그런 취급을 당했다. 짐작컨대 그의 경쟁자들이 그의 성공을 달가워하지 않았던 모양이다. 비판하는 사람들의 의도를 보면 연구와는 관계없는 다른 목적이 있는 경우가 허다하다.

1년 반 동안의 실험을 통해 우리는 예상되는 비판을 불식시킬 수 있는 가장 경이롭고 예측하지 못했던 결과를 얻어냈다. 동물과 유아들에게도 가장 빠르고 극적인 치유가 지속적으로 나타났다. 동물과 유아에게 플라세보효과가 나타날 수 있는가? 우리가 얻은 결과는 결코 플라세보효과일 수가 없다. 실험결과는 실제이며 진정한 근본치유를 나타낸다. 열린 마음으로 힐링 코드를 지원하고 승인한 용기 있는 과학자와 의사들에게 깊은 감사를 전한다. 그들은 전통적이고 과학적인 틀에서 벗어난 힐링 코드의 연구결과가 나타날 때까지 꿋꿋하게 동료들의 비판을 견뎌냈다. 브라보!

벤 존슨

절대 이 부분을 건너뛰지 마라!

신문기자들의 세계에서는 절대, 절대 핵심을 뒤로 미루지 말라는 이야기가 있다. 이 부분이 핵심이다. 핵심을 이해하면 다 이해한 것이다.

세 개의 '하나'

말이 안 되는 제목이다. 그렇지 않은가? 이제부터 그 이유를 설명하겠다.

빌리 크리스털이 주인공으로 나오는 〈시티 슬리커즈*City Slickers*〉의 원작영화에는 잭 팰런스가 분한 거칠고 따분하고 말없는 늙은 카우보이 컬리가 등장한다. 하지만 빌리 크리스털은 컬리의 거친 겉모습에 감춰진 노년의 지혜를 발견한다. 일어날 성 싶지 않던 두 사람의 교감 속에서 컬리는 빌리에게 인생의 비밀에 대해 얘기해준다. 컬리는 인생의 비밀이 '하나'라고 말한다. 빌리는 그것이 무언지 말해달라고 했지만 컬리는 밝히기를 단호히 거부한다. 컬리는 빌리에게 스스로 인생의 비밀을 찾아야 한다고 말한다. 사실 모든 사람이 스스로 그 비밀을 찾아야 한다.

실제로 '하나'가 모든 것을 바꿀 수 있다. 인생을 대하는 태도가 갑자기 긍정적으로 바뀐 사람과 말해본 적이 있는가? 그가 한 사람, 한 순간, 하나의 사건, 하나의 계기, 하나의 돌파구에 대해 말할 때 빛나던 눈빛을 기억하는가?

우리는 지금 세 개의 '하나'를 알려주고자 한다. 우리는 인생, 건강, 성공에 관한 한 이 세 가지가 모든 것을 바꾼다고 믿는다. 우리는 이 세 가지가 무엇인지 말해줄 뿐 아니라 그것을 증명할 것이다. 그리고 당신이 남은 일생 동안 반짝이는 눈빛으로 과거를 회상할 수 있도록 새롭게 발견한 그 무엇을 나누어줄 것이다.

세 개의 하나

첫 번째 하나
지구라는 행성에는 삶의 모든 문제를 해결할 수 있는 하나가 있다.

두 번째 하나
지구라는 행성에는 첫 번째 하나를 없애는 하나가 있다.

세 번째 하나
지구라는 행성에는 첫 번째 하나를 다시 복구하는 하나가 있다.

첫 번째 하나

지구라는 행성에는 삶의 모든 문제를 해결할 수 있는 하나가 있다. 그것이 무엇일까? 바로 인체에 내재된 면역체계와 치유체계다.

자신의 인생에서 가장 힘든 문제를 두세 가지 생각하거나 적어보아라. 건강문제, 직업문제, 애정문제, 경제문제 등 무엇이든 상관없다. 바로 이 순간 떠오른 문제라면 모르긴 몰라도 그 문제를 해결하거나 축소하려고 노력한 적이 있을 것이다. 노력하지 않았다면 더욱 좋다! 그 문제를 해결할 수 있는 하나를 지금 시작할 수 있다. 어려울 게 없다. 온갖 시도와 노력으로 해결책을 찾아왔다면 이제 그러한 시도에 종지부를 찍을 차례다.

이유는 이렇다. 잠시 자신의 문제를 상상해보라. 신이 강림해 초자연적인 알약이나 비법, 명약, 숨겨진 지도 등을 건네주는 모습이 떠오를 수도 있다. 이 세상에서는 해결책을 찾을 수 없다는 의미다. 더 멋진 일이 있다! 해결책은 바로 이미 당신 안에 있다는 사실이다.

우리 모두는 체내에 그야말로 기적 같은 치유체계를 보유하고 있어서 어떠한 신체적·정신적 문제도 치유가 가능하다. 이것을 면역체계라고 부른다. 우리는 몸에 문제가 생기기 전에 스스로 치유하는 자가 치유 프로그램을 갖고 태어난다. 문제가 발생해도 괜찮다. 이 프로그램은 발생한 문제도 치유한다.

얼마 전에 내 컴퓨터가 고장 났다. 컴퓨터에 능하지 않은 나는 모든 방법을 동원해도 문제가 해결되지 않자 낭패감이 들었다. 결국 컴퓨터 귀재인 친한 친구를 불렀다. 그 친구는 몇 가지를 물어보더니 하드드라이브를 조각 모음_{defrag} 해야 한다고 자신 있게 말했다. 처음 듣는 용어였지만 버튼 몇 개만 누르면 되는 간단한 문제라는 걸 알고 날아갈 듯 기뻤다. 친구가 하라는 대로 했더니 다시 새 컴퓨터가 되었다. 컴퓨터 안에 이렇게 엄청난 기능이 있다는 사실에 놀랐고 이런 기능을 전혀 몰랐던 나의 무지에 또 한 번 놀랐다.

컴퓨터의 조각 모음처럼 우리의 면역체계 역시 놀라운 속도와 효율성으로 모든 문제를 해결할 수 있는 능력이 있다. 나(벤)는 세상의 어느 의사 혹은 의료인이라도 정직하게 대답할 경우 모두가 "아니오"라고 할 질문 하나를 알려줄 수 있다. 어떤 질문일까? "최적으로 기능하는 면역체계가 치유할 수 없는 질병이 있나요?"가 바로 그 질문이다. 답은 "아니오"다. 사실 나를 포함한 많은 전문가들이 어느 누구의 어떤 질병이라도 그것이 치유되었다면 오로지 면역체계의 공이라는 사실에 동의한다.

이렇게 생각할 수도 있다.

'면역체계를 인간관계, 경제, 직업 등 기타 비신체적인 문제에 어떻게 적용할 수 있을까?'

이 책의 후반에 나오듯이 특히 세 번째 비밀(미리 들춰보지는 마라!)을 보면 가장 훌륭하고 명성 높은 몇몇 의대에서 질병을 유발하는 근본원인이 인생의 다른 문제 역시 유발한다는 연구결과를 얻었다는 사실이 나와 있다. 게다가 우리는 전에는 알지 못했던 인체 치유체계의 한 부분을 실제 발견했으므로 그것을 증거로 제시한다. 우리는 이 새로운 치유작용과 치유를 유도하는 방식이 인생의 역경을 극복하는 돌파구의 '하나'가 될 수 있다고 믿는다.

지금까지 합리적인 이성을 가지고 이 책을 읽은 독자라면 다음과 같은 질문을 하고 싶을 것이다.

"무엇이든 치유하는 치유체계가 우리 몸에 내재되어 있다면 애초에 질병이 왜 생길까? 왜 처음부터 치유하거나 막지 못할까?"

좋은 질문이다. 이 질문에 답하기 위해서는 두 번째 하나로 넘어가야 하니까 말이다.

두 번째 하나

지구라는 행성에는 첫 번째 하나를 없애는 '하나'가 있다.

과연 이것은 무엇일까? 바로 스트레스다. 미리 밝혀두지만 아마도 당신이 기존에 갖고 있는 스트레스 개념은 아닐 것이다.

인체 내 면역과 치유체계가 모든 문제를 치유할 수 있다. 그렇다면 이 체계를 무력화시키는 것은 모든 질병과 증상의 원인이어야만 한다. 사실 그렇다. 저명한 세포 생물학자이자 스탠퍼드 의대 교수인 브루스 립튼 박사Bruce Lipton가 1998년 발표한 연구결과에 의하면 적어도 질병과 증상의 95퍼센트는 스트레스가 그 원인이다. 립튼 박사는 나머지 5퍼센트는 유전성이거나 짐작대로 환자의 조상 가운데 누군가의 스트레스가 원인이라고 밝혔다. 미국연방정부의 질병관리센터Centers for Disease Control의 웹사이트에도 모든 질병과 증상의 90퍼센트는 스트레스와 관련되어 있다고 명시되어 있다. 이는 하버드, 밴더빌트, 메이요 클리닉 등 권위를 자랑하는 병원에서도 동의한 바다.

특히 하버드 의대의 웹사이트에 게시된 글이 눈에 띈다. 만성 스트레스라고 알려진, 장기간에 걸친 과도한 스트레스는 심장병, 뇌졸중을 일으키고 암과 만성호흡기 질병에도 영향을 미칠 수 있다. 하지만 스트레스로 인한 질병은 빙산의 일각에 불과하다. 스트레스는 정서에도 영향을 미쳐 인생과 사랑하는 사람들과의 관계에서 얻을 수 있는 기쁨을 앗아간다.

다시 말해 문제가 무엇이든 십중팔구는 스트레스가 원인이라는 것이다. 이제까지는 스트레스를 해결하는 방법을 확실히 밝힐 수 없었다. 어떤 문제나 어떤 사람에 효과를 보인 방법이 다른 문제, 다른 사람에게는 효과를 보이지 않았기 때문이다. 받아들이기 힘든 일이지만 수십 년간의 노력에도 불구하고 결과는 분명했다. 질병과 증상을 근본적으로 치유하는 길을 찾기 위해서는 지속적이고 예측 가능한 스트레스 치유법을 발견해야 한다.

그리고 하버드 의대에서 보고했듯이 질병은 단지 스트레스가 표현된 것이다. 성공에 영향을 미치는 인간관계문제, 수행능력문제와 그밖의 다른 문제를 해결하고 싶다면 문제의 뿌리를 해결해야 한다. 앞으로 증명하겠지만 스트레스가 이러한 문제의 근원일 수 있다. 스트레스의 근원이 치유되면 인간관계가 개선되고 연봉이 치솟고 만족도가 상승한다는 사실이 밝혀졌다.

이러한 종류의 질병과 증상을 일으키는 스트레스는 바꾸고 싶은 환경에서 비롯되는 것이 아니다. 이러한 스트레스는 우리의 내면에 깊숙이 자리 잡고 있으며 현재의 환경과는 전혀 관련이 없다. 사실 스트레스를 일으킨다고 생각되는 요소들을 제거해 현재의 환경을 바꾼다고 해도 면역체계를 약화시키는 스트레스에는 거의 영향을 주지 않는다. 우리가 실시한 한 연구에서는 검사 전에 스트레스가 없다고 말한 사람의 90퍼센트 이상이 실은 심리적인 스트레스 상태에 있다는 결과가 나왔다. 이러한 사실을 밝힌 많은 의대의 연구보고서는 흔히 다음과 같은 내용을 싣고 있다.

'어떤 사람에게 스트레스로 작용하는 것이 다른 사람에게도 스트레스로 작용하는 건 아니다. 개인의 내부설정에 따라 스트레스를 받기도 하고 받지 않기도 한다.'

여기에서 우리는 하나의 결론에 도달한다. 극복하기 힘든 문제에 직면했을 때 던져야 할 질문은 "어떤 스트레스가 나의 면역체계의 치유작용을 방해하며 이를 어떻게 해결해야 할까?"라는 것이다. 문제는 이런 종류의 스트레스는 거의 찾아내기가 불가능하며 스트레스가 있다는 사실조차 깨닫지 못하기 때문에 그야말로 치유될 가능성이 없다는 것이다(나중에 이 내용을 상세히 설명하겠다).

한편 우리는 이것이 매우 좋은 소식이라는 걸 깨닫지 못한다. 왜 좋은 소식일까? 우리가 면죄부를 받을 수 있어서다. 문제와 해결책 모두 우리의 노력과는 상관이 없다. 그리고 선량한 사람이건 악한 사람이건 누구나 이런 스트레스를 갖는다.

그러니 마음 놓고 자신을 용서하라. 완벽한 사람은 없다. 당신이 찾아 헤매던 것을 우리가 갖고 있다.

세 번째 하나

지구라는 행성에는 첫 번째 하나로 되돌릴 수 있는 하나가 있다. 바로 마음의 문제를 치유하는 것이다!

아주 빨리 복습을 해보자. 인체는 면역·치유체계가 제대로 기능하면 거의 모든 병을 치유할 수 있게 설계되었다. 하지만 어떤 종류의 스트레스는 면역·치유체계를 무력화시키거나 최소한 건강문제나 기타 문제가 발생할 지경에 이르도록 약화시킨다.

힐링 코드는 마음의 '영적인 문제'를 치유하기 때문에 면역·치유체계를 원상복구할 수 있다. 힐링 코드가 치유체계를 회복시킨다는 것을 어떻게 알 수 있을까? 단 1퍼센트의 플라세보효과에도 반응하지 않는 최적표준 의학검사를 이용했을 때 우리가 얻은 결과가 의학 사상 그 유례를 찾아볼 수 없는 것이기 때문이다.

이 검사는 정확히 무엇일까? 인체의 힐링 코드 시스템이 활성화되면 심리적인 스트레스가 완전하게 또는 현격히 사라진다. 단순한 논리로 생각해도 만일 면역·치유체계를 무력화시키는 지구상의 한 가지를 퇴치한다면 면역·치유체계는 다시 돌아와야 이치에 맞는다. 2001년 봄부터 지금까지 전 세계 사람들에게 치유의 기쁨을 선사한 것이 바로 이 논리다. 우리 또한 치유된 사람들을 보며 기쁨을 누렸다. 그들은 힐링 코드의 작용이 혁명적일 뿐 아니라 힐링 코드의 배경이 되는 이론이 우리 삶에 더욱 큰 영향력을 미친다고 말했다. 우리는 이 이론을 '일곱 가지 비밀'이라고 부른다.

이 비밀에서 놀라운 부분은 힐링 코드가 어떠한 건강문제도 치유하지 않는다는 것이다. 힐링 코드는 솔로몬 왕이 3,000년 전에 잠언 4장 23절에서 "그 어떤 것보다 마음을 잘 간수하라. 인생의 모든 문제는 마음에서 비롯된다"라고 말했듯이 마음의 문제만을 치유한다. 잠언에서 인생의 모든 문제는 마음에서 비롯된다고 말한다는 사실에 주목하라. 많은 사람들이 힐링 코드를 이용한 후 상상할 수 있는 모든 건강 문제를 치유한 이유가 여기에 있다.

아마 힐링 코드가 무엇인지 궁금하고 빨리 시도해보고 싶을 것이다. 걱정하지 마라. 2부에서 힐링 코드가 무엇이며 어떻게 사용하는지 상세하게 알 수 있다.

하지만 우선 1부에 나오는 일곱 가지 비밀을 이해하기 바란다. 힐링 코드를 가장 효과적으로 사용하기 위해서는 문제가 어떻게 발생하는지 이해하고 문제의 근원을 알아야 한다. 그래야 일생 동안 스스로 치유하는 방법을 배울 수 있다.

이 책의 1부에서는 의학의 역사와 함께 인생과 건강, 성공에 적용되는 일곱 가지 비밀을 알려준다. 우리는 건강문제뿐 아니라 모든 문제의 근원을 밝히는 이론과 연구결과를 공개하고 설명한다. 증명하는 것이 아주 힘든 일인 건 알지만 독자들에게 기꺼이 증명하고 싶다.

2부는 모두 결과에 관한 내용이다. 인생이 왜 엉망이 되었는지를 알려주는 책은 흥미롭지만 거기에서 그친다면 대부분의 사람은 해결책을 찾지 못해 낭패감을 느낄 것이다. 이 책은 당신이 막막한 기분을 느끼지 않도록 해줄 것이다.

2부에서는 문제의 근원을 치유하고 희망과 꿈을 가로막는 것을 치유할 수 있도록 정보를 줄 것이다. 또한 어느 때고 발생할 수 있는 상황적인 스트레스를 해결하는 10초 기법인 '즉각 효과'를 보너스로 알려준다. 따라서 2부에서는 자신이 잘 인식하고 있는 스트레스와 더불어 모든 문제의 근원인 무의식적인 스트레스를 제거하는 방법을 모두 자세히 배울 수 있다.

지금 당장 책을 덮고 싶은 사람이 있을지 모른다. 과거에 너무 많은 '마법의 탄환magic bullet(부작용을 일으키지 않고 특정질병에 신속한 효과를 보이는 치료법 또는 특효약 – 옮긴이)' 이야기를 들었기 때문일 것이다. 돌파구, 인생역전, 기적, 그 밖의 많은 이야기들을 수도 없이 들었을 것이다. 우리도 역시 마찬가지다.

하지만 우리는 진실을 이야기해야 한다. 이 책 안에 든 발견, 통찰, 이야기들은 모두 진실하고 전달 가능한 치유법을 찾아 헤맨 내 인생여정의 끝에 발견한 보물상자다. 그리고 벤의 루게릭병을 치유한 근원이다. 이 정보를 나누지 않고 배길 수가 있겠는가!

지금 당장 이 정보를 진실로 받아들이라고 요구하는 것은 아니다. 다만 마음을 결정하기 전에 이 책을 끝까지 읽기를 부탁할 뿐이다. 그것이 우리의 요구사항이다. 인생의 몇 시간을 '투자'하는 것으로 수십 년 동안의 건강과 안녕을 얻을 수 있다.

세 가지 하나와 그 배경을 알았으면 문제의 본론으로 들어가 보자. 원하는 걸 얻기 위해서는 인생, 건강, 성공의 일곱 가지 비밀을 이해할 필요가 있다. 이 일곱 가지 중요한 사항을 이해함으로써 문제가 어떻게 발생하고 어디에서 비롯되며 내용이 무엇이고 그것이 왜 치유를 방해하는지 알게 되고 마지막으로 꼬인 인생문제들을 푸는 단순한 방법을 배우게 될 것이다.

하지만 이것들을 알려주기 전에 매우 중요하고 진심 어린 경고를 하고 싶다. 이 책의 정보는 인생에서 굉장한 치유를 일으키는 위력을 지닌다. 힐링 코드로 이름 붙여진 이 방법은 스트레스를 없애고 면역체계가 신이 의도한 대로 작동하도록 만든다. 결과적으로 인생의 놀라운 변화를 맞이하게 될 것이다.

하지만 고통에는 나름의 목적, 즉 영적인 목적이 있기 때문에 힐링 코드가 고통을 해결하지만 고통의 궁극적인 근원을 해결하지 못한다면 우리는 사실 독자들에게 해를 끼치는 셈이다. 알다시피 세상 사람 모두가 필요로 하는 가장 깊은 치유는 신체적인 것이나 정서적인 것이 아니라 영적인 것이다. 그리고 그것은 자애로운 신과의 단절된 관계를 치유하는 일이다. 이것은 오직 신만이 할 수 있는 일이며 당신과 신 사이에서 일어나는 일이다.

신앙의 방식을 알려주는 일은 이 책의 의도가 아니다. 그러나 우리는 당신이 인간의 몸과 에너지 그리고 힐링 코드의 작용을 창조하신 그 분을 알게 해달라고 열렬히 바라고 기도한다. 신과의 만남이 가장 중요한 치유이며 힐링 코드는 그 과정을 돕는 하나의 도구일 뿐 그 일을 직접 할 수는 없다.

힐링 코드는 매우 훌륭한 도구이다. 하지만 힐링코드를 사용하기 위해서는 궁극적으로 이 도구를 건네주는 손을 잡아야 한다.

권리포기와 사전동의 각서

힐링 코드와 즉각 효과는 정보와 교육을 위한 목적으로만 사용된다.

어떠한 질병이나 정신질환을 진단하고 처방하고 치료할 목적을 가지지 않는다.

FDA가 이 정보를 감정하지 않았으므로 우리는 치료를 표방하지 않는다.

증언들은 힐링 코드를 사용한 후 나타난 전형적인 결과들의 단면을 보여준다.

결과는 어떻게 사용하고 얼마나 열심히 사용했느냐에 따라 달라질 수 있다.

증언을 제공한 사람들은 어떠한 방식으로도 보상받지 않는다.

1 인생, 건강, 성공에 관한 일곱 가지 비밀

2 힐링코드 치유법

1

인생, 건강,
성공에 관한
일곱 가지 비밀

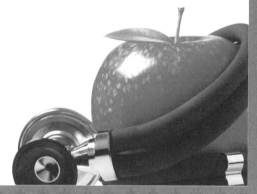

마음의 진실은 공명하며
우리는 우리 안의 중심 깊숙한 곳으로부터 그것을 느낀다.
우리의 내면에 '양심'이 작용하기 때문이다.
하지만 어떠한 문제에 너무나 많은 거짓이 담겨 있다면
양심의 소리가 들리지 않거나 적어도 혼동될 수가 있다.
이 문제를 풀 열쇠는 세포기억에 각인된 마음의 오해를 깨끗이 제거하는 것이다.

1장

첫 번째 비밀
모든 질병과 증상의
원인은 하나

지금 우리 앞에 놓인 문을 걸어 들어가기에 앞서 지금까지 인류가 걸어온 길을 되돌아보자. 먼저 눈앞에 보이는 이 문은 우리 시대의 탁월한 과학자들에 의해 이미 수십 년 전에 경우에 따라서는 수백 년 전에 예견되었다는 것을 말하고 싶다. 따라서 지금 들어가려는 문은 과학이 찾아 헤맸던 금광으로 통하는 문이며 이 문을 여는 순간 의학의 새로운 지평이 열릴 것이다. 패러다임의 대전환이라는 말로도 이를 표현하기에 충분치 않다.

앞서 말했듯이 나(벤)는 힐링 코드를 이용한 지 3개월도 채 되기 전에 루게릭병을 고쳤다. 이 프로그램에 크게 감복한 나머지 전국을 다니며 힐링 코드를 주제로 강의를 하기 시작했다. 이 일을 계기로 널리 알려진 〈시크릿〉 DVD에 의사로서는 유일하게 출연하기도 했다. 나는 강의 중에 인류역사에서 우리가 현재 어디쯤 와 있는지에 대한 중요한 정보를 제공하고 힐링 코드가 이제야 발견된 이유를 설명하기 위해 치유의 다섯 시대를 이야기한다.

치유의 다섯 시대

치유의 시대는 크게 다섯 단계로 구분된다. 첫 단계는 '기도의 시대'다. 인류가 영양이나 의술에 대해 알거나 이해하기 전에 할 수 있었던 일은 오직 기도뿐이었다. 기묘하게도 의학의 역사는 기도에서 시작된 것 같다. 초창기의 인류를 생각해보면 그럴 법도 하다. 그들이 아팠을 때는 낫게 해달라고 신에게 비는 수밖에 없었을 것이다.

인류의 역사는 우상숭배, 종교행위, 치유의식으로 점철되어 있다. 그리스신화 속의 아폴론은 자신의 치유능력을 아들 아스클레피오스에게 물려주었다. 의술의 신 아스클레피오스는 목숨이 위태로운 사람을 구했을 뿐만 아니라 죽은 사람을 살려내기도 했다. 페루 북부에서는 아직도 쿠란데로^{curandero}라는 여성 주술사에 의해 치유의식이 행해진다. 쿠란데로는 기도와 신성한 물건을 이용해 의례를 치른 다음 환자를 성수로 닦는다. 그리고 성령에게 병의 원인을 알게 해달라고 비는 한편 병을 깨끗이 치유해달라고 간청한다.

오늘날에도 여전히 많은 문화권이나 종교에서 혹은 개인이 오직 신에게 의지해 치유를 빈다. 기도하는 행위 자체에서 치유력을 얻는다는 사람이 있는가 하면 거대한 초자연적인 힘에 의해 치유가 이루어진다고 믿는 사람도 있다. 최근 들어 기도의 치유효과를 밝히는 의학연구가 다수 발표되었다. 의사인 래리 도시Larry Dossey 박사는 기도의 치유력을 주제로 책을 몇 권 썼다. 듀크 대학에서 진행한 '만트라(특히 기도, 명상 때 외는 주문 – 옮긴이) 연구'라는 실험에서 협심증 환자들이 기도를 통해 가장 많이 호전된다는 사실을 알아냈다. 동서고금을 막론하고 사람들이 기도를 한 이유는 신성을 믿었기 때문이다.

또 하나의 이론으로서 치유를 믿으면 치유가 일어난다는 견해가 있다. 믿음 자체가 강력한 치료제라는 사실은 과학적으로도 증명되었다. 의학계에서는 이것을 플라세보효과라고 일축하며 폄하해왔다. 그럼에도 불구하고 기도의 효과는 명백히 존재하므로 경시되어서는 안 된다.

다음으로 좀 더 물질적인 차원에서 살펴보자. 인류가 특정한 잎, 나뭇가지, 뿌리, 나무껍질 등이 귀한 치료제라는 걸 알기까지는 그리 오랜 시간이 걸리지 않았다. 그만큼 약초(허브) 사용의 역사는 장구하다. 20세기 동안에는 서구 문화에서 약초의 인기가 시들해지면서 잠시 사용이 주춤해졌다. 하지만 약초는 화려하게 귀환했다.

차를 타고 거리를 나가보라. 허브 가게가 없는 거리는 거의 찾아보기 힘들다. 강의를 위해 세계 곳곳을 여행하다 보면 비타민, 무기질, 허브와 같은 대체요법을 화제 삼는 사람들을 어디에서든 만난다. 이러한 대체의학의 부활이 더욱 놀라운 이유는 수세기 동안 전해 내려온 허브와 영양보충제를 쓰는 민간요법을 군말 없이 받아들인 사람들이 산간벽지의 무지렁이가 아닌 매우 세련된 고학력 인텔리라는 사실 때문이다. 중국은 까마득한 옛날부터 약초를 사용해왔으며 역사의 기록이 시작된 이래 약초가 등장한다.

서구 사람들은 식용식물에서 특정성분을 뽑아내 농축하는 기술 개발을 위해 중의학 연구에 투자를 늘려왔으며 그 결과 비타민·영양제 산업이 크게 번창했다. 식물이 주는 현대판 기적의 효과를 다룬 책들이 서점가를 점령했고 사실상 만병통치약으로 대접받는 수백 가지의 제품들이 건강식품전문점에 쏟아져나왔다.

하지만 세계보건기구가 운영하는 코덱스CODEX(국제식품규격위원회)가 새로운 법을 통과시키면서 이러한 추세가 꺾일 전망이다. 세계보건기구는 비타민, 무기질, 아미노산, 에센셜오일 등의 함유농도를 제한하기로 결정했다. 새로운 제한규정에 따르면 수십 년간 치유효과를 낳았던 농도는 허용치 범위를 넘어선다. 허용치를 초과하는 제품을 구입하기 위해서는 의사의 처방전이 필요하며 제품의 가격 또한 치솟을 것으로 예상된다. 아직 먼 나라 이야기처럼 들릴지 모르지만 세계보건기구 협정에 비준한 정부라면 예외 없이 이 법에 따라야 한다. 헌법 개정이 까다롭기로 이름난 미국 같은 국가들조차 이 법을 적용한다. 조약법이 헌법에 우선하기 때문이다.

코덱스는 2005년 6월 로마회의에서 의약업계를 대상으로 '비타민과 무기질 지침Vitamin and Mineral Guideline'이라는 코덱스 기준안을 시행하기로 확정했다. 독일에서는 이미 이 법이 발효되어 의사의 처방전 없이는 허용치를 초과하는 비타민제제를 살 수 없다. 나는 많은 정부들이 대중의 반발을 우려해 규제를 서서히 진행할 것으로 내다본다. 즉, 개구리를 물속에 집어넣고 개구리가 인식하지 못하도록 서서히 온도를 높이는 식으로 차츰차츰 규제를 강화할 거라고 생각한다. 법개정 소식에 특히 마음이 심란한 이유는 비타민제보다 비처방전 약품의 구매가 훨씬 용이한 환경에서는 약품 오남용의 위험성이 더욱 증가하기 때문이다.

왜 이와 같이 정부가 법으로 비타민, 무기질, 영양제 등을 처방 없이는 팔 수 없게 규제하면서 훨씬 더 독성이 강한 약품들은 규제하지 않는지 의아해하는 사람이 있을 것이다.

의약산업은 누군가가 곧바로 병이 나으면 이윤을 창출할 수 없다. 누군가가 수개월, 수년에 걸쳐 증상을 치료해야만 수익을 얻는다.

이러한 연유로 우리는 의학의 다음 시대를 맞이한다. 약품·화학물질의 시대다. 왜 화학물질이라고 부를까? 말 그대로 화학물질이 맞기 때문이다. 대부분의 약품은 약효가 있는 허브를 찾는 데서 개발이 시작된다. 그리고 나서 그 약초를 분해해서 약효성분을 찾아낸다. 이 상태로는 특허를 받을 수가 없다. 독점하지 않으면 이윤이 생기지 않는다는 걸 기억하라. 따라서 천연 약효성분을 인공적으로 바꾸는 과정을 거쳐야 약품을 개발할 수 있다.

그래서 화학약품이 만들어진다. 문제될 게 뭐냐고 반문하는 사람도 있겠지만 인체의 유기체계는 유기물질만을 처리할 수 있다는 것을 이해해야 한다. 이제 인체는 대체품, 즉 우리 몸이 분해할 수 없는 화학약품을 사용하고 있다. 이것이 이른바 독성이다. 우리 사회에는 독성을 제조하기 위해 세워진 거대산업이 존재한다. 인체의 생리에 훨씬 더 효과적으로 작용하는 천연 유기재료와 유기물질 혹은 식물에서 추출한 천연성분을 사용할 수 있는데도 말이다.

예를 들어보자. 역사상 가장 많이 팔리는 약품 중 하나로 바륨(신경

안정제)이 있다. 바륨의 원료는 쥐오줌풀 뿌리다. 이 뿌리는 최고의 천연안정제이자 항불안 약제 중 하나다. 사람이 쥐오줌풀 뿌리에 중독되었다는 기록은 역사에 없다. 하지만 어떤 회사도 쥐오줌풀 뿌리에 대해 특허를 받을 수가 없다. 뿌리 자체에 천연의 약효가 있기 때문이다. 특허를 받기 위해서는 약효를 더욱 강하게 만들어야 했고, 쥐오줌풀 뿌리를 합성한 결과 전 세계적으로 바륨 중독을 치료하는 병원이 생겨나게 되었다.

수술에 관한 내용을 알아보면서 우리의 여행을 계속해보자. 인류는 여러 세기 동안 수술을 해왔지만 마취약이 발명되기 전까지는 그 수준이 매우 초보적이었다. 마취약을 사용하기 이전에는 환자들이 통증을 참을 수 있는 범위까지만 수술을 하거나 환자를 붙잡아줄 수술보조의 수에 따라 수술의 범위가 정해졌다. 때로는 알코올을 일반적인 마취제로 사용하기도 했다.

수술의 목적과 가치는 인체의 한 부분을 제거해 목숨을 구하는 것이었다. 예를 들어 어떤 사람이 발에 괴저가 생겼다면 외과의가 그 환자를 묶은 다음 쇠톱으로 다리를 잘랐다. 불은 애초부터 환부의 뜸을 들이는 용도로 사용되었다. 말할 필요도 없이 수술기법은 많은 과정을 거쳐서 오늘에 이르렀다. 하지만 이제는 수술이 목숨을 구하는 일에 국한되지 않으며 혹자들은 오히려 미용 성형수술로 활황을 맞고 있다고 보기도 한다. 필요치 않은 수술이 상당량 이루어지고 있다는 통계가 있지만 수술외상 의학surgical trauma medicine은 현대문명에 커다란 선물이었으며 수많은 사람의 목숨을 살렸다.

마지막 한계

자, 이제 기다리던 금광으로 통하는 문을 얘기할 차례다. 앨버트 아인슈타인을 비롯해 우리 시대의 가장 위대한 과학자들이 예견한 내용이 현재 발견, 입증되고 있으며 일반 대중들까지 그 정보를 접할 수 있다. 많은 위대한 과학자들이 이 주제에 대해 언급한 내용은 조금 후에 소개할 두 번째 비밀에서 논의될 것이다. 우선 위대한 과학자 윌리엄 틸러William Tiller가 말한 내용을 인용하며 시작하겠다.

"미래의 의학은 몸의 에너지를 통제하는 데 기반을 둘 것이다."

그렇다, 에너지가 마지막 한계다. 에너지는 치유의 마지막 형태다. 의학계에서는 지난 수년 동안 에너지에 관여하기 시작했는데 비록 마지못해 에너지에 눈을 돌린 것이긴 하지만 에너지시대가 도래하는 것은 피할 수 없는 일이었다. 퀴리부인이 라듐과 X-레이를 발견하면서 우리가 이 시대를 맞이하는 데 일조했다. 퀴리부인은 에너지가 커다란 해를 줄 수도 있다는 사실 또한 발견했다. 다음 장에서 에너지에 대한 상세한 정보를 얻을 수 있으며 에너지가 극도의 파괴력을 가진 동시에 굉장한 치유력을 갖고 있다는 사실을 알게 될 것이다. 또한 에너지가 건강과 치유를 위한 미래의 해법인 이유를 이해하게 될 것이다.

증후군을 넘어서

오늘날 거의 모든 건강문제가 진단되고 치료되는 방식은 '증후군'이라는 것을 토대로 한다. 증후군은 정통의학에서뿐 아니라 대안의학에서도 사용되며 수백 년간 사용된 용어다.

증후군의 의미는 말 그대로다. 의사, 치료사, 상담사, 조력자들이 환자가 느끼는 증상을 모두 받아적는다. 그리고 증상을 모두 점검한 후에 책, 차트, 진료경험을 참고해 문제가 무엇인지 찾는다. 문제가 무엇인지 찾은 후(이것을 진단이라고 한다)에는 '의료기준 안에서 이 문제를 치료할 최선의 방법이 무엇일까?'라는 질문을 하며 치료에 들어간다. 대체적으로 치료자의 치료방식에 따라 치료법이 결정된다. 정통의학을 공부한 의사는 수술, 약제 같은 것들을 이용한다. 대체의학 치료자는 허브, 무기질, 비타민 등을 이용하여 병을 '치료'하는 게 아니라 최적의 건강을 회복하는 데 도움을 준다. 상담사와 테라피스트는 문제를 다른 관점으로 바라보고 행동요법을 하라고 권하거나 단순히 친절한 상담으로 도움을 제공한다.

증후군은 기본적으로 3단계를 거쳐 치료한다.

1단계 증상이 나타난다.
2단계 경험, 학습, 책을 기반으로 증상을 진단한다.
3단계 진단을 토대로 문제를 조정하거나 테라피를 시행하거나 치료한다.

이 세 단계마다 그야말로 수천 가지의 가능성이 존재한다. 건강문제라 함은 주로 육체건강과 정신건강을 의미한다. 하지만 인간관계문제, 직업문제, 최대 수행능력문제(운동선수, 성취, 강의, 영업 등에서) 등을 포함시킬 수 있다. 어떤 문제인지에 따라 문제에 대한 대처방식과 치료자의 방식이 각기 다르게 마련이다. 바꾸어 말하면 전문가들이 각기 다른 진단을 내놓을 뿐 아니라 적용할 요법이나 치료법에 대한 견해 또한 분분하기 때문에 이 과정이 극도로 복잡해지거나 논란을 일으킬 수도 있다.

이 문제가 얼마나 좌절감을 주는지 알고 싶다면 인터넷에 들어가서 무엇이든 건강에 관한 단어를 검색해보라. 질병이나 정신건강문제, 두통 등 아무거나 하나 골라라. 아마 흥미로운 정보가 수두룩하게 뜰 것이다. 하지만 얼마 지나지 않아 문제의 원인뿐 아니라 해결방법에 대한 정보를 반박하는 정보 또한 산더미라는 걸 알게 된다. 전문가들의 의견이 각기 다르다는 걸 깨닫고 나면 환상이 깨지기 십상이다. 전문가들이 의견일치를 보지 못한다면 비전문가인 우리는 엄청난 시간과 돈을 낭비하지 않고 도대체 어떻게 최선의 방안을 찾을 수 있단 말인가? 최악의 경우에는 잘못된 방법을 시도해 목숨을 잃을 수도 있지 않을까?

소비되는 시간과 돈에 대해 좀 더 이야기해보자. 인터넷을 검색해 10가지 다른 치료법을 찾았다고 치자. 그중 6개를 시도해보았는데 6번째에서 가장 큰 효과를 보았다. 이 경우 문제를 해결하지 못한 다섯 가지 방법에 많은 시간과 돈을 허비한 셈이다.

모든 문제에 하나의 원인이 있다면 얼마나 좋을까? 어떠한 문제라도 원인이 딱 하나라면 문제가 무엇이든 그 원인만 해결하면 된다. 하나의 원인만 해결하면 되니까 시간과 돈을 낭비할 이유가 없다. 또한 원인이 하나라는 걸 알고 있다면 그 원인을 치료하면서 삶의 질이 전반적으로 향상될 것이다. 따라서 이렇게도 표현할 수 있다. '하나의 원

인을 알고 치유한다면 자신의 문제에 대해 최선의 치료법을 행한다고 생각하게 된다.'

하나의 원인을 치료할 때는 최선을 다한다고 생각하기 때문에 마음의 평화를 얻을 수 있다. 분명히 많은 돈을 절약할 수 있기 때문에 마음의 평화를 얻을 수 있다. 귀중한 시간과 에너지를 절약한다는 걸 알기 때문에 마음의 평화를 얻을 수 있다.

아마 마지막 이유가 가장 커다란 혜택일 것이다. 모든 문제의 원인이 하나라면 당신이 10가지 문제를 가졌다고 가정했을 때 한 번에 그 문제를 모두 해결할 수 있다. 10가지 문제의 원인이 같으니까 말이다. 하나의 원인을 치유하면 원하는 삶, 원하는 관계, 평화, 번영, 성공에서 멀어지게 한 최악의 10가지 문제를 치유할 수 있다. 옛날 방식대로 증후군을 조사하고 각각의 치료법을 따로 적용해 문제를 하나씩 치료하는 게 아니라 한 번에 모든 문제를 해결할 수 있는 것이다.

자, 의료분야에 종사하는 대부분의 사람들이 동의하는 하나의 원인이 있다. 이것이 우리의 첫 번째 비밀이다!

첫 번째 비밀: 질병과 증상의 원인은 하나다

아까 말했던 인터넷검색 이야기로 돌아가보자. 전문가들의 문제해결방식이 각기 다르기 때문에 느끼는 낭패감을 기억하는가? 사실 대부분의 사람들이 모든 건강문제는 이것에서 비롯된다고 동의하는 하나의 원인이 있다. 바로 스트레스다! 지난 10~15년 동안 이 사실은 널리 수용되어 미국 연방정부에서도 공식적으로 인정한 바 있다.

앞서 말했듯이 애틀랜타의 질병관리센터는 모든 건강문제의 90퍼센트가 스트레스와 관련이 있다고 말한다. 한편 1998년 연구를 발표한 스탠퍼드 의대 브루스 립튼 박사는 질병관리센터의 말에 동의하지 않는다. 립튼 박사의 실험결과에 의하면 질병의 95퍼센트 이상이 스트레스와 관련이 있다.

주요 언론에서도 꾸준히 이 주제를 다룬다. 〈뉴욕타임스〉 온라인의 '헬스가이드'는 "절망 혹은 분노나 불안을 일으키는 어떠한 상황이나 생각도 스트레스를 유발한다. 어떤 사람이 어떤 상황에서 스트레스를 받는다 하더라도 다른 사람이 같은 상황에서 반드시 스트레스를 받는 건 아니다"라고 지적한다.

2004년 9월에 〈뉴스위크〉는 '마음과 몸에 대한 신과학'이라는 제목의 표지기사를 다루었다. 이 기사는 '용서와 건강', '스트레스와 불임', '심장병의 증거' 등을 주제로 한다. 나중에 '용서와 건강'에 대해 다시 다룰 것이다.

또 다른 권위 있는 뉴스잡지인 〈타임〉은 표지기사에 고혈압을 제어 불가능한 "소리 없는 살인자"라고 명시했다. 스트레스가 고혈압의 원인이라는 보도는 끊임없이 나오고 있다.

나 역시 스트레스가 질병의 원인이라는 연구자료를 산더미처럼 갖고 있다. '스트레스 관리로 질병에서 벗어나라'라는 2004년 5월 30일 〈USA투데이〉 기사에서 하버드대학교, 애리조나주립대학교, 노스캘리포니아대학교, 국립 심장·폐·혈액 협회, 미시간공과대학, 미국의학협회, 툴레인대학교, 인디애나대학교 암센터, 미국 보건후생부의 자료를 소개했다. 그 밖에 메이요클리닉, 밴더빌트대학교, 예일대학교 스트레스센터, 하버드의과대학, 질병관리센터, 앤더슨 암센터, 국립과학아카데미, 보스턴대학교 등의 연구자료가 있다. 새로운 연구가 발표되면서 매주 자료가 추가되고 있다.

도대체 이러한 자료들이 의미하는 바는 무엇일까? 이러한 최근의 연구자료를 바탕으로 우리가 스스로에게 던져야 할 첫 번째 질문은 다음과 같다.

"질병을 초래하는 스트레스가 무엇이며 어떻게 해결할 수 있을까?"

이 질문에 대답하기 전 우리는 또 다른 질문에 답해야만 한다.

"인체의 스트레스란 과연 무엇인가?"

스트레스의 생리

스트레스가 정확히 뭘까? 고지서를 받는 일? 이웃과 다투는 일? 직장에서 계획한 일이 어그러지는 것? 건강에 대한 우려? 무엇이든 스트레스가 될 수 있다. 하지만 우리가 흔히 스트레스라고 말하는 '상황에 따른 스트레스'와 질병과 증상을 유발하는 '생리적인 스트레스' 사이에는 중요한 차이가 있다.

생리적인 스트레스는 간단히 말해 신경계의 균형이 깨지는 것이다. 중추신경계는 자동차에 비유해 설명할 수 있다. 가속페달을 계속 밟으면 결국에는 차가 고장 날 것이다. 마찬가지로 브레이크를 계속 밟아도 차가 고장 날 것이다. 자동차는 가속페달과 브레이크를 적절하고 균형 있게 밟아야 탈이 없도록 만들어졌다. 중추신경계도 이와 다를 바 없다.

중추신경계는 가속페달과 브레이크처럼 두 부분으로 구성된다. 가속페달은 교감신경(흥분작용)에, 브레이크는 부교감신경(흥분을 가라앉히는 작용)에 비유할 수 있다. 주류의학에서 생리적인 스트레스를 측정하는 최첨단 검사를 심박변이도 검사라고 한다. 이 검사를 통해 신경계의 균형과 불균형을 측정할 수 있다. 이 검사에 대해서는 나중에 다시 이야기할 것이다.

신경계의 많은 부분을 자율신경계라 부른다. '자율'은 무의식중에 '저절로' 작동된다는 의미다. 자율신경계는 자동으로 작용한다. 사실상 체내에서 일어나는 모든 작용의 99.9퍼센트는 이 자율신경계의 통제를 받는다. 우리는 매초 약 5조 바이트에 달하는 정보를 뇌로 보내지만 실제로 의식할 수 있는 정보는 1만 바이트 정도이다.

예를 들어 우리는 점심식사 때 섭취하여 소장에 머무르고 있는 음식물에 대해 생각할 필요가 없다. 우리는 다음 단계의 창자로 이동하는 음식을 생각할 필요가 없다. 혹은 지방을 분해하기 위해 리파아제를 추가할 생각을 하지 않는다. 과도한 당분을 처리하기 위해 인슐린을 늘려야 한다는 생각을 할 필요가 없다. 짠 음식을 먹었다고 신장이 과도한 나트륨을 제거한다는 생각을 하지 않는다. 간이 야채에 묻은 살충제를 해독한다는 생각을 하지도 않거니와 면역체계가 음식과 함께 흡수된 박테리아와 싸운다고도 생각하지 않는다.

끝도 없이 나열할 수 있지만 이미 이해했을 터이니 그만하겠다. 머리카락이 자라는 것을 포함해 체내에서 일어나는 모든 작용이 자동으로 이루어진다. 생각할 필요가 없다! 얼마나 놀라운 일인가? 이러한 작용을 머릿속에서 모두 생각한다면 하루의 시간이 모자랄 것이다.

균형이 문제다

자율신경계는 두 체계로 나뉜다. 거듭 말하지만 이 두 체계의 균형이 관건이다. 부교감신경계는 성장, 치유, 관리를 담당한다. 위에서 말했던 대부분의 자동적인 체내작용을 관장한다.

교감신경계는 훨씬 드물게 사용되지만 사실 건강과 질병에 막대한 영향을 미친다. 교감신경계는 이른바 '투쟁 혹은 도피' 반응을 유도한다. 교감신경계는 마치 화재경보기와 흡사하다. 어느 순간 우리의 목숨을 구하도록 설계되었다. 이는 마치 고속도로에서 차를 모는 것과 같다. 운전할 때 대부분은 가속페달을 밟지만 목숨을 지켜주는 건 브레이크다.

투쟁 혹은 도피 반응이 일어나면 많은 일이 벌어진다. 혈류가 완전히 바뀌어 피가 필요한 기관으로 가지 못한다. 그래서 위장이 음식을 소화하지 못한다. 뇌의 전두엽이 창의적인 생각을 하지 못한다. 신장과 간이 작용을 멈춘다. 이때는 우리 몸이 더 치열하게 싸우거나 목숨을 위협하는 것보다 더 빨리 달려야 한다고 생각하기 때문에 상당한 양의 혈액이 근육으로 몰린다. 때문에 내장의 음식을 소화하거나 간이 해독을 하거나 신장의 전해액 균형을 맞추거나 창의적으로 생각할 필요가 없다. 다음 몇 분간 살아남지 못하면 이 모든 작용이 아무 의미가 없기 때문이다. 되풀이하지만 이 모든 일이 자동으로 일어난다.

세포수준에서 일어나는 중대한 스트레스

목숨을 구하도록 설계된 자율신경계지만 지속적으로 스트레스를 받으면 인체기관이 손상될 수 있다. 특히 면역체계가 직접적으로 영향을 받는다. 이것은 기관organs수준에서 일어난다.

세포수준에서는 무슨 일이 일어나는지 살펴보자. 친한 친구 중에 영양학 박사이자 자연의학 의사인 여성이 있다. 그녀는 환자들에게 석합한 비타민과 무기질 영양제를 처방했지만 많은 사람들이 회복되지 않는 이유를 전혀 알지 못했다. 오해는 말라. 그녀는 매우 훌륭한 의사로 적절한 영양제 처방을 내린 건 확실하다. 그녀가 완전히 이해하지 못한 것은 세포수준에서의 스트레스가 끼치는 영향이었다.

해군에서는 함선이 공격당했을 때 보수·수선 작업과 평소의 활동이 모두 멈춘다. 잠을 자거나 식사 중이던 사병도 전투장으로 달려가야 한다. 화재경보기(교감신경)가 울리면 인체의 세포는 정상적인 성장, 치유, 보수를 멈춘다. 왜 그럴까? 화재경보기는 비상시에만 울리게 되어 있고 우리가 살기 위해 죽도록 달리거나 싸우는 동안 이러한 모든 활동은 몇 분간 정지한다. 세포들은 그야말로 위기에 대처하는 함선처럼 활동을 멈춘다. 아무것도 들어오거나 나가지 않는다. 전투 중에는 전함 옆에 있던 부속선이 식량을 제공하거나 쓰레기를 처분하기 위해 다가서지 않는다.

같은 이치로 스트레스 상황에서는 우리의 세포 역시 영양, 산소, 무기질, 필수지방산 등을 흡수하지 않으며 노폐물과 독소를 내보내지 않는다. 생존을 위한 활동 이외에는 모든 활동이 멈춘다. 이런 이유로 세포에 독소가 쌓여 성장과 치유가 일어나지 않는다. 브루스 립튼 박사는 유전병이 정확히 이런 과정을 거쳐 발생한다고 말한다. 한편 스탠퍼드대학에서 같은 연구를 수행한 결과, 개방이 되어 성장과 치유가 이루어지는 세포는 병에 걸리지 않는다는 사실을 발견했다. 오랫동안 의료업계에 종사하며 들었던 말 중 가장 중요한 말이기 때문에 거듭 반복한다.

"성장과 치유가 이루어지는 세포는 질병에 걸리지 않는다."

엄청난 사실이다!

알다시피 투쟁 혹은 도피 반응은 비상시에 목숨을 지키기 위해 필요하다. 하지만 이 상태가 오랜 시간 유지되어서는 안 된다. 문제는 특별한 일이 없는데도 투쟁 혹은 도피 상태를 오랜 기간 유지하는 사람이다. 이럴 경우 필연적인 결과가 찾아온다. 결국 어딘가가 고장이 나서 질병으로 나타나는 것이다. 많은 증상이 나타날 경우 우리는 그것을 질병이라고 부른다. 질병이란 약한 연결선이 스트레스라는 압력에 의해 끊어진 상태다.

당신의 스트레스 통은 얼마나 찼는가

의사인 도리스 랩은 많은 사람들로부터 세계 최고의 알레르기전문가로 인정받는다. 그녀는 많은 책을 썼는데 특히 알레르기와 아이들에 대한 책을 많이 썼다. 랩 박사는 '스트레스 통'이라는 이론을 처음으로 창안했다. 랩 박사의 이론에 따르면 우리는 누구나 체내에 스트레스를 담는 통을 갖고 있다. 그 통이 다 차지 않는 한 우리는 스트레스를 감당할 수 있다. 통이 차기 전까지는 우리의 삶과 몸에 새로운 스트레스가 들어와도 효과적으로 대처할 수 있어서 몸에 나쁜 영향을 주지 않는다. 일단 통이 넘쳐흐르면 가장 약한 연결선이 끊어진다.

첫 번째 경보가 울리면 신경 끝에 연결된 세포를 통해 뇌가 면역체계로 즉각적인 지령을 보낸다. 이 세포를 수상돌기라고 한다. 내가 의과대학에 다닐 때는 이 세포를 면역세포라고 배웠다. 사실 맞는 말이다. 그 후에 신경학자들이 이 세포가 신경전달물질, 즉 신경세포가 사용하는 신경전달물질을 내보낸다고 주장했고 이 말도 맞기 때문에 현재는 신경면역세포라고 부른다. 이 세포는 신경계의 일부이며 면역체계와 직접적으로 연결된다. 이 세포는 '차단하라!', '정지하라!'와 같은 지시를 내린다.

면역체계의 정지

뇌는 왜 면역체계에 정지명령을 보낼까? 잘 생각해보자. 교감신경의 목적이 무엇인가? 목숨을 구하는 것이다. 면역체계의 목적은 무엇일까? 박테리아, 바이러스, 곰팡이를 퇴치하고 치료를 하며 암세포를 파괴하는 것이다. 비상시에 이 활동이 다음 5분 동안에 반드시 일어나야 할까? 물론 아니다. 또한 면역체계는 엄청난 양의 에너지를 소비한다. 우리는 모든 에너지와 자원을 다음 몇 분 동안에 한 가지 목적을 위해 쓰기 원한다는 걸 기억하라. 목숨을 구하기 위해서 말이다. 따라서 필요치 않은 것은 다음 몇 분간 모두 차단된다.

면역체계가 5분 동안 박테리아나 곰팡이와 싸우지 않아도 좋다. 그리고 다음 5분 동안 음식이 소화되지 않아도 좋다. 오늘날의 문제는 우리의 삶이 투쟁 혹은 도피 반응 상태에 지속적으로 노출된다는 것이다. 우리가 세계를 여행하며 심박변이도 검사를 할 때 이와 관련한 놀라운 현상을 발견했다. 이 검사를 할 때 우리는 검사받는 사람에게 다음과 같은 질문을 한다.

"오늘 스트레스를 받으셨나요?"

50퍼센트 가량이 "네"라고 대답하고 나머지 50퍼센트가 "아니오"라고 대답한다. 스트레스를 느끼지 않는다고 대답한 사람의 90퍼센트 이상이 심박변이도 검사에서 질병을 불러일으킬 수 있는 종류의 생리적 스트레스 상태에 있다는 결과를 얻었다.

어느 날 차 뒤에 붙은 범퍼스티커에 다음과 같은 글귀가 쓰여 있는 걸 본 적이 있다.

"당신이 무엇을 가지고 있다면 그것은 트럭이 옮긴 것이다."

나는 트럭을 싫어하는데 특히 고속도로를 달리는 큰 트럭은 매우 위협적으로 느껴진다. 트럭은 나를 투쟁 혹은 도피 반응으로 몰아넣는다. 나는 트럭 위의 화물이 모두 기차로 운송되어야 한다고 생각한다. 그렇지만 우리 집에 있는 모든 물건이 트럭으로 운송되었다는 걸 인정하지 않을 수 없다. 집 건물 자체를 포함해서 말이다! 우리 집을 지은 건설자재는 공장에서 하나하나 생산된 후 트럭 위에 실려 우리 집터로 왔다. 마찬가지로 건강에 문제가 있다면 그것은 생리적 스트레스가 가져온 것이다. 건강문제는 언제나 그렇다.

최근에 우리 세미나를 들은 한 남성으로부터 전화를 받았다. 그는 우리 세미나에서 이 정보를 듣고 집으로 돌아가 웹에서 스트레스를 검색했다고 한다. 그리고 '스트레스'라는 단어가 들어간 웹사이트를 6,700만 개 이상 찾았다고 한다. 이 사이트들을 대충 훑어본다면 건강 문제는 스트레스에서 비롯된다고 생각될 것이다. 이 말이 사실이라면 코를 훌쩍거릴 때마다, 알 수 없는 통증을 느낄 때마다, 의사가 암 이야기를 꺼낼 때마다, 한마디로 당신 건강에 적신호가 오는 *순간*마다 이렇게 자문하게 될 것이다.

'이 상황을 만든 스트레스는 무엇이고 그 스트레스를 어떻게 없앨 수 있을까?'

그렇다면 우리는 왜 이 질문을 하지 않는 걸까? 지속적이며 믿을 만하고 입증된 스트레스 제거방법을 여태껏 찾지 못했기 때문이다. 대부분의 방법이 어떤 사람과 문제에 효과가 있더라도 다른 사람과의 문제에는 효과가 없다. 그 이유는 찾지 못한 퍼즐조각이 있기 때문이다. 이 퍼즐조각은 세 번째 비밀에서 곧 찾을 수 있다.

스트레스관리 중추

스트레스는 중추신경계에서 관리된다. 특히 생리적 스트레스는 시상하부·뇌하수체·부신계HPA에서 만들어진다. 시상하부는 뇌 전체의 중앙처리센터로서의 역할을 하며 뇌의 정서중추인 변연계 전체와 연결된다. 사실상 시상하부는 뇌의 모든 부위의 신경과 연결되며 호르몬을 생성해서 뇌하수체를 통해 온몸에 호르몬을 분비한다. 다음은 시상하부가 통제하는 일부 기능들을 나열한 것이다.

1 동맥혈압

2 체온

3 갈증과 신장기능을 통한 체내수분의 조절

4 방광수축

5 모유

6 감정충동

7 성장호르몬

8 부신샘

9 방패샘 호르몬

10 생식기능

생리학적으로 말하면 스트레스는 위의 모든 기관을 변화시킨다. 특히 아드레날린, 코티솔, 포도당, 인슐린, 성장호르몬의 방출을 유도한다.

체내에 발생한 스트레스를 어떻게 측정할까? 우리는 위의 사항에 대해 개인의 수치를 측정할 수 있다. 심박변이도 검사를 통해 스트레스로 인한 생리적인 문제를 측정할 수 있다. 이 검사는 자율신경계의 균형을 반영하므로 더할 나위 없는 가치를 지닌다. 의과학계에서는 간단하고 신뢰할 만하고 검사하고자 하는 내용을 쉽게 재검사하고 측정할 수 있는 검사를 최고로 간주한다. 심박변이도 검사는 이 기준에 딱 들어맞는 검사다. 이 검사는 호흡패턴과 연계해 심박수의 증가와 감소(변동)를 측정하는 단순한 방식을 취한다. 이 검사는 '최적표준^{gold} ^{standard}'이기 때문에 믿을 만하다. 심박변이도 검사는 자율신경계를 측정하는 최고의 의학검사인 것이다.

교감신경계가 균형을 이루면 성장과 치유가 이루어져 건강한 삶을 살 수 있다. 반면 교감신경계의 균형이 깨지거나 스트레스를 받으면 우리의 몸은 병약해진다. 우리는 힐링 코드를 이용해 이 균형을 바꿀 수 있고 이는 과학적으로 측정이 가능하다. 게다가 힐링 코드의 효과는 지속적이다.

증상: 가장 약한 연결이 끊어지는 것

몸은 스트레스를 어떻게 표현할까? 우리가 병 혹은 증상으로 부르는 것으로 표현한다. 원인은 하나인데 그토록 많은 증상과 질병이 존재하는 이유는 뭘까? 간단히 말하면 가장 약한 연결고리가 끊어지기 때문이다. 약한 연결고리가 생기는 이유는 유전적인 소인 혹은 흡수했거나 이전의 물리적인 손상으로 인한 독성이 원인일 수 있다.

병에 걸리는 과정을 처음부터 차근차근 살펴보자. '위산 역류'라는 병을 예로 들어보자. 우선 스트레스를 경험한다. 스트레스는 아래쪽 식도 주위의 근육의 강도를 약화시킨다. 스트레스를 받으면 투쟁 혹은 도피 반응에서처럼 혈액과 에너지가 소모되기 때문이다. 그때 위산이 식도로 밀려 올라와 식도의 내벽을 손상시킨다. 식도의 세포는 지속적으로 손상되어 통증을 유발하고 결국 궤양이나 암을 일으킨다. 하지만 세포들의 성장과 치유, 치료가 이루어지지 않을 때에만 이런 일이 발생하며 정상적인 경우 산욕acid bath으로부터 스스로를 보호할 수 있다. 위산 역류라는 병은 이러한 과정을 거쳐 발생한다.

의사들은 산을 멈추게 하는 보라색 알약을 해결책으로 내놓는다. 이 약은 산을 줄이는 효과가 탁월하다. 하지만 문제는 음식을 소화하려면 산이 필요하다는 것이다. 산은 또한 음식과 함께 흡수한 박테리아를 죽이는 효과도 있다. 증상을 없애는 과정에서 두 개의 새로운 문제가 발생하는 셈이다. 박테리아가 증가하면 면역계에 부담을 준다. 위장이 음식을 소화할 산을 충분히 분비할 때까지 음식이 오랜 시간 위장에 머물게 된다. 이때 식도는 오랜 시간 산에 노출된다. 이렇게 해서 악순환이 일어난다. 그렇다면 증상만을 가리고 싶은가, 아니면 근원을 치유하고 싶은가? 분명히 근원을 치유하고 싶을 것이다. 지금까지 명백히 밝혔듯이 근원은 스트레스다.

힐링 코드는 스트레스에 어떤 작용을 할까?

이미 말했듯이 심박변이도 검사는 자율신경계의 생리적 스트레스를 의학적으로 측정하는 최고의 검사다. 이 검사는 주류 의학계에서 30년 이상 사용되어 왔으며 CT 스캔과 MRI와 같은 범주에 속한다. 이 검사는 단 1퍼센트의 플라세보효과에도 반응하지 않는다.

내가 처음 힐링 코드를 발견했을 때 우선 나 자신에게 입증할 검사 방법을 찾았다. 나부터 이것이 진짜라는 사실을 믿어야 했기 때문이다. 나는 심박변이도 검사를 잘 알고 있었고 실제 이 검사를 이용해 다른 양식들, 예컨대 차크라(힌두교와 탄트라 불교 일부 종파에서 사용되는 신체수련의 주요 개념으로서 우리 몸에서 정신적인 힘의 중심이 되는 지점. 우리 몸에는 약 8만 8,000개의 차크라가 있으며 척수를 따라 두개골에 이르기까지 6개의 핵심 차크라가 있다 – 옮긴이)의 균형, 경혈점(경락체계라고도 한다)과 같은 다른 양식을 검사해본 적이 있었다. 많은 사람들이 경혈점, 경락, 차크라 부위를 두드리거나 문지르는 치료를 받고 고통을 덜었다. 하지만 우리는 이런 치료를 받은 환자들이 한두 시간 후 다시 균형이 무너지는 것을 확인할 수 있었다. 스트레스가 다시 찾아왔다는 표시다.

실제 결과는 이렇다. 1998년에서 2001년 사이에 나는 자그라 · 경혈점 체계를 이용한 양식에 입각해 심박변이도 검사를 개별적으로 실시했다. 심박변이도 검사 결과 5~9명의 환자는 1회 치료 후에 균형을 유지했다. 하지만 24시간 후에는 균형(정상상태 또는 생리적 스트레스가 없는 상태)을 유지한 환자 수가 급격히 감소했다. 10명 중 겨우 2명 정도였다.

이와는 대조적으로 심박변이도 검사를 받고 힐링 코드를 시행한 후 심박변이도 검사를 다시 했을 때 10명 중 8~9명이 균형을 유지했다 (20분 이내). 24시간 후에는 10명 중 7~8명이 균형을 유지했다.

1998년 로저 캘러한은 자신의 책《트라우마의 악몽 멈추기》에서 30년 동안 심박변이도 검사를 사용한 경험을 밝혔다. 캘러한은 불균형한 자율신경계를 지속적으로 균형 잡히게 하기 위한 것으로 단 두 가지 방식밖에 발견되지 않았다고 말했다. 이 두 가지 방식 모두 균형을 회복하는 데 최소 6주가 걸린다. 한 가지 방식은 사람에게 실험했고 또 다른 방식은 개에게 실험했다. 분명히 말하자면 자율신경계는 변화하기가 매우 힘든 체계다. 신진대사를 변화시키거나 체중을 줄이는 일이 그토록 힘든 이유가 바로 여기에 있다.

힐링 코드를 받고 20분 이내에 불균형에서 균형으로 전환한 사람들과 비교해보자. 이것은 20분 이내에 정상적으로 작동하지 않았던 사람의 면역체계가 정상을 되찾았고 필요한 경우 무엇이든 치유할 수 있다는 의미다.

내(벤)가 매우 놀란 사실 중 하나는 우리의 연구결과가 의학사에서 전무후무한 일일뿐 아니라 우리가 실험을 반복하기 전까지 많은 의사들이 불가능하다고 여겼던 일이라는 점이다(심박변이도 검사기 제조자와 전문가를 비롯해 많은 의사들이 내 말에 동의할 것이다).

심박변이도 검사가 임상실험이나 보조군 실험 혹은 이중맹검법으로 수행된 정식연구는 아니지만 그 결과는 열린 마음을 가진 사람들에게 보여줄 수 있는 하나의 증거가 되기에 충분하다. 힐링 코드가 장기적인 치유에 필요하고 전에는 검사되지 않았던 몸의 스트레스를 제거한다는 증거 말이다. 실제로 캘러한 박사는 "대체로 이중맹검법은 아무도 효과를 증명할 수 없을 때 치료가 효과를 발휘한다는 사실을 보여준다"라고 말했다. 테라피나 치료가 효과를 보이고 해악이 없다면 이중맹검법 연구의 필요성은 급격히 줄어드는 것이다.

또한 캘러한 박사에 따르면 심박변이도 검사는 플라세보효과에 단 1퍼센트도 반응하지 않는다. 때문에 이중맹검법이나 보조군 연구의 필요성은 심박변이도 검사를 할 때 그리 중요하지 않다. 이중맹검법과 보조군 연구가 필요한 주된 이유는 플라세보효과를 차단하기 위해서다. 많은 전문가들이 심박변이도 검사를 이용하면 자동으로 플라세보효과가 차단된다는 사실에 동의한다.

또 하나의 증거는 고객이 낳은 실제 결과다. 결과는 지속적이며 예측 가능했다. 우리가 참석했던 회의의 책임자가 회의장에서 일어났던 일을 다음과 같이 보고했다.

알렉산더 로이드 박사와 벤 존슨 박사는 멕시코의 익스타파Ixtapa에서 가장 최근에 개최된 PQI 국제회의의 기조 연설자였다. 전 세계에서 수백 명의 사람이 이 회의에 참석했다. 3일간의 일정 동안 로이드 박사는 신체적 혹은 비신체적으로 고통받는 142명의 사람을 치유했다. 로이드 박사는 환자를 가장 괴롭히는 세포기억을 없애기 위해 각 개인에게 적합한 힐링 코드를 시행했다. 142명의 사람들이 몇 분 안에 기억이 사라졌다고 보고했다. 3일간 사람들은 기쁨에 울고 웃었으며 힐링 코드 부스 주위에 긴 줄이 늘어섰다. 심지어 혼자서 힐링 코드를 시행해서 신체증상이 급격히 개선되었다는 사람들도 있었다.

'기적'이란 소리가 여기저기서 들려왔다. 캐나다 몬트리올에서 온 한 여인은 이것을 기적이라 부르며 힐링 코드를 하기 전에 "기억이 하나도 남김없이 사라진다면 우리 집 모든 방에 로이드 박사의 포스터를 붙여놓겠다"라고 말했다. 이러한 치유가 계속 일어나자 힐링 코드 부스에서 인생을 바꿀 수 있다는 소문이 회의장에 퍼져 나갔다. 어느 순간 힐링 코드 치유를 받기 위해 줄을 선 사람이 100명을 넘어섰다. 또한 로이드 박사와 존슨 박사는 회의에서 강연을 5번 했는데 입소문을 듣고 몰려온 사람들을 수차례 돌려보내야 했다.

_엘렌 스투벤하우스Ellen Stubenhaus, PQI 임원

많은 증상, 하나의 원인

최근에 힐링 코드를 실행한 한 남성은 온몸에 다발성 피부병터가 있었다. 사실 그는 의사에게 병터를 제거하고 성형수술을 하겠다고 이미 말한 상태였다. 병터는 이마에 하나, 등에 여러 개, 정수리 쪽에 하나가 있었다. 그는 힐링 코드를 시작했고 비교적 짧은 시간 안에, 즉 몇 주 만에 정수리 부위만 제외하고 병터가 모두 사라졌다. 정수리 부위의 것도 90퍼센트 정도가 사라졌기 때문에 결국은 없어질 거라는 확신이 생겼다.

세상에 어떻게 다발성 피부병터와 같은 신체문제가 몇 주 안에 사라질 수 있을까? 스트레스가 이 증상의 원인이고 힐링 코드가 스트레스를 치유했기 때문이다. 스트레스가 제거되면 면역치유체계는 무엇이든 치유할 수 있다. 우리가 보통 힐링 코드와 같은 치유법을 시도하려고 할 때 정서적인 문제를 생각한다. 하지만 모든 정서적·신체적 문제의 밑바닥에는 스트레스가 자리한다.

다음을 잘 이해하기 바란다. 우리가 말하는 모든 신체적·비신체적 문제, 즉 질병, 정신적·정서적 문제, 두통, 피로 등을 힐링 코드가 치료하는 게 아니다. 힐링 코드는 지금까지 그리고 앞으로도 이것들을 치료하지 않는다. 힐링 코드는 오직 마음의 문제만을 치유해 체내의 생리적 스트레스를 줄이거나 제거한다. 여기에 비밀이 있다. 질병의 유일한 원인은 생리적 스트레스이며 힐링 코드는 역사상 유례가 없는 방식으로 이러한 체내의 스트레스를 제거한다고 밝혀졌다.

알렉산더 로이드 박사와 벤 존슨 박사는 지난해 우리의 연간 학술모임에서 기조연설을 맡았습니다. 그들은 우리 모두에게 힐링 코드를 가르쳤고 힐링 코드의 효과를 증명하기 위해 수업 전과 후에 심박변이도 검사를 실시했죠. 그리고 힐링 코드 고급 훈련과정을 강의했습니다. 힐링 코드 과정이 끝난 뒤 회의에 참석한 50명 중 심박변이도의 균형을 이루지 못한 사람은 단 2명뿐이었습니다. 같은 50명 중 6명은 24시간 후에 재검사를 받았는데 6명 모두 추가지료 없이 심박변이도 균형을 유지하고 있었습니다.

과정이 끝날 무렵 힐링 코드를 통해 지난 주말 동안 신체적인 치유 혹은 비신체적인 치유를 경험한 사람은 손을 들어보라고 했습니다. 그런데 50명 모두가 손을 들더군요. 그 사실만 보아도 힐링 코드의 치유효과는 결코 우연이 아니라고 생각합니다. 참가자들 가운데는 주요 질병을 앓고 있던 사람. 건강상태가 매우 양호한 사람. 보통 수준인 사람들이 섞여 있었고요. 힐링 코드는 모든 사람에게 효력이 있었습니다. _빌 맥그레인. 맥그레인 연구소

두 박사님의 놀라운 과정에 참석했습니다. 박사님들은 제 심박변이도가 너무 낮아 걱정하셨죠. 그때 저는 배운 대로 힐링 코드를 시행했어요. 그러자 우울한 마음이 사라지고 힐링 코드를 했다는 사실조차 잊을 정도로 몸이 좋아졌어요. 이럴 수가! _마릴린

2003년 캔자스시티에서 코치들을 위한 교육과정에 참석했습니다. 교육과정 중에 강렬한 감정을 유발하는 문제를 생각하면서 심박변이도 검사를 받을 지원자가 있으면 앞으로 나오라는 요청이 있었습니다. 제가 지원했는데 몇 주 전에 결정한 사업문제로 점점 투쟁 혹은 도피의 상태로 치닫는 것처럼 느껴졌기 때문이었어요. 그 당시 저는 엄청난 재정적 압박을 느끼고 있었어요. 사업을 시작할 때 지출한 비용의 고지서가 산더미처럼 쌓인 우편함으로 걸어가는 내 모습을 상상하며 완전히 공황상태에 빠지는 경우도 있었고요.

심사숙고 끝에 내린 사업적 결정이었고 그 결정에 매우 만족스러웠습니다. 게다가 고객도 확보해둔 상태였는데 왜 내가 그런 정신적 고통을 겪어야 하는지 이

해할 수 없었습니다. 그때 나는 내 결정에 후회스러운 부분이 전혀 없었어요. 위장이 경직되고 엄청난 공포감을 느끼는 증상은 현재의 상황 때문이 아니라는 걸 알고 있었습니다.

청중 앞으로 걸어나가 의자에 앉았습니다. 나는 커다란 스크린을 볼 수는 없었지만 청중들은 나의 심박변이도 검사결과를 볼 수 있었습니다. 로이드 박사는 나에게 눈을 감고 몸을 이완하라고 했죠. 그리고 그는 내 머릿속에 떠오른 문제를 치유하려고 내게 힐링 코드를 시행했습니다. 나는 청중들과 스크린에서 일어나는 상황을 거의 의식하지 못하고 있었어요. 나는 내가 느끼는 불안감에 집중했고 힐링 코드가 과연 이 상황에 효과를 발휘하는지 알고 싶었죠. 공포감과 함께 우편함으로 걸어가는 내 모습이 계속 떠올랐습니다. 그 모습을 지워버리고 마음을 편히 가지려고 애썼지만 내 머릿속을 꽉 채운 비관적이고 암울한 느낌이 사라지지 않았어요.

그런데 놀라운 일이 벌어졌습니다. 시간이 얼마나 흘렀는지는 정확히 알 수 없지만 갑자기 위장의 경직이 풀리는 걸 느꼈어요. 내가 성공적으로 수행했던 다른 일들이 머릿속에 떠올랐고요. 불현듯 자신감이 샘솟았습니다. 내가 처음부터 성공을 위한 적절한 수순을 밟았다는 사실을 깨닫게 되자 그저 일에 착수해서 내가 세운 계획대로 수행하면 된다는 확신이 생겼습니다. 마음의 평안이 찾아오자 그동안 나를 괴롭혔던 공포감이 어이없고 우습게 느껴졌어요. 근거 없는 공포감이었다는 사실을 깨달았기 때문일 겁니다. 이틀 후 우편함으로 걸어가는 내 모습을 상상해도 안정감을 느꼈습니다. 심박변이도 검사결과 또한 내가 여전히 균형상태를 유지한다는 증거를 뒷받침해주고요. _테리

2장

두 번째 비밀
스트레스는 에너지문제로
발생한다

1905년 앨버트라는 이름을 가진 광기 어린 남자가 칠판에 '$E=mc^2$'
이라고 휘갈겨 쓴 이래 새로운 세상이 열렸다. 그 이유를 알기 위해서
는 우선 $E=mc^2$의 의미부터 알아야 한다. 한쪽에 E가 있다. E는 에너
지를 의미한다. 다른 쪽은 그 외의 모든 것이다. 이것이 $E=mc^2$의 의
미다. 모든 것은 에너지다. 그러므로 모든 것은 에너지로 존재한다.

건강에 문제가 생겼다는 것은 예외 없이 에너지 진동수가 파괴되었
다는 의미다. 설명을 위해 약간의 상상력을 발휘하기 바란다. 10일 후
에 내 간에 종양이 생긴다는 것을 알고 있다고 가정하자. 어떻게 알았
는지는 모른다. 그냥 알았다고 치자. 약간의 실험을 거친 후 여기 내슈
빌에 있는 밴더빌트 병원에 가서 10일간 매일 MRI를 찍는다면 과연
어떤 일이 벌어질까? 의사는 MRI를 찍은 첫날 결과를 갖고 와서 이렇

게 말할 것이다.

"아무 문제 없어요."

둘째 날도 역시 "문제없습니다"라고 이야기할 것이고 셋째 날에는 "무엇 때문에 MRI를 찍어야 하는 거죠?"라고 반문할 수도 있다. 아마 4일, 5일, 8일째에도 "의미가 없어요"라고 이야기할 것이다. 10일째 되는 날의 반응은 전혀 다를 것이다.

"이럴 수가, 로이드 박사님. 간에서 비정상세포를 발견했어요. 조직 검사를 해야겠어요."

우리는 매일 MRI를 통해 모든 신체적인physical 검사를 하고 있었다. 그런데 비정상세포는 어디에서 온 걸까? 답은 '비정상세포는 신체가 아닌 다른 어느 곳에서 시작된 것'이다. 사실상 모든 문제는 신체적이지 않은 것에서 시작된다.

1905년 이전에는 과학이 뉴턴식 물리학을 따랐다. 뉴턴식 물리학에서는 원자가 딱딱하다고 말했다. 언제부턴가 우리는 이 말이 사실이 아니라는 걸 알았다.

전자현미경으로 원자에 초점을 맞춘 후 점점 더 근접해서 관찰하면 이런 말을 하게 된다.

"원자가 어디로 갔지? 어떻게 된 거지?"

원자에 접근할수록 원자가 사라지기 때문이다. 무슨 말이냐고? 원자는 절대 고체가 아니다. 원자는 에너지로 만들어진다. 지구라는 별에 있는 모든 만물이 그렇듯이.

만물은 에너지다. 모든 에너지는 3가지 요소를 가진다.

1 진동수

2 파장

3 색채 스펙트럼(띠)

테이블, 바나나, 쓸개, 고등학교 1학년 화학 차트에 나오는 구성요소 등 모두가 다 에너지다. 에너지의 어떤 면이 진동수일까? 앨버트 아인슈타인이 이 문제를 수학적으로 풀었을 때 세상의 모든 것이 변화했다. 우리가 상상할 수 있는 모든 산업이 전자공학과 에너지로 방향을 바꾸기 시작했다. 자동차산업, TV, 라디오 등 어떤 산업이든 마찬가지다. 유일하게 이 추세를 따르지 않은 분야가 의학산업이다. 특히 서구의 의학산업이 그러하다. 의학산업은 1905년 이전의 뉴턴식 물리학이 진정한 세계를 설명하는 데 한계가 있다는 사실을 알면서도 기존 입장을 고수해왔다.

내가 처음 힐링 코드를 발견했을 때 이 체계가 타당하다고 확신한 이유 중 하나는 도서관에서 우리 시대의 위대한 과학자들이 건강문제에 대해 언급한 내용을 조사하고 연구했던 경험 때문이었다. 연구를 통해 알게 된 내용은 너무나 놀라웠다. 내 인생의 6년을 소비하며 2개의 박사과정을 공부하면서도 알지 못했던 내용이었다.

나는 노벨상 수상자, 다양한 분야의 박사, 의사, 작가, 발명가 등 이 시대의 위대한 지성들이 건강문제를 언급할 때 '모든 건강과 질병의 뿌리는 인체의 에너지문제'라고 말했다는 걸 발견했다. 그들은 또한 모든 건강문제의 배후에 자리한 이 에너지문제를 해결하는 방법을 언젠가 찾을 것이며 그날이 오면 건강의 관점이 영원히 바뀔 것이라고 말했다.

아래에 내가 발견한 과학자들의 말을 몇 가지 적어본다.

"모든 물질은 에너지다."_알베르트 아인슈타인

"살아 있는 모든 유기체는 에너지장을 내보낸다."_세묜 D. 키를리안Semyon D. Kirlian(러시아 전기공. 코로나방전현상 원리를 이용해 촬영한 '키를리안 사진'으로 유명하다 - 옮긴이)

"모든 것은 에너지장에서 시작된다."_해롤드 버Harold Burr 박사, 예일대 교수

"인체의 화학작용은 양자 세포장에 의해 지배된다."_머레이 겔만Murray Gell-Mann, 스탠퍼드대 교수이자 노벨상 수상자

"질병은 에너지장을 평가해서 진단하고 예방해야 한다."_조지 크라일 경 George Crile, Sr., 의사이자 클리블랜드 클리닉의 창립자

"에너지를 생각지 않고 인간을 치료하는 것은 물건을 치료하는 것이다."_앨버트 센트죄르지Albert Szent-Gyorgi, 헝가리 태생 의사이자 노벨상 수상자

따라서 건강문제를 근본부터 치료하려면 에너지문제를 해결해야 한다. MRI에 찍혀 나오고 의사가 암이나 파킨슨 병 혹은 무엇이 되었든 질병의 가능성이 있다고 판단했을 때는 파괴된 세포의 진동수를 치유해야 한다.

에너지, 세계를 이해하기 위한 커다란 도약

과거에는 거의 모든 에너지현상을 신의 장난이라고 생각했다. 계몽시대와 르네상스시대에 인간은 세상이 실제로 어떻게 돌아가는지 더 많이, 더 정확하게 알기 시작했고 그 현상을 설명하기 위해 이론을 정립했다. 코페르니쿠스, 케플러, 갈릴레오 같은 과학자들은 기존의 천문학과 천체궤도의 관점을 반박하며 지구를 포함한 행성은 태양의 수위를 돈다는 새로운 학설을 내놓았다. 이 지동설은 모든 행성이 지구의 주위를 돈다는 기존의 이론을 뒤엎는 것이었다.

아이작 뉴턴은 머리 위에 떨어진 사과에 영감을 받아 유명한 중력의 법칙을 발견함으로써 과학적 이해를 한층 더 발전시켰다. 그는 또한 미적분학과 운동의 3법칙을 개발했다. 이러한 이론들은 모두 그 시대 사람들이 알던 지식에 꽤 잘 적용되었다. 하지만 우리는 그들이 설명하지 않은 것들이 많다는 걸 알게 되었다.

역사상 가장 명석한 과학자 중 한 명인 아인슈타인이 $E=mc^2$을 발표했을 때 과학계는 새로운 패러다임으로 돌입했다. 새로운 패러다임은 우주의 현상에 훨씬 더 잘 맞아떨어졌다. 이러한 지식을 바탕으로 과학계는 도약을 거듭해왔다. 우리는 내가 어릴 적 만화에서 보았던 방식으로 에너지를 사용하는 법을 배워왔다. 나는 딕 트레이시(과거 탐정 만화의 제목이자 주인공 이름)가 이중 비디오 손목 라디오를 통해 파트너와 이야기하던 장면을 기억한다. 우리는 현재 그와 같은 크기의 휴대전화를 갖고 다닌다. 휴대전화를 손목에 차고 다니는 게 유행이 된다면 우리는 아마 그렇게 할 것이다.

게다가 사람이 달에 갔다 왔다. 얼마나 환상적인가! 나는 의심의 여지없이 언젠가는 우리가 스타트렉에 나오는 의사처럼 트라이코더(스타트렉에 등장하는 휴대용 검진기. 센서로 환자의 몸을 진찰하면 분석 소프트웨어가 환부와 진단결과를 알려준다 - 옮긴이)를 사용하고 심지어 에너지장을 이용해 사람을 이쪽에서 저쪽으로 이동시키는 날이 올 것이라고 믿는다.

양자물리학의 문제

어떻게 이런 일이 가능할까? 이러한 지식을 연구하는 학문을 양자물리학이라고 한다. 양자물리학은 설명하기가 매우 어렵지만 미국 국방부가 수행한 실험을 예로 들어보겠다.

1998년 국방부는 실험대상자의 입천장세포를 긁어서 실험튜브에 옮겨놓았다. 국방부 연구자들은 실험튜브를 거짓말탐지기에 연결한 다음 실험대상자 역시 거짓말탐지기에 연결했다. 하지만 이 과정은 건물 내 서로 완전히 다른 구역에서 이루어졌다. 연구자들은 실험대상자에게 여러 가지 다른 종류의 TV프로그램을 보여줬다. 평화롭고 위안을 주는 내용에서부터 폭력적이고 자극적인 내용을 망라하는 것이었다.

연구자들은 실험대상자의 세포와 그의 활동상황이 동일한 결과를 기록한다는 걸 발견했다. 실험대상자가 고요하고 위안을 주는 프로그램을 볼 때는 실험대상자와 그의 세포 모두 심리적으로 안정상태를 보였다. 반면 자극적인 프로그램을 볼 때는 실험대상자와 그의 세포가 모두 심리적으로 흥분하는 반응을 보였다. 연구자들은 실험대상자와 세포의 거리를 점점 더 늘려 약 50마일(80.5킬로미터)까지 벌려놓았다.

세포를 실험대상자의 입천장에서 떼어낸 지 5일이 되었을 때도 실험대상자와 세포는 같은 순간에 정확히 같은 반응을 보였다.

유사한 결과를 보인 또 다른 실험이 있었다. 이번에는 한 명의 실험대상자와 그의 세포가 아니라 여러 명의 실험대상자들의 관계를 연구했다. 이 실험을 '아인슈타인 – 포돌스키 – 로젠 실험'이라고 한다. 이 획기적인 연구에서 연구자들은 서로 일면식이 없는 두 명의 실험대상자에게 몇 분의 시간을 주며 간단히 인사하라고 요청했다. 그런 다음 그들을 서로 50피트(15.24미터) 떨어진 곳에 있는 패러데이 케이지Faraday cage (외부 정전기 차단을 위해 기계장치 주위에 두르는 금속판 – 옮긴이)에 각각 들어가게 했다.

패러데이 케이지는 라디오주파수와 다른 신호들이 안팎으로 통과하지 못하도록 설계된 장치다. 예를 들어 패러데이 케이지 안에 FM방송 안테나를 설치하고 50피트 떨어져 있으면 라디오주파수를 맞출 수 없다. 패러데이 케이지가 라디오주파수를 효과적으로 차단하기 때문이다. 간단히 설명하면 페러데이 케이지는 정상적인 에너지는 차단하지만 양자에너지는 차단하지 않는다.

패러데이 케이지 안에 들어간 두 사람 모두를 뇌전도(뇌파검사)장치에 연결했다. 뇌전도장치는 신경활동을 측정한다. 연구자들은 첫 번째 실험대상자의 눈에만 펜라이트(가느다란 광선 – 옮긴이)를 비추고 다른 케이지 속의 실험대상자에게는 비추지 않았다. 이렇게 사람의 눈에 광선을 비추면 신경활동이 일어나고 동공이 수축한다. 그런데 한 사람의 눈에 광선을 비춘 순간 두 사람 모두 같은 신경활동을 일으켜서 동일한 뇌전도활동과 동공수축을 기록했다. 다른 실험대상자들로 바꾼 다음 점점 더 멀리 거리를 떨어뜨려 놓아도 결과는 마찬가지였다.

불가사의한 현상인가, 양자물리학인가?

이 연구에서 얻은 결론은 사람들이란 비록 잘 알지 못하는 사이일지라도 무의식적인 수준에서 지속적으로 정보를 교환한다는 것이었다. 이 연구를 통해 수십 년간 불가사의한 현상으로 여겨왔던 수백 가지의 사례들이 처음으로 설명되었다. 여기 하나의 예가 있다. 엄마가 뉴욕에서 친구와 점심을 먹고 있다. 12시 15분에 샐러드를 먹던 엄마의 얼굴이 사색이 된다. 그녀가 친구에게 말한다.

"제인에게 무슨 일이 일어난 것 같아. 제인에게 전화해야겠어."

그녀는 점심을 포기한 채 캘리포니아에 있는 제인에게 즉시 전화를 건다. 정확히 12시 15분에 제인에게 교통사고가 발생했고 제인이 놀라긴 했으나 무사하다는 사실을 알게 된다.

나도 어렸을 때 이와 비슷한 경우를 전해 들은 적이 있다. 나와 제일 친한 친구는 존이었다. 존의 부모님인 마리나와 조지가 잠시 기분전환을 하기 위해 차로 한 시간 반이 걸리는 페어필드에 짧은 여행을 떠나면서 이모인 티나에게 존을 맡겼다. 반 정도 갔을 무렵 존의 엄마가 문득 남편에게 이렇게 말했다.

"지금 당장 집으로 돌아가요. 존한테 문제가 생겼어요."

얼마 후 집으로 돌아온 그들은 존의 머리가 계단난간에 끼인 걸 발견했다. 티나 이모는 헤드폰을 낀 채 음악을 듣느라 존의 비명소리를 듣지 못했다고 한다. 존은 크게 다치지는 않았으나 충격을 받았다.

그렇다면 마리나는 어떻게 존이 고통과 위험 속에 놓인 걸 알았을까? 수십 년 동안 우리는 이러한 현상을 ESP(초능력)나 그 밖의 다양한 불가사의한 현상이라고 여겼다. 하지만 지금은 아인슈타인 - 포돌스키 - 로젠 실험 덕분에 이것이 그저 견고하고 빠른 자연법칙인 양자물리학이라는 걸 안다. 제인과 엄마 그리고 내 친구 존의 일화에서는 무의식적인 정보가 관계된 사람의 의식적인 생각으로 쉽게 전달되었다. 흔한 일은 아니지만 전혀 들어보지 못한 이야기는 아니다. 사실 점점 더 많은 사람들이 치유의 목적으로 양자물리학을 통해 이 무의식적인 정보에 접근하는 방법을 발견하고 있다.

이쯤에서 신비주의라는 주제가 고개를 내민다. 양자물리학으로 설명하지 않는다면 이러한 과학실험이 신비하게 느껴지기 때문이다. 과거에 우리가 '신비롭다'라고 한 것은 대부분 누군가가 양자물리학의 자연적인 기능을 사용하는 방법을 배워 특정한 목적을 위해 적용한 것에 불과하다. 혹은 앞서 말한 일화에서처럼 우연히 발생하기도 한다.

마음의 힘으로 금속물질을 구부리거나 물건을 이동시키는 사람들이 있다. 또는 도저히 알 재간이 없는 내용을 아는 사람들이 있다. 물론 세상에는 마술사들도 있지만 그들은 날렵한 손의 속임수나 눈의 착각을 이용한다. 마술은 지금 논의하는 내용과는 다르다.

여기서 관건은, 전에는 우리가 그러한 일들이 어떻게 일어나는지 알지 못했다는 것이다. 양자물리학을 이해하게 되면서 우리는 이러한 일들이 실제 어떻게 일어나는지 이해하게 되었다. 실제로 양자물리학의 기준이론 중 하나는 '기회만 충분하다면 사실상 불가능한 것은 없다'

는 것이다. 따라서 지금까지 신비롭다고 여겼던 현상은 전혀 신비롭지 않으며 단지 우리가 뉴턴식 이론을 따랐기 때문에 이해하지 못했던 양자물리학의 현상일 뿐이다.

뒤늦은 패러다임 교체

양자물리학을 두려워할 필요가 있을까? 전혀 그렇지 않다. 양자물리학은 어제도 오늘도 변함없는 우주의 원리다. 다만 전에는 이해하지 못했을 뿐이다. 이 책의 후반에 나오겠지만 양자물리학을 이해하면 역사상 가장 획기적인 치유혁명의 길이 열린다. 양자물리학은 이해와 사고의 새로운 패러다임이지만 우리가 반드시 도달해야 할 영역이다.

자, 이렇게 생각해보자. 당신이 1692년 매사추세츠 살렘으로 시간이동을 했다고 가정하자. 그곳에서 휴대전화로 친구에게 전화를 건다면 무슨 일이 벌어지겠는가? 주위 사람들은 마이크, 전지, 전자칩, LED 디스플레이 혹은 공간을 통과하는 라디오주파수를 이해하지 못할 것이다. 그들이 물리학을 이해하지 못하기 때문에 당신은 아마도 마녀로 몰려 처형당할 것이다.

휴대전화가 사악한가? 물리학이 존재하지 않았기 때문에 그런 일이 벌어진 걸까? 라디오 2대를 그 시대로 가져가서 사용한다면 두 사람이 서로 대화할 수 있을까? 물론이다! 물리학은 변하지 않았다. 다만 물리학에 대한 우리의 지식과 이해와 응용력이 변했을 뿐이다.

처음으로 물리학의 어떤 요소와 우주의 창조원리를 발견한 사람들은 언제나 오해를 받았고 때로는 박해당하거나 순교자가 되었다. 그런 사람들은 매우 많았으며 우리의 귀에 익은 사람들이다. 코페르니쿠스, 갈릴레오, 콜럼버스 그리고 그 외에도 많은 사람들이 과학적인 사실을 발견했다는 이유로 박해를 당했다.

콜럼버스가 이끌었던 3척의 배(니나, 핀타, 산타 마리아)에 탄 선원들은 지구가 평평하다고 생각했기 때문에 지구의 끝에 도달하면 배가 떨어질 것이라고 철석같이 믿었다. 그들은 그 당시에도 사실이 아니었을 뿐 아니라 언제나 사실이 아니었던 낡은 이론을 믿었다.

하지만 대중이나 심지어 교육자들이 양자물리학을 제대로 이해할 거라고 기대하지는 마라. 나(벤)는 최근 고등학교 1학년 딸의 과학교과서를 보았는데 45년 전 내가 고등학교 1학년 때 배웠던 뉴턴식 이론을 그대로 배우고 있었다. 슬픈 현실은 내가 고등학교 다닐 때에도 이 이론이 구식이라는 걸 이미 알고 있었다는 것이다. 더 이상 맞지 않는 구닥다리 이론일지라도 일반인의 사고방식에서 그것을 몰아내는 데는 수년 혹은 수십 년이 걸린다.

다행스럽게도 공교육에서는 여전히 무시되고 있지만 이제 양자물리학이 설명하는 에너지의 중요성을 이해하는 사람들이 점점 더 많아지고 있다. 혁신적인 힐링 코드의 위력을 이해하기 위해서는 양자물리학의 원리를 이해하는 것이 중요하다.

에너지의 다면성

에너지는 여러 가지 형태를 취할 수 있다. 예를 들어 우리가 '빛'이라고 부르는 것도 에너지다. 빛은 $4.3 \times 1,014$에서 $7.5 \times 1,014$ 사이의 에너지 진동수의 범위를 포함한다. 우리는 육안으로 이 진동수를 감지한다. 그리고 소리 진동수가 있다. 우리는 귀로, 발과 인체 세포조직에 있는 수용체로 소리를 감지한다. 또한 적외선에너지가 있는데 우리는 열로 이 에너지를 감지한다. 자외선은 빛의 스펙트럼 마지막에 있어서 육안으로 보이지 않는다.

인체에 수용체가 없기 때문에 감지할 수 없는 그 밖의 많은 에너지 진동수가 존재한다. 물론 이러한 에너지 진동수는 과거에 우리가 신비롭다고 여긴 것들이지만 현재는 진동수를 감지할 수 있는 기구들이 있다. 우리는 이것을 X-레이, 초음파, 레이더, UHF(극초단파), VHF(초단파) 등이라 부른다. 그 밖에도 수없이 많다.

진동수에는 크게 3가지 구성요소가 있다. 첫째, 정해진 시간에 양전하positive에서 음전하negative로 변하는 진동의 횟수다. 이것을 보통 초당 사이클이라 부른다. 예컨대 유럽에서는 전기가 초당 50사이클이고 미국에서는 초당 60사이클이다. 둘째는 진폭이다. 진폭은 기준선(0포인트)의 위아래로 움직이는 파동wave의 규모다. 셋째는 파동의 형태다. 그렇다. 파동은 형태를 만든다. 사인파sine wave(파형이 사인곡선이 되는 파. 공간주파수나 소리를 표시하는 데에 쓰이는 기본파형이다-옮긴이)라는 것이 있는데 이것은 기분 좋고 부드럽고 완곡하고 대칭적인 파동으로 바다의 물결을 연상시킨다. 스파이크파spike wave라는 것은 바늘처럼 위아래로 뾰족하다. 그 밖에도 사각형파square wave 등 매우 많은 파동이 존재한다. 다른 진동수를 운반하기 위해 사용하는 진동수도 있다.

인류는 현재 빛 진동수를 이용, 조그만 섬유를 통과해 초당 수십만 개의 메시지를 보내는 방법을 알아냈다. 우리가 매일 전화 통화할 때 그 방법을 사용한다. 이런 원리들을 완전히 이해하지 못한 나로서는 아직도 이것이 매우 신비롭게 느껴진다. 그 뿐인가. 원리를 모르면서도 엄청나게 사용하고 있잖은가!

의학과 진동수의 관계는 어떠할까? 의학에서도 진동수를 사용할까? 사실 필요시에 매우 제한적인 범위 내에서 사용한다. 하지만 이 사실을 알아야 한다. 의학계에서 진동수의 원리와 그 효용가치를 인정해 진동수를 의료에 사용한다면 약제산업은 완전히 무너질 것이다. 그들이 그런 일이 벌어지도록 내버려둘까?

진동수를 이용해 진단하는 방법은 안전하며 널리 보편화되고 있다. 최초로 진단에 진동수를 이용한 예는 X - 레이다. EKG(심전도), EEG(뇌전도), 심박변이도 등의 검사에서는 모두 에너지/진동수를 감지해 진단한다. 초음파검사는 진단과정에서 소리파동을 이용한다. 최근에 발명된 것으로 MRI가 있다. 대다수의 사람들이 MRI의 핵심단어가 '자기Magnetic'라고 생각한다. 하지만 자기장은 가시성을 높이기 위해 원자의 진동수를 향상시키는 역할만 한다. MRI는 전적으로 원자의 진동수로 인해 효용가치가 있다. MRI가 감지하는 것이 원자의 진동수다.

약제 · 의학산업이 원하지 않는 것

자, 그럼 치유란 뭘까? 이 질문이 매우 위험하다는 걸 기억하라. 지팡이를 하나 들고 사자 굴에 들어가 사자를 건드리고 싶은가? 약제산업은 상상보다 더 많은 돈과 권력, 정치인들의 지원을 받고 있다. 사실 진동수는 수십 년간 치유의 수단으로 이용되어 왔다. 1920~30년대에 진동수 하나로 암환자를 성공적이고 지속적으로 치료한 로열 레이먼 라이프Royal Ramon Rife 박사가 있었다. 그는 앞서 언급되었던 '진동수를 이동하기 위해 다른 진동수를 이용하는 방법'을 실제 발견한 사람이다. 라이프 박사는 전자현미경이 탄생하기 수십 년 전에 3만 배까지 볼 수 있는 빛 현미경을 발명했다. 그 전까지는 100배 이상 볼 수 있는 빛 현미경이 없었다. 하지만 라이프 박사의 탁월한 발견으로 일부 사람들이 위협감을 느낀 것이 분명했다. 그의 연구실이 자료와 함께 이유 모를 불에 탔고 그는 과학자로서 폄하되었다. 20세기의 가장 명석한 과학자 가운데 한 사람이 낙담한 노숙자로 생을 마감했다.

그래서 에너지 진동수를 이용한 요법은 약이 효과가 없을 때에만 의료에 사용된다. 예를 들어 신장결석을 없앨 때 소리 진동수의 에너지를 사용해 신장결석을 분해한다. 피부과의사들은 손상된 피부에 치유와 모발성장을 촉진하는 용도로 빛 진동수를 이용한다. 〈퍼레이드 매거진〉은 종양에 소형 탐색침을 집어넣은 후 종양의 진동수에 맞춰 종양을 제거하는 실험적인 암치료법을 보도했다. 이처럼 의학은 '에너지 시대'로 진입하기 시작했다.

하지만 분명히 알아야 할 사실이 있다. 이 움직임을 막으려는 막강한 세력이 버티고 있다. 이 세력은 특히 일반인들이 가정에서 자체적으로 이 에너지를 사용할 수 있게 되는 걸 바라지 않는다. 사람들이 의사나 전문의료인의 도움 없이 스스로 치유할 수 있을 때 막대한 힘, 돈, 지배력을 상실하게 될 의료계 전체를 생각해보라.

표준적인 접근법

잠시 현대의학이 우리 사회의 커다란 고통거리인 암에 접근하는 방식을 살펴보자. 현대의학에서 질문의 초점은 바로 "어떻게 암세포를 죽일까?"이다. 현대의학이 "암의 원인은 무엇일까?"라고 질문하는 것을 들어본 적이 없을 것이다. 아주 중요한 질문인데도 말이다.

"암의 원인은 무엇일까?"

이치에 합당한 질문 같지만 나(벤)는 수십 년 동안 의료계에 종사하면서 그리고 암 전문 의사로 활동하면서 기존 의학계에서 이 질문을 던지는 걸 한 번도 보지 못했다. 현대의학의 접근법은 이렇다.

"암이 진행 중이라는 사실을 알려주는 부위를 잘라내자."

국부적인 종양에 대해서는 이 접근법이 불합리하지 않다. 하지만 이 방법이 암의 원인을 제거할 수는 없다. 현대의학의 암 치료는 거의 언제나 수술을 동반한다. 하지만 우리 병원을 찾은 환자들이 "병원에서 하라는 대로 다 했지만 재발하고 말았어요"라고 말하는 걸 너무나 많이 봐왔다.

현대의학에서 행하는 그 다음 단계는 암세포를 죽이는 일이다. 항암 치료는 방사선과 화학요법이 있다. 두 치료법 모두 세포에 손상을 가한다는 점에서 유사하다. 불행한 일이지만 암세포는 체내의 다른 건강한 세포와 매우 비슷하게 보일 뿐만 아니라 똑같이 활동하고 대사한다. 하지만 암세포는 적응이 빨라 암 치료와 방사선의 공격으로부터 스스로를 지키는 법을 재빨리 배운다. 사실 암세포는 정상세포보다 회복력이 훨씬 뛰어나다.

다음은 화학요법이다. 화학요법을 받으면 급속히 증식하는 암세포의 DNA가 손상된다. 이 요법이 좋은 것일까? 그렇다. 하지만 체내에는 빠른 속도로 증식하는 다른 세포들도 많다. 가장 안타까운 일은 보통 면역세포가 체내에서 가장 빠르게 증식한다는 사실이다. 화학요법 의사가 다음 단계의 화학요법을 실시하기 전에 가장 먼저 살피는 게 뭘까? 백혈구다. 백혈구는 면역세포를 의미한다.

면역세포가 손상되는 것이 얼마나 커다란 문제인지 설명을 좀 하겠다. 화학요법 의사에게 화학요법이 암세포를 모두 죽일 수 있는지 물어본다면 가장 정직한 대답은 단호히 "전혀 아닙니다!"일 것이다. 화학요법으로 암세포가 다 죽을 수는 없다. 화학요법을 통해 죽을 수 있는 암세포는 기껏해야 전체 암세포의 60~70퍼센트, 크게는 80퍼센트 정도다. 따라서 항상 살아남은 암세포들이 있게 마련이다. 그래서 우리는 이런 생각을 하게 된다.

'화학요법이 암세포를 전부 다 죽일 수 없다면 목숨을 구하기 위해 나머지 암세포를 어떻게 죽여야 하나?'

면역체계가 활동해 20~30퍼센트의 나머지 암세포를 죽일 수 없다면 환자는 나머지 암세포로 인해 사망한다. 여기에 아이러니가 있다. 화학요법으로 암세포를 죽여서 목숨을 살릴 가능성은 있다. 하지만 면역체계가 9회 말에 홈런을 치지 않는 한 암이 이긴다. 홈런을 쳐야 한다면 어떤 식으로 배트를 휘둘러야 하는가? 다음 말에 주목해주길 바란다.

결국 사람이 만든 암치료법은 없다.

면역체계가 마무리작업을 해야만 한다. 내가 아는 한 사람이 만든 질병치료법은 없다. 어떠한 병이라도 마찬가지다. 나는 암치료 권위자들을 많이 알고 있다. 하지만 파고들어 가보면 암을 치유하는 주인공은 언제나 면역체계다. 언제나 진정한 스타는 면역체계인 것이다.

근원을 치유하다

그렇다면 암의 원인은 무엇일까? 결론적으로 암의 원인은 세포기억에서 비롯된 스트레스다. 물리적인 수준에서 암의 원인은 4가지가 있다. 이 내용은 세 번째 비밀에 나올 것이다.

일반적으로 어떤 질병이든 그 원인을 제거하려면 에너지를 치유해야 한다. 에너지가 원인이기 때문이다. 에너지는 이 책을 쓰는 중요한 목적 중 하나다. 우리는 이 책을 통해 삶에서 중요한 건강과 성공을 얻을 수 있는 방법 그리고 그 방법을 적용할 수 있다는 사실을 알려주고 싶다. 당신은 헛된 수고를 하지 않고도 그동안 한 번도 얻을 수 없던 결과를 얻게 될 것이다.

스트레스의 원인은 불충분한 에너지다

모든 질병과 증상은 세포수준에서 에너지가 충분치 못해 발생한다. 만성피로증후군은 의학계에서 비교적 새로운 질병이다. 지난 수십 년 동안 현대의학은 만성피로증후군으로 고통받는 이 불운한 환자들을 쫓아내고 부정하고 오진해왔다. 혈액의 질병을 치유하기 위해 예수를 찾아간 성경 속의 한 여성이 생각난다.

"그녀는 힘들게 여러 의사를 찾아다니며 가진 돈을 다 썼지만 병이 낫기는커녕 더 악화되었다."_〈마가복음〉 5장 26절

세상에는 결코 변하지 않는 것들이 있는 것 같다. 현대의학을 질타하려는 의도가 아니다. 내가 본 바로는 어떤 종류의 의학과 치유법에도 좋은 의사와 나쁜 의사가 있다. 진심으로 환자를 위해 도움을 주고자 하는 의사가 있는가 하면 돈을 위해 의사 노릇을 하는 사람도 있다.

만성피로증후군과 같이 낮은 에너지상태에 있는 세포 내에서 무슨 일이 일어나는지 알아보자. 낮은 에너지는 사실상 모든 질병의 기초다. 이미 설명했던 투쟁 혹은 도피, 즉 스트레스상태가 세포에게 어떤 영향을 주는지 기억해보라. 좀 더 자세히 살펴보자. 세포가 체내의 에너지를 보존하기 위해 스스로를 차단하면서 산소가 세포로 유입되지 않고 영양이 세포로 가지 않으며 연료로 사용되는 포도당이 세포로 공급되지 않는다. 세포의 에너지공장이 기아에 허덕인다. 이 작은 에너지공장을 미토콘드리아라고 한다.

미토콘드리아가 활동해야 세포가 활동한다. 세포가 활동해야 몸이 활동한다. 이 작은 에너지공장인 미토콘드리아는 꼭 박테리아처럼 생겼다. 사실 진화론자들은 미토콘드리아가 스스로 에너지를 얻기 위해 세포구조와 공생관계를 형성하는 박테리아라고 믿는다. 우리가 미처 생각하지 못하는 것이 있는데 바로 우리가 복용하는 많은 약품의 효과다. 우리는 많은 경우 증상완화에만 급급하기 때문에 더 깊이 생각하지 못한다. 하지만 더 깊이 파고들어 가면 골치 아픈 문제가 도사리고

있다.

우리 사회는 마치 사탕을 주듯이 항생제를 남용하고 있다. 거의 모든 호흡기감염이 바이러스 때문이라는 사실이 수년 전에 밝혀졌다. 항생제가 바이러스에는 효력이 없음에도 불구하고 여전히 항생제를 처방하는 경우가 허다하다. 미국연방정부는 의사들이 흔한 감기와 귀 감염에 불필요하게 항생제를 처방하지 않도록 하는 캠페인을 벌이기 시작했다.

작은 미토콘드리아가 박테리아처럼 생겼다는 걸 상기해보자. 항생제는 박테리아와 함께 미토콘드리아도 죽이는 경우가 많다. 실제로 불필요하게 처방되는 항생제는 만성피로증후군의 원인일 뿐 아니라 다른 많은 질병과 신종 질병이 증가하는 원인이기도 하다. 최근에 발표된 한 연구에 의하면 18세 이전에 18번 이상 항생제를 복용한 여성의 유방암 발병률이 그렇지 않은 경우보다 현저히 높았다. 이제 우리가 처방하고 복용하는 약품의 부작용에 더 이상 모른 척 눈 감을 수는 없다. 부작용은 결코 부수적이지 않다. 부작용은 원치 않는, 직접적인 약의 역기능이다.

체내의 델코 발전기

우리 몸은 하나의 전선 망을 통해 거대한 전기발전소와 연결되는 도시의 주택과 다르다. 사실 그와는 정반대다. 100년 전 전선 망이 없던 시절에 전기를 사용하려면 전기발생기가 필요했다. 과거의 농장에는 구식 델코Delco 발전기가 있었다. 그때는 가스탱크에 가스를 넣어 발전기에 연료를 주입했다. 또한 발전기는 산소공급(공기 주입)이 필요했고 발전과정에서 매연 형태로 남는 부산물을 소진시킬 수 있어야 했다. 이런 조건이 충족되면 연료가 남아 있는 한 전기를 얻을 수 있었다.

우리의 세포도 마찬가지다. 세포는 산소와 포도당(연료)이 필요하며, 대사물질의 노폐물을 말끔히 제거할 수 있어야 한다. 이 과정이 멈추면 세포가 적절히 작용하지 못해 '전력이 약해'지고 결국 델코 발전기의 연료가 떨어질 때처럼 '정전'이 된다. 이 과정이 급속히 이루어지면 말 그대로 세포가 죽는다. 이렇듯 경보의 형태로 세포에 도달한 스트레스가 에너지부족을 가져와 세포손상을 야기한다. 우리는 이것을 질병이라고 부른다. 발병한 질병의 종류는 단순히 끊어진 연결고리에 따라 결정된다.

2007년 전 세계 언론을 떠들썩하게 했던 연구보고가 있다. 단백질을 미토콘드리아로 전환시키는 유전자를 발견했던 것이다. 하버드 의대 등에서 수행했던 이전 연구에서도 세포의 나머지 부분(세포핵과 기타 부분)이 파괴되더라도 미토콘드리아가 살아 있으면 세포로서 기능할 수 있다고 확인한 바 있었다.

하버드 의대의 생리학자 데이비드 싱클레어David Sinclair가 이끄는 연구팀은 2007년 미토콘드리아를 건강하게 유지하는 유전자를 활성화시키는 단백질을 찾아냈다고 발표했다. 이 연구발표로 연구자들이 노화를 방지하는 기적의 약을 꿈꿀 수 있게 되었다. 싱클레어는 "우리의 목표는 노화를 지연시키고 심장병, 암, 골다공증, 백내장과 같은 질병을 치료하는 체내작용을 찾는 것이다"라고 말했다.

건강을 유지시키는 근원을 찾을 수 있다는 연구자들의 희망은 점점 커지고 있다. 고무적인 현상이기는 하지만 의학계는 아직 근원을 찾겠다는 생각에 미치지 못하고 있다. 당신이라면 어떤 것에 더 집중하겠는가? 증상인가, 원인인가? 질병인가, 질병을 발생시킨 것인가? 우리가 발견한 것은 연구자들이 꿈꾸는 기적의 약과 같은 것이라고 믿는다.

신호를 방해하는 힐링 코드

힐링 코드는 세포과정에 어떻게 개입할까? 뇌는 에너지 진동수를 감지해서 에너지 진동수로 인체에 지령을 내린다. 뇌의 시상하부는 비상사태가 발생해 몸이 스스로 방어채비를 갖춰야 할 때 인체에 경고 신호를 보낸다. 실제로는 비상사태가 아님에도 투쟁 혹은 도피 상태에 빠진다면 이 진동수가 목숨을 구하는 대신 몸을 망가뜨린다. 힐링 코드는 이 파괴적인 에너지 진동수와 신호를 건강한 진동수로 바꾼다. 파괴적인 에너지 진동수를 건강하거나 무해한 진동수로 바꾸는 방법은 비교적 간단하다. 다음 그림은 사인파이다.

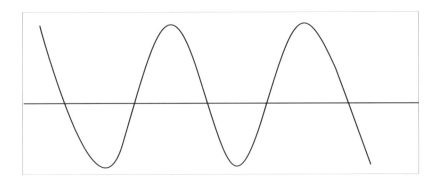

이 파동이 암의 에너지 진동수라고 가정하자. 이 파동을 바꾸는 방법은 정확히 반대의 진동수로 때리는 것이다. 아래 그림을 참조하라.

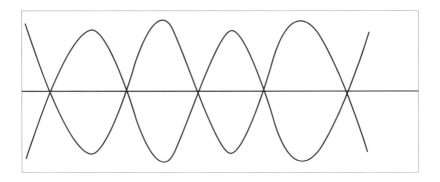

이렇게 했을 때 아래 그림과 같은 일이 벌어진다.

바로 전에 파괴적인 진동수를 중화시킨 것이다. 진동수를 중화시킬 수 있다면 그래서 진동의 근원이 치유되거나 중화된 상태를 계속 유지할 수 있다면 질병이 치유된다. 이것이 힐링 코드가 하는 일이다.

소음차단 헤드폰의 물리학

최근에 벤이 지금까지 말한 내용에 딱 들어맞는 경험을 했다고 한다. 벤이 비행기 여행을 하던 중이었다. 벤은 소음을 싫어한다. 강의여행 중에 우리가 같은 호텔 방을 쓸 때 벤이 아주 작은(나는 들리지도 않는) 소리에도 기겁하는 모습을 보곤 했다. 벤이 탄 비행기가 이륙하고 엔진가동소리가 들리고 사람들이 웅성거리고 아기가 울어댔다. 여행 전에 벤의 부인이 그에게 소음을 차단하는 헤드폰을 챙겨 줬다. 벤이 그 헤드폰을 쓰고 스위치를 켰더니, 와 이럴 수가! 아무 소리도 들리지 않았다. 아기 울음소리도 엔진 소리도! 벤은 귀를 의심했다. 헤드폰을 벗었더니 다시 소음이 들렸다. 헤드폰을 쓰니 다시 고요해졌다!

기쁨과 흥분에 들떠 벤은 사용설명서를 샅샅이 탐독하기 시작했다. 그는 어떻게 이런 기적이 가능한지 꼭 알고 싶었다. 설명서에는 헤드셋에 외부의 소음을 녹음하는 마이크가 내상되어 있다고 쓰여 있었다. 일단 녹음이 되면 헤드셋이 그 소음에 정확하게 반대되는 진동수를 생성해서 소음을 없애는 원리였다. 이것은 양자물리학의 요약판이었다. 힐링 코드는 소음을 없애는 헤드셋이나 다름없다. 다만 힐링 코드는 소음이 아닌 마음문제에 작용한다.

힐링 코드는 시상하부가 경고신호를 보내면 안 되는 상황에서 보내려 할 때 그 지령을 저지한다. 시상하부에서 경고신호를 보내면 세포는 스트레스상태에 빠진다. 스트레스상황이 오면 내장기관과 고차원적 지적 기능 그리고 면역계로 가는 혈류가 차단된다.

바꾸어 설명하자면 힐링 코드는 스트레스반응이 일어나지 않아야 할 때 시상하부가 체내의 스트레스반응을 촉발하는 에너지 진동수를 보내지 못하게 저지한다. 힐링 코드가 어떻게 이런 일을 할까? 힐링 코드는 체내에 존재하는 건강한 에너지 진동수를 이용해서 파괴적인 진동수를 물리치는 일을 한다. 이것은 마치 어두운 방에 전등을 켜는 일과 같다. 전등은 언제나 어두운 방을 밝힌다. 건강한 에너지는 파괴적인 에너지 진동수를 물리친다.

이걸 입증할 수 있을까? 1장에서 설명했듯이 우리는 심박변이도 검사결과를 이용해 힐링 코드가 스트레스를 제거한다는 사실을 입증할 수 있었다. 인체의 문제를 일으키는 에너지문제를 힐링 코드가 치유한다고 입증할 수 있을까?

우리는 힐링 코드를 시행해 결과를 얻은 고객들의 증언을 통해 힐링 코드의 효과를 증명할 수 있다. 다른 말로 하면 힐링 코드를 시행한 후 고객들의 병이 나았다는 것이다. 질병을 이길 수 있는 유일한 방법은 파괴적인 에너지 진동수를 제거하고 보내지 않아야 할 때 시상하부가 경고신호를 보내지 않고 면역체계가 신이 설계한 치유방식대로 치유하도록 만드는 것이다.

자, 그렇다면 환자들에게 과연 어떤 결과가 나타났을까?

바닥세포암종

친한 친구 중에 아주 명석한 의사가 한 명 있습니다. 팔에 무언가가 조그맣게 나 있길래 친구에게 보여주었는데 친구는 별것 아니라고 했어요. 우리는 매주 성경공부 반에서 만났지만 내가 세미나일정으로 바쁜 데다 겨울이라 긴 소매 옷을 입었기 때문에 친구가 내 팔에 위험한 '종양'이 자라고 있는지 볼 기회가 없었죠.

봄이 되어 짧은 소매 옷을 입었을 때 의사 친구가 내 팔의 혹이 자란 것을 처음으로 봤습니다. 친구는 그 혹을 한눈에 알아보고는 나를 한쪽으로 데려가서 말해주더군요.

"래리, 바닥세포암종이야. 즉시 제거하지 않으면 전이되거나 죽을 수도 있어."

그 다음 주 월요일 아침, 수술약속을 잡기 전이었습니다. 알렉산더 로이드 박사가 전화를 해서 새로 발견한 치유법에 '힐링 코드'라는 이름을 붙일 예정인데 그 치유법의 히브리 배경에 대해 논의하고 싶다고 말하더군요. 우리는 점심시간에 만났습니다. 알렉산더 로이드가 아닌 다른 사람이 에너지치유 얘기를 꺼냈다면 나는 그 자리에서 나왔을 겁니다. 서구교육을 받고 신앙을 가진 내 귀에는 에너지의학이 잘못된 것처럼 들렸어요. 오랜 시간 로이드 박사의 이야기를 들은 후 나는 소매를 걷고 이렇게 말했습니다.

"내 인제에너지를 회복해서 이 바닥세포암종을 없앨 수 있다는 겁니끼?"

알렉산더는 "내가 말할 수 있는 것은 내 환자들이 놀라운 결과를 경험했다는 겁니다"라고 했습니다. 나는 "며칠 동안 기도하고 히브리 어원을 공부할게요. 꺼림칙한 마음이 없어져야 이것을 받아들일 수 있을 테니까요"라고 대답했죠.

이틀 후 정신과 직결되는 마음이 스트레스를 받았을 때의 결과에 대한 명확한 통찰을 얻고 나서 나는 알렉산더에게 전화를 걸었습니다. 그 다음은 다 아는 내용이고요.

힐링 코드를 시행하고서 정말로 놀라운 일을 경험했어요. 그때 이후로 나는 전 세계를 여행하며 '마음의 재발견' 세미나에서 힐링 코드를 전파하고 있습니다. 힐링 코드를 시행한 지 3일 만에 내 종양이 변하기 시작했습니다. 날이 갈수록 종양의 크기가 줄었고요. 4~5주 후에는 말끔히 사라졌습니다. 8년도 더 된 이야기인데 여태껏 종양이 재발할 기미조차 보지 못했네요. 이 치유법은 아무리 권해도 지나치지 않습니다. 내 생각에 힐링 코드는 어떠한 질병도 근본적으로 치료하는 획기적인 치유법이에요. 컴퓨터의 발명이 산업에 기여했듯이 힐링 코드 역시 건강과 치유에 기여할 것입니다. _래리

갑상샘염, 섬유종, 담석, 엡스타인 바 바이러스, 만성피로증후군 등

2003년 8월 그 당시 나는 3년간 건강문제로 시달려왔어요. 내가 받은 진단은 하시모토 갑상샘염, 샘근육증, 자궁의 섬유종, 유방 섬유낭병, 인후두 역류, 쓸개에 가득한 담석, 엡스타인 바 바이러스, 공황발작, 만성피로증후군이었습니다. 병원비로 수천만 원을 지출했고 약과 영양제 복용, 영양요법을 시도했습니다. 내가 침대에 누워 있는 두 달 동안 교회 사람들이 우리 가족의 식사를 해다 주었죠. 아내와 엄마로서의 역할을 할 수 없었고 직장에 안식년을 신청해야 했습니다.

그런데 6주 동안 하루에 3~5회 힐링 코드를 시행한 후 증상이 갑자기 좋아졌어요. 힐링 코드 시행 후 10주가 지난 시점에 찍은 초음파결과에서 섬유종이 사라진 거예요! 의사들에게 어떻게 이런 일이 벌어졌느냐고 물었더니 한 의사는 지난 2년간 초음파사진을 보고 섬유종이라고 판단했던 방사선과 의사의 실수가 분명하다고까지 말하더군요. 그는 이 놀라운 치유를 설명하지 못했어요. 지난 1년간 갑상샘 약을 먹지 않았고 모든 처방약을 끊었습니다. 지금까지 쓸개를 제거하지 않았고요(2년 반 전에 쓸개가 담석으로 가득 차 제거해야 한다는 말을 들었습니다). 힐링 코드를 시작한 초기에 딱 한 번 담석에 통증이 온 적이 있을 뿐 현재 나는 정상적으로 식사하고 생활에 전혀 문제가 없어요. 에너지와 활력을 되찾았고 매일 힐링 코드를 시행한답니다. _제니퍼

암, 신경계 증상, 우울증

암, 신경장애, 우울증 진단을 받았습니다. 그런데 힐링 코드를 시행하면서부터 모든 문제가 서서히 사라지더군요. 우리 몸은 컴퓨터가 재부팅되듯이 제대로 돌아가도록 설정되어 있는 것 같아요. 감사합니다. _애니스티

만성피로증후군과 섬유근육통

나는 내가 일하는 분야에서 미국 내 가장 성공한 사람 중 한 명이었죠. 증상이 심각하게 악화되고 만성피로증후군과 섬유근육통이라는 진단을 받기 전까지는 말이에요. 하지만 진단 후 2년 동안 계속되는 통증과 헤아릴 수 없는 약물치료에 시달리면서 희망마저 놓아버렸어요. 그야말로 몸져누운 상태로 지냈죠. 힐링 코드를 시작한 지 6개월이 지난 지금은 약을 모두 끊었고 치료 불가능했던 병에서 완전히 해방되었어요. 진단받기 전보다 몸상태가 훨씬 좋답니다. 그리고 다시 일을 하고 있어요. 한마디로 나는 인생을 되찾았어요! _패티

우울증과 자살충동

자살충동을 느낄 만큼 심한 우울증에 시달렸습니다. 우리 가족은 내 신변을 점검하는 일이 주요일과가 될 만큼 생활의 변화를 겪었어요. 나는 에너지도 없고 삶에 대한 욕망도 없고 그저 모든 것이 산더미같이 쌓인 잡일로만 느껴졌어요.

의사인 남편도 어찌할 바를 몰랐습니다. 우리는 할 수 있는 것은 뭐든지 다 해보았어요. 처음 힐링 코드 얘기를 들었을 때 사실 매우 의심스러웠어요. 하지만 의심보다는 절박한 심정이 더 컸습니다. 놀랍게도 힐링 코드를 시행한 지 2주도 채 지나지 않았을 때 우울증이 완전히 사라졌어요. 나 자신뿐만 아니라 주위 사람도 모두 믿지 못했죠. 이제는 우리 가족 모두와 많은 친구들이 힐링 코드를 시행합니다. 매일 하는 사람도 있고 필요할 때만 하는 사람도 있죠. 힐링 코드는 진정으로 신의 선물입니다. _매리

악몽

내 아들은 약 10년간 악몽에 시달려 왔습니다. 아이는 거의 매일 밤 악몽을 꾸며 비명을 질러댔어요. 우리는 아들을 진정시키려고 했지만 아이는 잠에서 깨어나지 못했습니다. 때로는 그 증상이 오랫동안 계속되었어요. 아들의 증상 때문에 우리 가족은 정신적 충격을 입었고 점점 지쳐갔습니다. 우리는 수면습관을 바꾸는 것부터 시작해서 특별한 약초복용, 기도, 유명한 의사 찾아다니기 등 안 해본 것이 없습니다. 하지만 아무것도 도움이 되지 않더군요.

그런데 힐링 코드를 한 번 시행한 후 아들의 악몽이 치유되었고 재발하지 않았습니다. 1년도 더 지난 일이네요. 나는 만나는 사람마다 힐링 코드를 해보라고 권하고 있습니다. 정말 효과가 있어요! _데이비드

운전공포증과 공황발작

교통체증이 심할 때마다 운전공포증이 생겨서 EFT로 치료하곤 했습니다. 교통체증이 심할 때 특히 밤에 공포증이 찾아온다는 걸 알았죠. 운전 중에 공황발작이 오는 건 정말 무서운 일이었어요. 결국 내슈빌에서 힐링 코드를 시행하여 이 증상을 치료했습니다. 집으로 돌아오는 길에 폭우로 시야가 보이지 않는 상태에서 산길을 10시간 동안 운전해야 했어요. 하지만 집으로 돌아올 때까지 전혀 불안감을 느끼지 않았답니다. 그 후로 나는 힐링 코드가 운전뿐 아니라 불안을 느꼈던 다른 영역에도 영향을 준다는 걸 깨달았어요. 이제 삶의 많은 부분에서 편안함을 느낍니다. _마리애나

버림받았다는 느낌

힐링 코드를 시작한 지 채 몇 주가 지나기도 전에 내게 변화가 일어났어요. 나는 이제 사람들에게 거리낌 없이 내 의견을 얘기합니다. 그게 뭐 별건가 생각하는 사람도 있겠지만 내게는 커다란 발전이랍니다. 나는 일생 동안 버림받았다는 느낌과 싸워야만 했어요. 내가 무슨 말을 하면 사람들이 나를 싫어하거나 버리고 떠나거나 무시하거나 말을 듣지 않거나 이해하지 못하지 않을까 늘 걱정했고요. 다른 사람에게 투명인간이 되는 공포였죠. 이 믿음이 치유되고 내 일상생활이 크게 변했어요. _테레즈

완벽주의

나는 수년간 완벽주의로 고통받았어요. 무슨 말을 할 때마다 책임을 부인하는 습관이 있었고 사람들이 항상 나를 평가할 거라고 걱정했죠. 내 완벽주의와 관련한 그림을 찾은 후 나는 이 믿음을 치유하는 훈련을 했습니다. 이렇게 변할 줄은 몰랐어요! 이제는 내 생각을 말할 때 두려워하지 않아요. _루시

심장에 난 구멍이 닫히다

2007년 9월 경미한 뇌졸중mini-stroke, TIA이 찾아왔습니다. 3개월간 힐링 코드를 시행한 직후였어요. 나는 뇌졸중에서 금방 회복되었지만 당연히 병원에서는 원인을 찾기 위해 온갖 검사를 했습니다. 의사들은 MRI에 나타난 뇌의 몇몇 부위에 또 다른 TIA가 있으며 PFO(심방 사이에 난 구멍)로 인해 걸러지지 않은 혈액이 뇌로 들어가 TIA를 일으킨다고 판단했습니다.

전에는 통상적으로 PFO에 작은 기구를 삽입해 구멍을 메우는 시술을 했다고 합니다. 하지만 FDA가 이 시술을 규제하는 결정을 내렸고 플라빅스plavix(혈액을 묽게 하는 약-옮긴이)와 아스피린처방이 새로운 대안이 되었죠. 그럼에도 많은 의사들이 이 해결책에 동의하지 않고 예전의 기구시술을 다시 승인받고자 노력 중입니다. 센트럴 두피지 병원 뇌과학연구소의 뇌졸중프로그램 책임자와 일리노이에 있는 에드워드 병원의 심장 병원장이 내게 임상실험에 참여할 의사가 있느냐고 물었어요. 나는 그렇다고 말했고 나는 '기구'를 사용하는 그룹에 참여했습니다.

그러는 동안 나는 힐링 코드를 계속 시행했습니다. 나는 의료진들에게 이렇게

말했어요.

"내가 하려는 말이 곧이들리지도 않을뿐더러 나를 정신 나간 사람으로 생각할지도 모르겠네요. 하지만 만에 하나 구멍에 기구를 넣어서 예상했던 결과를 얻지 못한다면 내가 현재 하고 있는 힐링 코드란 것이 결국 구멍을 막을 수 있다고 봐요. 힐링 코드를 시행하고 놀라운 결과를 얻은 수많은 사람들의 증언을 들었기 때문에 가능하다고 생각해요."

물론 의사들은 들은 척도 하지 않았죠.

내가 임상실험에 참여한 때는 2008년 1월이었습니다. 내가 깨어나서 어떻게 되었느냐고 묻자 남편이 내 심장의 구멍이 너무 작아서 기구를 넣을 수 없다고 말했어요. 나는 임상실험을 그만두고 나왔어요.

이건 분명 의료진들을 당황케 하는 일이었습니다. 하지만 에드워드 병원의 심장 병원장 맥키버 박사는 내가 재검진을 받고자 병원을 방문했을 때 힐링 코드에 대해 이것저것 물어보더니 "구멍이 저절로 닫힌 사례는 지금까지 의사생활을 통틀어 딱 서너 번 들어봤을 뿐입니다"라고 말했어요.

의사들은 여전히 TIA의 원인을 알고 싶어했습니다. 그들은 폐의 동정맥기형 AVM이 원인이라고 판단하고 검사를 했는데 검사결과는 "AVM이 너무 작아 보이지 않는다"였어요.

내 주치의는 이 결과를 해석해주었습니다.

"다이안, AVM이 발견되지 않았다는 말이에요."

주치의는 힐링 코드가 치유했다고밖에는 다른 설명이 불가능하다며 힐링 코드를 인정했답니다.

나는 이 간단한 치유법을 2년이 넘도록 지속적으로 시행하고 있습니다. 팔빅스를 비롯해서 천식, 알레르기, 과민성 방광염, 위산역류 약을 복용하고 있었는데 이제 대부분의 약을 끊은 상태에요. 골밀도검사에서는 골밀도가 높아졌다는 결과를 얻었습니다. 주치의는 놀랄만한 결과라고 말했습니다. 정서적인 효과에 대해서도 할 말이 많지만 여기서 마무리합니다. _다이안

진동수가 바뀌면 병이 낫는다

우리는 독자들이 특히 힐링 코드가 치유하는 문제의 범위에 주목하기를 바란다. 힐링 코드는 중대한 건강문제를 비롯해 인간관계문제, 직업문제, 최대 수행력문제 등 상상할 수 있는 모든 문제를 치유한다.

따라서 이렇게 넓은 치유범위는 힐링 코드가 인체의 에너지 진동수 문제를 치유할 뿐 아니라, 모든 건강문제에는 하나의 원인이 있다는 첫 번째 비밀을 확인시켜준다. 힐링 코드는 물리학자들이 이미 여러 해 전부터 말해왔던 양자물리학의 치유체계다. 힐링 코드로 파괴적인 에너지 진동수가 건강한 진동수로 바뀌면서 정서적 · 신체적 문제가 치유된다.

스트레스와 에너지문제를 치유하기 위해 화학약품이나 영양제 대신에 양자물리학을 이용하는 이유는 뭘까? 이 두 가지 접근법에서 가장 중요한 요소는 문제가 있는 부위로 정보를 이동하는 일이다. 화학약품과 영양제는 분자에서 분자로 초당 약 1센티미터 속도로 이동하며 이 과정에서 정보가 약간 손실된다. 에너지를 통해서는 정보가 초당 약 18만 6,000마일(약 29만 9,338킬로미터)의 속도로 이동하며 이때 손실되는 정보는 거의 없다. 휴대전화와 인터넷이 고도로 확산된 이유가 여기에 있다. 휴대전화와 인터넷은 30년 전에 드라마 〈스타트렉〉에서 꿈꾸었던 즉각 소통을 가능하게 만들었다. 마찬가지로 힐링 코드는 몸과 마음의 문제에 있어 위대한 과학자들이 지난 80년 이상 동안 예견했던 일을 가능케 한다. 문제의 근원이 에너지라면 에너지로 치유하는 게 이치에 맞다고 생각하지 않는가?

에너지는 유전학을 능가한다

어느 날 나는 오클라호마에 사는 한 여성으로부터 전화를 받았다. 그녀는 생후 6개월에 백혈병진단을 받은 아들에 대한 가슴 아픈 이야기를 전했다. 아들의 이름은 크리스토퍼 라이언인데 크리스토퍼는 아마도 보통 사람 10명 이상이 인생 전체에서 경험할 수 있는 시술, 수술, 화학요법, 방사선요법, 약물요법을 받았을 것이다.

아이의 엄마인 멜리사가 나에게 전화한 때는 2004년 크리스토퍼가 열한두 살이 되었을 무렵이었다. 크리스토퍼에게 매우 우려되는 증상이 다시 나타났던 것이다. 아이에게서 구토증상이 좀처럼 멈추지 않는다고 했다. 탈장도 있었는데 아이는 증상이 점점 악화되어 아주 힘들어했다. 하루 종일 피곤해했고 눈 밑에는 다크서클이 자리 잡았다.

"아이가 생후 6개월이 되었을 때 다녔던 멤피스의 성 주드 병원으로 가려고 해요. 검사결과가 어떻게 나올지 너무 무서워요."

성 주드 병원 예약날짜까지는 12일이 남아 있었기 때문에 나는 그녀에게 힐링 코드를 권했다. 멜리사와 크리스토퍼는 바로 힐링 코드를 시작해서 12일간 충실히 시행했다. 그 과정에서 크리스토퍼의 상태가 꾸준히 호전되었다. 구토가 멈추고 다크서클이 사라졌다. 그리고 에너지가 회복되었다. 멜리사는 아들의 눈빛이 살아났다고 말했다. 12일이 지나자 멜리사는 크리스토퍼가 회복되었다고 확신했다.

그 후 얼마 지나지 않아 나는 멜리사가 살고 있는 지역 근처에서 세미나를 진행했다. 세미나가 끝날 무렵 잘 생긴 소년 한 명이 종이 몇 장을 들고 나에게 다가오더니 말했다.

"로이드 박사님, 크리스토퍼 라이언이라고 해요. 검사결과를 보여드리고 싶어서요."

MRI, CT스캔, 혈액검사, 위장관검사 등 모든 결과가 완전히 정상이었다. 구토증도 사라지고 탈장도 없어졌다. 모든 것이 완벽했다. 몇 달 후에 멜리사가 증언을 담은 비디오를 보내왔다. 비디오 속에서 멜리사는 두 팔로 크리스토퍼를 안은 채 기쁨의 눈물을 애써 참고 있었다. 그녀는 옆 테이블 위에 수북이 쌓인 영수증 더미에 손을 얹고 이렇게 말했다.

"이 병원 영수증을 다 합치면 수억이 될 거예요. 수억을 들여도 못 고쳤던 병을 힐링 코드가 고쳤어요."

도대체 어떻게 이처럼 신체적 · 구조적 · 유전적인 요인으로 발생한 중병이 치유될 수 있었을까? 스트레스를 제거하면 거의 모든 병이 치유된다. 우리는 이 스트레스를 파괴적인 에너지 진동수를 알아내 측정한다. 파괴적인 에너지 진동수가 사라지면 스트레스도 사라진다. 스탠퍼드대학과 캘리포니아에 있는 하트매스연구소Institute of HeartMath가 수행한 연구에서 스트레스를 제거하면 에너지문제도 치유된다는 점을 밝혀냈다.

크리스토퍼의 경우 어떤 이유로 필요치 않은 경고 진동수가 가동되어 몸에 스트레스상태를 유발했다고 볼 수 있다. 시간이 흐르면서 이 스트레스가 백혈병과 기타 증상들로 나타난 것이다. 힐링 코드가 백혈병, 구토증, 탈장, 에너지결핍 등을 '치료'한 것은 결코 아니었다. 힐링 코드가 한 일은 에너지 진동수인 스트레스신호를 멈춤으로써 신경계의 스트레스를 제거한 게 전부였다. 기적처럼 보이는 크리스토퍼의 치유는 이런 과정을 통해 가능할 수 있었다. 이런 종류의 결과는 애초에 보내지 말아야 할 신호를 차단해 인체의 스트레스 반응을 멈추게 한다면 가능한 일이다. 스트레스가 처음으로 제거되는 기관은 치유·면역체계이며 치유·면역체계가 원상복구되면 거의 모든 병을 치유할 수 있다. 힐링 코드가 크리스토퍼를 치료한 것이 아니라 크리스토퍼의 면역체계가 치유한 것이다.

예상치 못한 치유

마우이에서 신문사를 경영하며 세계에서 가장 뛰어난 카피라이터 가운데 한 명으로 손꼽히는 조 슈거맨이라는 남성이 하와이에서 강연하고 있던 벤과 나를 방문했다. 그는 몇 년간 자연치유와 건강에 대한 주제로 마우이에 강연을 유치해왔다. 그는 힐링 코드를 시작하면서 우리에게 이렇게 말했다.

"저는 마우이에 건강전문가들을 초청해 강연을 여는 일을 수년간 해왔어요. 다른 사람들이 기적적으로 치유된 경우는 많이 봐왔지만 제 문제는 전혀 해결이 안 되더라고요."

그는 자동차사고 후유증으로 발에 만성통증이 있었다. 눈에 띄게 다리를 절룩거릴 뿐 아니라 항상 통증에 시달렸고 수면장애도 있었다.

그는 나에게 "힐링 코드가 내 발을 고쳐줄까요?"라고 물었다. 나는 "힐링 코드는 발을 치료하는 게 아니라 몸에 스트레스가 생긴 원인을 제거해요"라고 말했다.

조가 힐링 코드를 시작한 지 3개월이 지났을 무렵 우리는 그로부터 편지 한 통을 받았다. 힐링 코드를 시작한 지 3주가 안 되어서 발의 통증이 완전히 사라졌다는 내용이었다. 발의 통증은 완전히 사라졌고 재발하지 않았다. 또한 생각지도 않았던 다른 증상들도 동시에 치유되었다. 이 증상들 역시 그동안 무엇을 해도 고치지 못했던 것들이다. 이보다 더 놀라운 사실은 평생에 걸쳐 시달려왔던 감정적인 문제가 말끔히 해결되었다는 것이다. 모두 힐링 코드를 시행하기 전에는 전혀 경험해보지 못한 치유였다.

지금까지의 내용을 복습해보자.

첫 번째 비밀
거의 모든 건강문제에는 하나의 원인이 있다. 힐링 코드는 그 근원을 치유하며 이는 현대의학의 진단검사를 통해 입증된다.

두 번째 비밀
우리 시대의 위대한 과학자들의 말에 의하면 모든 문제는 에너지문제다. 힐링 코드로 거의 모든 문제를 치유한 환자들의 증언을 통해 힐링 코드가 에너지문제를 해결한다는 것이 입증된다.

자, 이제 세 번째 비밀로 넘어가보자.

+ 3장 +
세 번째 비밀
마음의 문제가
치유작용을 지배한다

두 번째 비밀에서 스트레스의 원인을 설명할 때까지 기다리라고 말했다. 중간에 중대한 정보를 읽지 않고 바로 여기로 건너뛰지 않았기를 바란다. 이제 정답을 말하겠다. 이 답은 중대한 핵심이며 우리가 이 책을 쓴 진정한 목적이다. 사실 체내 스트레스가 생기는 원인에 대한 답은 우리가 수년 동안 알고 논의해왔던 내용이지만 이제야 과학적으로 입증되었다.

'스트레스는 세포의 기억이 일으킨다.'

이 해답은 수십 년간 보건과학Health Science에서 찾지 못했던 퍼즐조각인 동시에 내 환자와 나 자신을 치료하기 위해 찾아 헤맸던 퍼즐조각이었다. 나(벤)는 암의 원인을 주제로 수년간 많은 강의를 해왔다. 암의 원인은 정서문제, 중금속, 산 산도/산소 결핍, 바이러스다. 중금속

문제를 해결하는 효과적인 방법도 있고 산도 균형 회복의 경우 뚜렷한 식단변경 등 장기과정을 거치긴 하지만 좀 더 빠르게 균형을 회복시키는 약제가 나와 있다. 바이러스라는 놈은 우리 몸의 DNA 안에 숨은 경우라 제거하기가 더욱 힘들지만 천연 항산화 성분을 이용한 효과적인 항바이러스 약제들이 나와 있다.

내가 보통 정서문제를 마지막에 열거하는 이유가 몇 가지 있다. (1)아무도 자신이 정서적으로 문제가 있다는 사실을 인정하지 않는다. (2)인정한다 하더라도 그것에 대해 말하려 하지 않는다. (3)의학적인 수준에서 정서문제를 효과적으로 해결할 방법이 없다. 약은 증상만을 완화할 뿐 실제로 치유를 돕지 않는다. 대화요법은 몸이 치유하려고 노력 중인 과거의 상처를 헤집기 때문에 증상을 악화시키기 일쑤다.

신체적인 차원을 넘어서

애틀랜타에서 내가 운영했던 대체의학 암 클리닉에서는 몇 가지 방법을 이용해 바이러스, 산/염기 균형, 중금속 등을 제거했다. 하지만 나는 정서문제를 해결하는 방법을 찾지 못했다. 내게 심리학 석사학위가 있고 병원에 심리치료사까지 두었지만 말이다.

나는 정서문제가 중요하다는 사실을 뼈저리게 깨달았던 날을 아직도 기억한다. 환자 중에 유방암에 걸린 젊고 예쁜 여성이 있었다. 나는 꽤나 성공적으로 그녀의 암을 치료해왔다. CT스캔, 종양지표, 신체검사결과에서도 종양은 모두 사라지고 없었다. 하지만 그 환자는 죽고 말았다.

그녀는 인생에서 해결할 수 없었던 심각한 정서문제가 있었다. 그녀의 남편은 극도로 지배적인 사람이었다. 그 부부는 상당히 부유한 편이었지만 그녀는 신용카드나 수표책을 갖지 못했다. 필요하거나 원하는 것을 사기 위해서는 항상 남편에게 부탁하거나 때로 애원해야 했나. 하지만 남편이 지배할 수 없는 것이 딱 하나 있었다. 바로 그녀가 죽고 사는 문제였다. 그녀는 자신이 찾을 수 있는 유일한 방법으로 자기지배력을 행사했던 것이다.

환자들의 정서문제를 도울 수 있는 방법을 탐구하던 중에 나 자신의 정서문제를 해결해야 할 상황이 닥쳤다. 이웃집에 불이 났다고 치자. 끔찍한 일이다. 하지만 우리 집에 불이 나면 패닉에 빠진다. 들어가는 글에서 말했듯이 나는 2004년 두 명의 의사로부터 루게릭병을 진단받았다. 루게릭병 환자의 80퍼센트가 진단 후 5년 안에 사망한다. 나 또한 10년간 생존한 사람을 본 적이 없다. 한두 명 있다는 얘기가 있지만 산송장이나 다름없다고 들었다. 우리 집에 불이 났는데 불을 끌 시간은 많지 않은 셈이었다. 이 병은 무얼 해도 치료효과가 없기 때문에 많은 수술과 약물을 시도해볼 필요가 없다는 사실이 그나마 불행 중 다행이었다.

지인 한 명이 힐링 코드에 대해 얘기를 했을 때 나는 강의를 들으러 가야만 했다. 우리 집이 불타고 있었기 때문에 집을 구하러 가야 한다고 생각했다. 나는 절박했다. 지푸라기라도 잡고 싶었다.

"과학적으로 입증된 사실을 보여주세요"

그날 밤 로이드 박사의 강연에서 들은 내용은 물리학의 범위 내에서 과학적으로 이치에 맞았다. 로이드 박사는 뚜렷한 증언들을 많이 갖고 있었지만 증언이야 도처에 널려 있는 법이다. 아마 수천 개도 넘을 것이다. 사실 나는 매일 같이 환자들에게서 이런 말을 듣곤 했다.

"존슨 박사님, 제가 걸린 암을 누군가가 무엇 무엇을 해서 고쳤다는 얘기를 읽었어요."

그럴 때마다 나는 "과학적으로 입증된 사실을 보여주세요"라고 대답했다. 환자를 회복시키는 일이라면 무엇이든 고려할 의향이 있지만 환자들에게 헛된 희망을 심어주고 싶지 않았다. 더구나 환자들의 귀중한 돈을 낭비하게 하고 싶은 생각은 추호도 없었다. 그래서 언제나 그 치료법이 과학적인지 아닌지의 여부가 중요했다. 나는 힐링 코드를 심박변이도 검사를 통해 과학적으로 입증하는 로이드 박사의 방식에 감명을 받았다. 나는 힐링 코드를 시도해보기로 마음먹었다.

앞서 밝혔듯이 힐링 코드를 시작한 지 6주가 채 안 되어 내 증상이 모두 나았다. 두 달 후에 신경과 의사에게 검사를 받았는데 그가 내 근육에 바늘을 넣어 루게릭병에 흔한 발화패턴을 찾으려 했다. 발화는 발견되지 않았다. 의학적인 관점에서 이러한 종류의 회복은 전무후무한 일이었다. 그 후 5년이 지나 이 글을 쓰고 있지만 증상이 전혀 없다.

세포기억: 치유의 열쇠

그렇다면 완벽한 이 코드는 무엇일까? 이 믿을 수 없는 기법은 과연 무엇일까? 사실 우리는 루게릭병 자체에는 신경조차 쓰지 않았다. 우리는 내 어린 시절에서 유래한 한두 가지 세포기억에 주목했다. 이런 종류의 기억들은 모든 사람이 다 갖고 있다.

나는 살아오는 동안 크게 정신적 충격을 받은 일이 없었다. 성적으로 학대당한 적도 없고 맞은 적도 없고 밥 한 끼도 거른 적이 없다고 단언할 수 있다. 나는 조랑말을 갖고 있었고 곰 인형도 있었다. 부모님이 이혼한 것도 아니었다. 부모님은 싸우지도 않았다. 하지만 내 몸에는 세포에 스트레스 신호를 보내 질병을 유발하는 '나쁜 프로그램'이 설정되어 있었다.

마치 약속이라도 한 듯 사우스웨스턴 의대, 스탠퍼드 의대, 하버드 의대, 뉴욕 의대가 한꺼번에 이러한 세포기억이 건강과 치유 분야에서 찾지 못한 퍼즐조각일 가능성이 크다는 연구결과를 발표했다. 사우스웨스턴 의대의 연구보고는 '앞으로 불치병치료의 최고 희망은 세포기억을 치유하는 방법을 찾는 데 달렸으며 이 방법을 찾는다면 훨씬 더 영구적인 치료가 이루어질 가능성이 보인다'고 결론지었다. 그들이 이렇게 말하는 이유는 뭘까? 인체의 모든 세포에 치유를 지배하는 장치가 있다는 점을 밝혀냈기 때문이다.

그렇다면 세포기억이란 무엇일까? 세포에 저장된 기억이다. 어떤 세포를 말하는 걸까? 바로 모든 세포다.

과학자들은 오랫동안 기억이 뇌에 저장된다고 믿었다. 그들은 기억이 뇌의 어느 곳에 저장되는지 알아보기 위해 뇌의 거의 모든 부위를 잘라내보는 실험을 했다. 어떤 일이 벌어졌을까? 놀랍게도 뇌의 여러 부위를 잘라내도 기억의 상당부분이 온전히 남아 있었다. 기억이 뇌의 여러 영역에서 자극을 받을 수는 있지만(예를 들어 즐거웠던 기억은 쾌감중추가 자극되면 회상이 된다) 기억의 실제 저장소는 뇌에 국한되지 않는 것으로 나타났다.

그러면 기억이 어디에 저장된단 말인가? 이 질문의 답을 의학에서 처음으로 얻은 시점은 아마 장기이식을 시작했을 때일 것이다. 장기이식을 받은 사람들이 생각, 감정, 꿈, 성격, 심지어 탐닉하는 음식까지 장기기증자와 같은 성향을 보이기 시작했다는 자료가 많다. 오늘날 많은 과학자들은 기억이 어느 특정한 부위가 아닌 몸 전체의 세포에 저장된다고 믿는다.

세포기억은 파괴적인 에너지 진동수와 공명해 몸에 스트레스를 생성한다. 사우스웨스턴 의과대학은 2004년 9월 획기적인 연구결과를 발표했다. 연구자들은 사람뿐 아니라 동물이나 식물에서도 세포기억이 몸의 치유를 지배하는 장치일지 모른다고 보고했다. 사우스웨스턴 대학교의 연구실에서 무엇을 발견했기에 이런 발표를 했을까? 연구자들은 유기체의 세포기억이 망가지면 유기체의 건강도 망가진다는 걸 발견했다.

파괴적인 세포기억을 가진 사람이나 동물, 식물은 좋은 환경에서조차 허우적댄다. 건강한 세포기억을 가진 사람은 사람이 생장하기 힘들다고 예상되는 환경에서도 아주 잘 살 수 있다. 사우스웨스턴대학의 연구자들이 이 연구를 발표하면서 다음과 같은 비유를 들어 설명했다.

"세포기억은 세포에게 할 일을 적어주는 작은 포스트잇과 같다. 파괴적인 세포기억이 있을 때에만 포스트잇이 세포에게 잘못된 지시를 내린다."

세포기억과 마음의 문제

브루스 립튼 박사에 의하면 세포에게 내려진 잘못된 지시란 그러지 말아야 할 때 스트레스 모드로 진입하는 것이다. 몸의 스트레스 반응을 촉발시키는 것은 잘못된 믿음이다. 이러한 잘못된 믿음은 뇌의 통제중추를 비롯해 의식과 무의식의 마음을 형성하는 세포기억에 심어진다. 사우스웨스턴 의대 연구의 결론은 〈댈러스 모닝뉴스*The Dallas Morning News*〉에 실린 뒤 미국 방방곡곡에서 재발행되었다. 그 기사는 현재 불치병이라고 알려진 질병을 치유할 방법은 앞으로 세포기억을 치유하는 방법을 찾는 데 달렸다고 밝혔다.

이 세포기억과 잘못된 믿음은 솔로몬 왕이 3,000년 전에 말했던 내용과 일치한다. 우리가 인생에서 맞닥뜨리는 모든 문제(건강, 인간관계, 심지어 성공과 실패까지도)의 근원은 바로 마음문제라는 것이다.

하트매스연구소는 수년간 전 세계인을 대상으로 최고의 보완대체임상연구alternative clinical research를 실시해왔다. 그중 한 연구에서 결코 믿기지 않는 결과가 나왔다. 연구자들은 사람의 DNA를 검사튜브 안에 넣고 실험대상자들에게 손으로 그 튜브를 들고 고통스러운 생각을 하라고 요청했다. 바꾸어 말하면 파괴적인 기억을 떠올리라고 지시했다. 파괴적인 기억을 떠올리지 않고는 고통스러운 생각을 할 수 없다. 대상자들은 요청에 따랐고 연구자들이 검사튜브의 DNA를 꺼내 검사했다. DNA는 말 그대로 손상되어 있었다. 다음에는 같은 DNA를 다시 튜브에 넣고 대상자들에게 튜브를 손에 들게 한 뒤 이번에는 기분 좋고 행복한 생각을 하라고 요청했다. 좋은 기억을 떠올리지 않고는 좋은 생각을 할 수가 없다. 연구자들이 DNA를 꺼내 검사한 결과 DNA가 치유된 것을 발견했다.

이 결과가 의미하는 바가 무엇일까? 이것은 어떤 기억이 활성화되면 DNA를 손상시키지만 건강한 기억이 활성화되면 DNA를 치유한다는 의미다. 놀라운 일이다!

뉴욕 의대 임상 재활의학과 교수이자 뉴욕대 의료센터 의사인 존 사노John Sarno 박사는 만성통증과 그 밖의 다양한 질병은 무의식 속에 억압된 화와 격렬한 분노가 원인이라고 주장한다.

"우리는 의식하지 못하기 때문에 자기 안에 이러한 감정이 있는지 알지 못해요."

하트매스연구소는 실험결과, 세포기억 속에 자리 잡은 이러한 화가 DNA를 손상시키는 범인이라고 밝혔다.

2005년 〈굿모닝 아메리카*Good Morning America*〉에서 찰스 깁슨Charles Gibson이 〈USA투데이*USA Today*〉와 〈ABC이브닝뉴스*ABC Evening News*〉에 보도되었던 UCLA 아동병원의 이야기를 취재하기 위해 의사 로니 자이츠Lonnie Zeitzer를 인터뷰했다. UCLA 연구자들은 아이들의 만성 통증과 질병은 부모의 불안에서 비롯될 수 있다는 사실을 발견했다. 다시 말해 부모의 스트레스가 아이의 스트레스를 유발하는 파괴적인 세포기억을 만든다는 것이다. 연구의 결론에서 찰스 깁슨은 자이츠 박사가 동의한 대로 아이들을 쇠약하게 만드는 질병은 신체적인 요인이 아닌 심리적인 요인에 의해 발생하는 것 같다고 말한다. 세포기억과 관련한 연구는 계속 쏟아지고 있다.

긍정적인 사고가 세포기억을 치유하지 못하는 이유

하트매스연구소의 연구결과를 읽고 이런 궁금증이 생길지 모르겠다.

"그렇다면 그저 행복한 생각만 하면 내 세포기억이 모두 치유될까?"

답을 미리 말하자면 안타깝게도 '아니오'다. 무의식이 이런 기억들이 치유되지 못하도록 막기 때문이다. 진도를 너무 앞서 갔다. 네 번째 비밀에서 이 주제를 상세히 다룰 것이다.

기억이 건강을 통제하는 기능을 한다는 견해는 적어도 100년 동안 심리학의 토대를 이루었다. 이 생각은 2차 세계대전에서 돌아온 젊은 병사들이 신체적인 부상이 없을지라도 정신적인 외상을 입은 사실이 밝혀짐으로써 과학적으로 인정받기 시작했다. 의사들은 이 정신적 외상을 '전쟁신경증shell-shocked'이라고 이름 붙였다. 이것이 마음의 문제가 신체적인 질병을 일으킬 수 있다는 사실을 최초로 깨닫는 계기가 되었다.

기억에 대해 이야기할 때면 주로 처박아놓았던 과거의 기억을 다시 들쑤셔야 하는 심리상담이나 심리요법 등이 떠오른다. 일부 사람은 "과거의 기억을 떠올리면 우울해지고 풀이 죽어요" 혹은 "그런 것들이 이제는 지겨워요"라고 말한다. 많은 남성들은 이렇게 이야기한다.

"그런 건 하러 갈 생각조차 들지 않아요."

힐링 코드를 하면 어딘가에 갈 필요가 없다. 발에 만성 통증이 있던 조처럼 자신을 가장 괴롭히는 게 무엇이든 힐링 코드를 시행해서 세포기억을 치유할 수 있다. 조의 발을 치유한 것보다 더 중요한 사실은 그의 정서 상태가 변화했다는 것이다. 그는 정서에 대해서는 생각조차 하지 않았는데도 말이다.

영구적이고 오래 지속되는 치유를 위해서는 파괴적인 세포기억을 치유해야 한다. 이 말은 이치에 딱 들어맞는다. 우리는 인생을 살면서 분노, 슬픔, 공포, 혼란, 죄책감, 무력감, 절망감, 무가치함 등과 같은 감정들로 기억을 가득 채운다. 감정의 목록은 끝도 없이 이어진다. 이런 감정들을 가득 담고 살면서 누군들 대가를 치르지 않을 수 있겠는가? 우리가 치러야 하는 대가는 건강, 인간관계, 직업 등이다.

우리는 모두 증상이 아닌 문제의 근원을 치유해야 한다. 왜일까? 증상만을 치유한다면 문제가 다시 불거지거나 그 자리에 또 다른 두 가지의 문제가 발생한다. 증상을 일으켰던 원인이 아직 없어지지 않았기 때문이다. 책 초반에 생각해보라고 했던, 없애고 싶은 문제의 근원은 파괴적인 세포기억이다.

그렇다면 문제를 일으키는 세포기억을 어떻게 찾아낼 것인가? 그리고 어떻게 치유할 것인가?

대처가 문제를 악화시키는 이유
다시 말하지만 심리학은 수십 년간 이 방법을 찾으려고 노력해왔다.

116

하지만 문제에 대해 계속적으로 이야기하는 것이 실은 문제를 더 악화시킨다는 최신 연구결과들이 있다.

힐링 코드는 자동으로 파괴적인 세포기억을 치유한다. 힐링 코드는 문제를 다른 방식으로 생각하게끔 훈련시키는 '재구성' 기법을 통해 세포기억을 치유하지 않는다. 힐링 코드는 뇌 화학물질의 균형을 복구해 치유하지 않는다. 뇌 화학물질의 불균형은 증상이지 원인이 아니기 때문이다. 힐링 코드는 문제가 발생할 때마다 다른 생각을 하게 함으로써 치유하지 않는다. 나는 이런 모든 기법들을 '대처'라고 부른다.

대처는 문제가 아직 남아 있다는 의미다. 우리는 조금 전에 통증을 없애는 좀 더 건설적인 방법을 배웠다. 모든 사람이 진정으로 원하는 것은 통증이 사라지는 것이다. 힐링 코드는 말 그대로 인체 메커니즘이다. 힐링 코드가 작동하면 파괴적인 세포기억(세 번째 비밀)의 에너지패턴(두 번째 비밀)이 바뀐다. 그렇다고 기억이 사라진다는 말은 아니다. 기억은 그대로 남지만 더 이상 파괴적이지 않다.

문제는 이렇다. 대처는 스트레스와 동일하다. 사람들이 겪는 문제는 모두 스트레스에서 비롯되기 때문에 문제를 찾아 해결하는 과정에서 스트레스가 유발되어 역효과를 낳는다. 말도 안 되는 소리 같지만 조금도 과장된 얘기가 아니다. 내 설명을 잘 들어보라.

우리의 몸과 마음은 매일 해야 할 수행목록이 있고 그 일을 하기 위해 적정량의 에너지가 필요하다. 수행목록에는 '해야 할 일, 필요한 일, 원하는 일' 등이 있다. '해야 할 일'은 호흡과 심장이 뛰는 일이다. '필요한 일'은 소화, 노폐물 제거, 면역기능 등이다. '원하는 일'은 회복

기능, 과거의 파괴적인 기억 해결하기 등과 같은 일이다. 몸이 보유한 에너지가 줄면 목록의 일이 줄어야 한다. 그럴 때는 거의 언제나 면역·치유체계 기능을 포함한 덜 중요한 일부터 줄여나간다.

대관절 무엇이 문제일까? 파괴적인 기억을 계속 억압하려면 엄청난 에너지가 필요하다. 그리고 이 에너지는 지속적으로 소비된다. 파괴적인 기억은 매일 매 시간마다 억압되어야 한다. 그래서 지속적으로 세포기억을 억압하기 위해 에너지의 상당한 비율이 소비된다. 그 결과 아마도 건강, 인간관계 혹은 직업의 문제가 발생하리라고 재빨리 알아챘다면 칭찬해주고 싶다. 정확히 맞았다.

앞서 언급했던 뉴욕 의과대학의 존 사노 박사는 연구를 통해 성인의 만성 통증, 만성적인 건강문제 등은 파괴적인 세포기억을 억압한 결과라는 것을 확인했다. 이 억압이 계속되는 과정에서 지속적인 스트레스가 유발되어 결국 어딘가가 고장이 나버린다. 사노 박사의 연구는 사우스웨스턴 의과대학, 스탠퍼드 의과대학의 연구와 마찬가지로 이 기억을 억압하기보다 치유해야 질병이 낫는다는 견해에 동의한다.

이 모든 자료에 따르면 우리에게 절실히 필요한 것, 건강상태를 영구적으로 바꾸는 것은 일생 동안 근근이 '세포기억에 대처하는 것'이 아니라 '세포기억을 치유하는 방법'이다. 수십 년 동안 우리는 이 기억에 대처함으로써 파괴적인 결과를 피한다고 믿어왔다. 최근의 연구결과, 이것이 치명적인 계산착오였다는 것이 밝혀졌다. 세포기억은 우리의 의식이 기억하든 기억하지 못하든 파괴적인 결과를 낳는다.

기억을 치유한다는 건 무슨 의미일까? 부정적인 믿음, 화, 좌절감, 분개, 죄책감, 절망감 그리고 그 밖의 파괴적인 감정을 느끼지 않는다는 뜻이다.

이걸 증명할 수 있을까? 단연코 그렇다. 사람들은 부정적인 감정과 믿음들이 지속적으로, 예측 가능하게, 대개는 신속하게 치유된다고 보고한다. 전국을 돌며 세미나를 할 때마다 언제나 일어나는 일이다. 우리는 비디오 촬영한 것을 비롯해 다양한 증언들을 갖고 있다. 힐링 코드를 시행한 사람들은 감정, 믿음, 공포, 화, 분개와 같은 부정적인 감정들이 모두 신속하고 지속적으로 치유된다고 말한다. 힐링 코드를 시행한 후에 사람들이 10년, 15년, 20년 이상 갖고 있었던 가족과의 문제가 몇 분에서 며칠 사이에 치유되었다고 말하는 것은 전혀 특별한 일이 아니다. 그들은 흔히 수십 년 동안 원하는 결과를 얻기 위해 엄청난 노력을 했다고 말한다. 왜 이런 일이 벌어질까? 우리가 경험하는 파괴적인 감정과 믿음은 기억에서 비롯되기 때문이다. 그 감정을 치유하는 유일한 방법은 감정의 근원인 기억을 치유하는 것이다.

아만다라는 여성이 힐링 코드를 시작하고 나서 내게 전화를 걸어 자신이 겪은 일을 이야기했다. 그녀는 어머니로부터 정서적으로 학대를 당했다고 했다. 그녀의 어머니는 극도로 비판적이고 부정적인 완벽주의자이며 냉혹했다. 결국 어린 시절 아만다는 어떤 상황에서든 자기 자신이 가치 없고 무능력하다고 느꼈고 두려움에 휩싸이곤 했다. 모든 일을 똑바로 하지 않으면 사랑받을 수 없다는 믿음이 밑바닥에서부터 그녀를 지배했기 때문에 그녀 또한 완벽주의자가 되었다(완벽주의자들은 보통 이런 이유로 완벽주의자가 된다).

아만다의 인생은 엉망이었다. 미인대회에서 훌륭한 성과를 올렸음에도 불구하고 그녀는 자신이 못생겼다고 느꼈다. 요리를 매우 잘해서 모두가 칭찬을 해도 자신이 요리한 음식에 뭔가 문제가 있다고 생각했다. 좋은 상황임에도 뭔가 부족함을 느껴 곧 재앙이 다가올지 모른다고 느꼈다. 상황이 안 좋을 때는 자신이 예상했던 대로 결과가 나타났다고 확인하는 꼴이 되었다. 그녀는 일에 너무 지쳐 휴가를 손꼽아 기다리다가도 휴가의 첫날이 지나면 6일 후에 휴가가 끝난다는 두려움 때문에 나머지 휴가를 즐기지 못했다.

아만다는 몇 가지 이유로 섹스를 좋아하지 않았다. 그중 하나는 완벽한 몸매를 가지지 못했기 때문에 분명히 관계를 거부당할 것이라고 생각했기 때문이었다(전혀 그렇지 않았는데도 말이다). 한편 그녀가 그렇게 기를 쓰고 다른 사람과 가까이하고 싶어한 이유는 무엇일까? 누군가와 가까이하면 관계가 나빠졌을 때 더 큰 상처를 주는데도 말이다. 그녀는 우울했고 항상 불안을 느꼈다. 혼란은 친구처럼 언제나 그녀를 따라다녔다. 점심을 어디서 먹을지 몰라 무력감을 느끼기 일쑤였다.

그녀는 이 모든 일을 자신의 탓으로 돌렸다. 어쨌든 그녀는 학대, 폭력, 강간과 같은 끔찍한 일을 당한 적이 전혀 없었고 다른 사람들은 모두 그녀의 어머니를 훌륭한 사람이라고 생각했다. 이런 사실들은 아만다가 자신의 감정, 생각, 믿음의 감옥에 갇힌 끔찍한 삶을 바꿀 계기를 주지 않았다.

아만다가 힐링 코드를 접했을 때는 수십 년간 심리상담, 테라피, 자아탐구, 종교, 약물요법, 영양제요법, 자기계발세미나, 성장세미나 등을 섭렵한 후였다. 힐링 코드를 접했을 때 그녀는 엄마와의 관계가 이미 인생에서 해결된 부분이라고 생각했다. 적어도 어린 시절에 관해서는 그랬다. 결국 수년 동안 수천만 원을 쓴 결과 안정적인 직업을 얻었고 결혼을 하고 가정을 이루며 삶에 잘 적응해왔다. 그런데 놀랍게도 힐링 코드를 시작하자 계속 떠오르는 것은 어린 시절 엄마와 있었던 일이었다.

힐링 코드는 심리상담이나 테라피가 아니다. 그리고 과거를 회상하고 파헤칠 필요가 없다. 하지만 기억이 치유될 때 때로는 어느 부분이 치유되는지 알 수 있다. 이 여성에게 정확히 그런 일이 일어났다. 힐링 코드를 시행한 지 한 달 정도 지나자 아만다의 부정적인 생각, 감정, 믿음, 불안, 완벽주의가 사라졌다. 모두 없어져 버렸다!

그녀는 나에게 전화를 걸어 그녀처럼 시간과 돈을 들이고서 실제로는 전혀 치유되지 않았음에도 정말로 문제가 치유되었다고 믿었던 사람이 있느냐고 물었다. 과거에는 치유되지 않았다는 것이 힐링 코드를 하면서 명백해졌기 때문이다. 힐링 코드로 과거의 기억들을 치유할 때 그 기억들이 의식으로 들어왔는데 아만다는 그런 것들이 이제 가볍게 느껴지고 치유 혹은 해소되었다는 느낌을 받았다. 그때 그녀는 기억이 치유된다는 생각이 들었다.

한 달이 지나자 그녀는 기억이 모두 치유되었다고 이야기했고 나는 그런 아만다를 축하해주었다. 전에도 이런 일이 있었느냐는 그녀의 질문에 나는 그만 웃고 말았다. 그녀의 질문이 하찮아서가 아니라 그녀가 설명한 내용이 대부분의 사람들이 겪는 일이었기 때문이었다. 오히려 그런 일이 일어나지 않을 때가 예외적인 경우다.

대처는 치유가 아니다

알다시피 우리는 대처와 치유를 혼동하는 경향이 있다. 내가 심리상담소를 운영할 때 치유사례는 거의 없었다. 하지만 나는 대처하는 방법을 가르치는 일에 능숙했다. 대부분의 상담가와 치료사가 대처법에 능하도록 훈련받는다. 내가 본 거의 모든 자기계발프로그램은 대처방법을 쓰는 것이 대부분이다. 이러한 방법은 사용하는 사람들에게 어떤 의미가 있을까? 일생 동안 문제의 쓰레기를 계속 끌어안고 있으면서 쓰레기가 냄새를 풍길 때마다 향수를 뿌리는 방법을 배운다는 의미다. 문제가 고통을 주지 않을 만큼만 노력하라는 것이다. 나는 일부 상담사나 테라피스트들이 고객에게 대처방법을 가르친 후 "이제 문제가 치유되었어요"라고 말하는 것도 들었다. 결국 그들은 전문가이기 때문에 대부분의 사람이 그 말을 믿게 된다. 문제가 진정으로 치유된다면 그것으로 야기되는 모든 문제 역시 치유된다. 앞서 말했듯이 기저에 있는 세포기억이 신체적인 건강문제의 근원이다. 따라서 진정으로 치유가 되었다면 모든 것이 치유되어야 한다. 정서, 느낌, 믿음뿐 아니라 그것으로 야기되는 신체문제 역시 치유되어야 한다.

힐링 코드가 이 세포기억을 치유한다는 증거는 바로 힐링 코드를 하는 동안 느낌, 믿음, 태도, 사고방식이 치유된다고 계속해서 말하는 사람들이다. 우리는 실제 힐링 코드 시스템 안에서 측정을 할 수 있다. 이 측정도구를 사용하는 사람들은 세포기억이 어떻게 치유되는지 끊임없이 이야기한다. 사람들이 이 세포기억이 치유되고(두 번째 비밀) 세포의 에너지문제가 치유되며 건강문제가 사라졌다고 보고하는 것은 우연이 아니다.

우리는 이제 첫 세 가지 비밀을 모두 살펴보았다. 잠시 복습해보자.

첫 번째 비밀

질병과 증상에는 하나의 원인이 있는데, 그것은 스트레스다. 힐링 코드가 스트레스를 치유한다는 증거는 자율신경계의 스트레스 균형을 측정하는 최적 표준검사인 심박변이도 검사의 전무후무한 결과에 나타난다.

두 번째 비밀

모든 문제는 에너지문제다. 에너지문제를 치유할 수 있다면 에너지문제로 야기되는 모든 인생문제를 치유할 수 있다. 힐링 코드는 체내의 에너지패턴을 바꾸는 양자물리학 치유체계다. 치유의 증거는 주요 질병에서 인간관계, 직업, 성공의 문제까지 광범위한 영역에서 치유를 경험한 사람들의 증언에서 발견할 수 있다.

세 번째 비밀

마음의 문제(현대과학에서는 여러 가지 이름으로 부른다. 세포기억, 무의식, 잠재의식 등)는 건강을 지배하는 작용을 한다. 마음의 문제는 파괴적인 에너지 진동수와 공명하여 스트레스를 유발한다. 힐링 코드는 파괴적인 세포기억을 치유해 파괴적인 감정, 믿음, 태도, 사고를 치유한다는 증거를 보여준다.

어떻게 이 모든 것들이 척척 맞아떨어질까? 마음의 문제(세 번째 비밀)는 파괴적인 에너지 진동수(두 번째 비밀)를 유발한다. 파괴적인 에너지 진동수(두 번째 비밀)는 스트레스(첫 번째 비밀)를 유발한다. 그리고 스트레스는 모든 신체, 정서적인 문제의 유일한 근원이다(첫 번째 비밀).

따라서 마음의 문제를 치유할 수 있다면 인생의 거의 모든 문제를 해결할 수 있다. 힐링 코드는 세포기억을 치유한다. 윌리엄 틸러 박사의 인용문을 기억하라.

"미래의 의학은 체내의 에너지를 통제하는 것에 기반을 둘 것이다."

힐링 코드는 이 예견을 실현한다. 힐링 코드는 체내의 파괴적인 에너지 진동수를 찾아 치유하는 양자물리학 치유체계다.

마음의 문제가 우리의 건강을 지배한다는 것을 알면 도움이 된다. 하지만 궁금증은 더해만 간다.

"좋아, 세포기억이 있다고 해. 하지만 그 기억을 어떻게 알지? 어떻게 치유하지? 그 기억은 어디에 있지?"

자, 이제 네 번째 비밀에서 궁금증이 풀릴 것이다.

4장

네 번째 비밀
인간의 하드드라이브

컴퓨터의 하드드라이브에는 모든 것이 저장된다. 사실상 하드드라이브의 용량 내에서만 컴퓨터를 사용할 수 있다. 모든 워드 파일, 공문, 문서, 전자우편 등은 하드드라이브에 기록된다. 심지어 파일 하나를 지웠더라도 올바른 장비와 지식을 갖춘 전문가를 찾아가면 대개는 그 파일을 찾아낼 수 있다. 인간의 컴퓨터 안에서는 일어난 일이 모두 기억의 형태로 기록된다. 의식적으로 기억을 하건, 설사 어떤 일이 일어날 당시 주의를 기울이지 않아 의식하지 못하건 간에 우리 몸 어딘가에 기록이 된다. 최면상태에서나 뇌수술 중인 사람이 뇌의 특정부위에 자극을 받아 먼 옛날 자궁 속에서의 경험과 같이 전혀 의식하지 못했거나 아주 오랫동안 의식하지 않았던 사건들을 기억한다.

기억의 90퍼센트 이상이 무의식이나 잠재의식으로 분류된다. 이것은 기억하기 매우 어렵거나 불가능하다는 의미다. 이런 기억으로는 태어난 순간, 처음 목욕한 때, 걸음마를 막 배우고 엄마의 유리화병을 거실바닥에 깨트린 일 등이 포함된다. 우리는 약 10퍼센트의 기억만을 의식할 수 있다. 기억하려고 노력하면 기억이 나는 내용, 즉 오늘 점심에 먹은 음식, 10번째 생일파티, 결혼한 날 등과 같은 것이다.

수면 아래의 90퍼센트

심리학에서는 의식과 무의식에 기록된 기억의 관계를 아래의 그림처럼 빙산에 비유하는 경우가 많다. 빙산은 우리 기억의 100퍼센트를 나타낸다. 수면 위의 10퍼센트는 의식적인 기억인 반면 수면 아래의 90퍼센트는 무의식 혹은 잠재의식을 나타낸다. 우리는 무의식 혹은 잠재의식을 '마음'이라고 부를 것이다. 나는 실제로 마음이 '무의식＋의식＋영혼'이라고 믿는다.

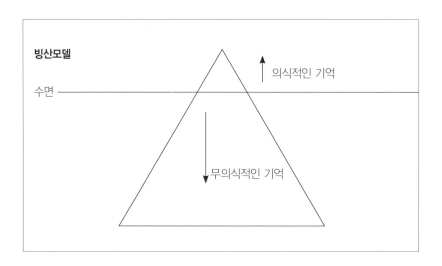

빙산모델
수면
의식적인 기억
무의식적인 기억

기억은 무엇이며 어디에 있을까?

앞서 말했듯이 과거에 과학자들은 기억이 뇌에 저장된다고 믿었다. 최근의 연구를 살펴보면 기억은 그야말로 온몸의 세포에 저장되는 것 같다. 이 기억은 살과 피가 아니다. 기억은 에너지형태로 세포에 저장된다. 따라서 피부조직에서는 기억이 발견되지 않는다. 기억은 물리적인 조직의 상태로 존재하지 않는다. 두 번째 비밀에 나왔던 사실, 아인슈타인이 증명한 $E = mc^2$은 '모든 것은 에너지로 존재한다'는 의미였다는 것을 기억하라. 우리의 기억도 여기에 포함된다. 기억의 본질은 에너지패턴이지만 실제의 기억은 이미지다.

피어스 하워드Pierce Howard 박사는 자신의 책《뇌 사용설명서The Owner's Manual for the Brain》에서 태어날 때부터 맹인인 사람을 제외하고는 모든 데이터가 이미지형태로 우리의 기억 안에 저장된다고 했다. 이 기억은 또한 이미지로 재생된다.

리치 글렌Rich Glenn 박사 역시 자신의 책《변형Transformation》에서 모든 데이터는 이미지의 형태로 저장되며 인체의 에너지장이 교란되는 것은 파괴적인 이미지 때문일 수 있다고 주장했다. 글렌 박사는 이어서 파괴적인 이미지를 치유하면 체내에서 영구적인 치유효과가 나타난다고 말했다. 세 번째 비밀에서 논의했던 세포기억을 치유하기 위해서는 이 내용을 반드시 이해해야 한다.

서던캘리포니아대학교의 신경학과장인 안토니오 다마지오Antonio Damasio 박사는 "내부적으로 이미지를 표현하고 지시하는 능력을 '사고'라고 부른다. …… 이미지 없이는 사고가 불가능하다. …… 인간의 이성은 언제나 이미지를 수반한다"라고 말한다.

브루스 립튼 박사는 인체를 카메라에 비유할 수 있다고 설명한다. 환경에서 어떤 신호를 보내든 인체의 렌즈는 그 신호를 잡아내어 인체로 하여금 무언가를 보게 한다. 렌즈가 잡아낸 정보는 필름으로 전환되어 그에 상응하는 사진을 만들어낸다. 카메라는 언제나 환경에서 발견한 것을 반영한다.

"사실은 생물학에서도 마찬가지예요. 세포는 카메라와 같습니다. 세포막은 렌즈와 같아서 환경에 무엇이 존재하든 이미지를 잡아내어 데이터베이스가 있는 핵으로 그 이미지를 보냅니다. 핵은 이미지가 저장되는 곳이지요. 요약하면 이렇습니다. 눈을 떴을 때 어떤 이미지가 보이지요?"

외부적으로 보는 것 혹은 본다고 생각하는 것은 대부분 내부적으로 이미 설정된 방식에 의해 결정된다는 것이다.

파괴적인 에너지패턴

우리에게 일어나는 모든 일, 즉 모든 데이터는 세포기억의 형태로 암호화된다. 그중의 일부는 필요치 않을 때 인체의 스트레스 반응을 일으키는 파괴적이고 잘못된 믿음을 포함한다. 이것이 면역체계를 무너뜨려 그야말로 우리가 알고 있는 삶의 모든 문제를 유발한다. 이 세포기억의 본질은 인체의 파괴적인 에너지 패턴이다. 이 기억은 실질적으로 이미지의 형태로 인체에 저장된다. 그리고 역시 이미지의 형태로 재생된다.

아주 간단한 예를 들어보자. 크리스마스를 생각해보라. 한 번의 크리스마스나 여러 번의 크리스마스 기억의 조각들이 나타나지 않는가? 이것들이 어떤 식으로 기억되는가? 무언가가 보이는가? 마음속의 눈에 사람들의 얼굴, 크리스마스트리, 선물이 보이는가?

다시 한 번 해보자. 실망을 생각해보라. 살아오면서 실망스러웠던 기억들이 떠오르지 않는가? 어떤 식으로 기억이 떠오르는가? 기억이 보이는가? 마음속에 사진은 보이지 않더라도 대개는 색, 모양, 물건 혹은 다른 시각적인 요소들이 떠오를 것이다. 사실 우리는 이미지 없이는 아무것도 할 수가 없다. 무엇을 하기 전에 우리는 먼저 이미지를 형성한다. 차를 끓이건 화장실에 가건 도시를 계획하건 말이다. 모든 생각의 본질이 이미지라면 이미지의 본질은 무엇일까? 조직? 뼈? 혹은 피일까? 아니다. 기억과 이미지의 본질은 에너지 진동수다. 이미지는 마음의 언어다.

이 간단한 연습은 의식 혹은 무의식을 건드리며 기억을 재생시킨다. 그렇다. 당신은 이미지를 보게 된다. 그런데 동시에 무언가가 느껴지지 않는가? 크리스마스를 생각했을 때 기쁨을 느꼈는가? 의식하지는 못했지만 작은 미소를 짓지 않았는가? 멋지고 따뜻한 시간이 기억났는가? 베이컨 굽는 냄새 혹은 솔방울 냄새, 에그노그(맥주와 포도주 등에 달걀과 우유를 섞은 술 - 옮긴이)나 계피냄새가 생각났는가? 실망했던 기억을 떠올렸을 때 가슴이 약간 조여오면서 불편함을 느꼈는가?

마지막 비밀에서 하트매스연구소의 연구결과가 증명했듯이 고통스럽고 슬프고 분노를 일으켰던 일을 지속적이고 집중적이고 장기적으로 생각하면 기분이 나빠질 뿐만 아니라 우리 몸이 첫 번째 비밀에서 밝혔던 스트레스 반응을 일으켜 질병이 발생할 수도 있다.

수면 아래의 문제

의식적인 마음은 좋고 행복하고 건강한 생각과 기억을 선택할 수 있지만 무의식적인 마음은 무슨 생각을 할 것인지 선택할 수 없다. 무의식은 자기만의 마음이 따로 있기 때문이다. 무의식은 연상에 의해 작용하므로 크리스마스에 대한 매우 불쾌한 기억이 있다면 무의식이 그 불쾌한 기억 중 하나를 다시 활성화시켜 기분이 언짢아지기 시작하지만 정작 본인은 그 이유조차 알지 못한다. 이런 일은 항상 일어난다.

나는 허구한 날 다음과 같이 말하는 사람들을 본다. "갑자기 화가 치밀어오르는데 이유를 모르겠어요. 이런 지 오래되었어요." "슬픈데 왜 슬픈지 이유를 모르겠어요." "곧 승진이 될 차례인데 나 자신이 승진 길을 막는 것 같아요. 나의 가장 강력한 적은 나란 생각이 드는데 왜 그런 생각이 드는지 이유를 모르겠어요."

이런 일이 발생하는 이유는 우리에겐 재활성화되는 무의식의 기억이 있고 그 기억이 만들어질 때 느꼈던 감정을 재경험하기 때문이다. 분명 이런 감정은 삶에 문제를 가져온다. 다섯 번째 비밀에서 이 문제에 대해 좀 더 상세히 다루겠다.

네 번째 비밀의 요지는 우리에게 일어난 모든 일이 기록된다는 것이다. 그중 일부가 우리의 기억에 남은 것을 의식적인 기억이라고 한다. 기억하지 못하는 것을 무의식 혹은 잠재의식의 기억이라고 한다. 이러한 기억들이 사진이나 이미지의 형태로 암호화되는데 이중에서 잘못된 믿음을 포함한 사진이 체내의 스트레스 반응을 일으키게 된다. 립튼 박사가 말했듯이 잘못된 믿음은 두려워할 이유가 없는 것을 두려워하게 만든다.

그래서 오랜 세월 동안 "왜 화를 내지 말아야 하는 상황에서 화를 낼까? 살을 빼야 해서 먹지 말아야 하는데 왜 먹을까? 왜 내가 정말 원하는 방식대로 생각하지 않을까? 건강하고 긍정적이고 좋은 생각을 하고 싶다! 내 생각, 감정, 행동에 악영향을 미치는 이 문제를 도대체 왜 해결하지 못하는 걸까?"라고 의문을 품는 사람이 있다면 인체의 하드 드라이브에 문제가 있는 것이다.

인간의 하드드라이브 조각모음하기

인간의 하드드라이브에서 다루는 것은 세포기억이며 이 하드드라이브는 조각난 파일들로 오염될 수 있다. 힐링 코드는 심리상담, 테라피, 약에 의존하지 않고 인간의 하드드라이브를 조각모음하는 방법이다. 힐링 코드는 인체에 항상 존재해온 시스템이지만 2001년에서야 발견되었다. 힐링 코드는 침이나 무드라(손가락의 다양한 움직임으로 상징적 표현을 하고 에너지를 다스려 건강과 평정심을 찾는 요가의 일종. 불교의 수인手印 개념과도 비슷하다 - 옮긴이), 차크라, 요가, 그 밖의 방법들이 아니다. 힐링 코드는 첫 번째 비밀에서 말했듯이 주류 의학의 검사방법으로 검증된 완전히 새로운 발견이다.

이 순간 몸에 어떠한 문제가 있건 그것은 이미지, 즉 에너지패턴으로 존재한다. 그리고 이 문제를 치유할 수 있는 유일한 방법은 또 다른 에너지패턴을 이용하는 것이다. 두 번째 비밀에서 했던 말을 기억하는가?

"미래의 의학은 몸의 에너지를 통제하는 데 기반을 둘 것이다."_윌리엄 틸러

"인체의 화학작용은 양자세포장에 의해 지배된다."_머레이 겔만

"질병은 에너지장을 평가해서 진단되고 예방되어야 한다."_조지 크라일 경

힐링 코드를 시행하면 파괴적인 진동수를 치유하여 세포에 새겨진 잘못된 믿음이 치유된다. 힐링 코드는 이 세포의 파괴적인 에너지 진동수 패턴을 치유해서 두려워할 것이 없을 때 두려워하지 않도록 만든다. 이렇게 인간의 하드드라이브를 조각모음하고 기억을 치유하는 과정에서 문제의 근원이 치유된다. 이것이 힐링 코드가 하는 일이며 힐링 코드가 혁명적인 이유가 여기에 있다. 전에는 한 번도 일어나지 않았던 일이다. 힐링 코드는 보통 약 6분 정도 시행하기 때문에 어렵거나 시간이 오래 걸리는 일이 아니다. 심지어 침대나 안락의자에 앉아서도 할 수 있다. 우리는 사람들에게 햄버거를 주문해놓고 차 안에서 기다리는 동안 해보라고도 했다. 그리 권할 일은 아니지만 그만큼 간단하다는 뜻이다.

사실 《내 영혼의 닭고기 수프Chicken Soup for the Soul》의 공동저자인 마크 빅터 한센Mark Victor Hansen은 힐링 코드가 미국의 의료위기에 대한 해결

책이 될지도 모른다고 공공연하게 말했다. 그는 힐링 코드를 시도해보라고 설득하는 데 가장 큰 걸림돌이 되는 것은 힐링 코드의 단순성이라고 말했다. 힐링 코드가 너무 단순해서 이것이 인생에 의미 있는 변화를 줄 것이라고 사람들이 믿지 않는다는 것이다.

10대인 내 아들 녀석이 2주 전에 독감에 걸렸다. 몸이 많이 아프다기에 혼자서 힐링 코드를 하라고 일렀다. 몇 시간 후에 아들은 완전히 정상으로 돌아왔다. 벤의 딸은 7살 때부터 누구의 도움도 받지 않고 혼자서 힐링 코드를 시행하고 있다.

지금까지 밝힌 비밀을 복습해보자.

첫 번째 비밀_ 스트레스는 모든 질병과 증상의 원인이다.

두 번째 비밀_ 모든 것은 에너지다.

세 번째 비밀_ 마음의 문제가 건강을 지배한다.

네 번째 비밀_ 모든 기억은 에너지로 저장되어 이미지로 재생된다. 그리고 기억의 90퍼센트는 무의식 속에 있다.

이제 당신 몸속의 하드드라이브를 조각모음해서 인생을 변화시켜보라. 힐링 코드를 이용하든 이용하지 않든 일생 동안 영구적이고 지속적인 결과를 갖게 된다면 문제를 일으키는 세포기억, 즉 마음의 문제를 치유하는 방법을 찾은 것이다.

5장

다섯 번째 비밀
항바이러스프로그램이
질병을 유발할 수도 있다

우리 컴퓨터에는 대부분 항바이러스프로그램이 설정되어 있다. 인간의 하드드라이브도 마찬가지다. 특히 마음(무의식+의식+영혼)에 강력한 프로그램이 존재한다. 우리는 신체적·정신적인 손상으로부터 스스로를 방어하기 위해 항바이러스프로그램을 보유한 채 태어난다. 이 프로그램은 우리 몸이 상하지 않도록 철벽 수비를 한다. 세상을 살면서 우리의 부정적인 경험이 늘어남에 따라 이 프로그램은 점점 '바이러스 정의definition 파일'을 증가시킨다. 마치 컴퓨터에 바이러스가 생길 때 항바이러스프로그램이 늘어나는 것과 같다.

인간의 하드드라이브에 깔린 항바이러스 프로그램은 자극/반응 프로그램이다. 기본적으로 인간은 쾌락을 추구하고 고통을 피하는 속성이 있다. 이러한 속성 때문에 우리가 살고 배우면서 점점 더 많은 정의 파일을 만들어낸다. 아이들은 성인처럼 논리를 사용하지 않기 때문에 고통/쾌락 원리에 훨씬 더 충실한 생활을 한다. 어떤 어른이 작은 아기에게 매우 부드러운 말투를 건네며 미소 짓는다면 기분이 좋아진 아기가 그 사람에게 폭 빠지는 경우가 많다. 아기에게 아이스크림을 한 입 맛보게 하면 아기는 표정으로 이렇게 말한다.

"이게 뭐지? 더 먹고 싶어!"

우리 모두 이런 기억을 갖고 있다. 고통 역시 마찬가지다. 원하는 것을 가질 수 없는 고통이든 문자 그대로의 고통(뜨거운 팬에 데는 것과 같은)이든 피하려 든다. 아이들은 무엇을 구하거나 피하려다 얻은 쾌락이나 고통을 통해서 배운다.

하지만 성인인 우리는 아이의 반응이 반드시 논리적이지만은 않다는 걸 안다. 아이는 아이스크림이나 사탕같이 달콤한 것을 탐하다가 병이 나기도 한다. 또한 성인 중에서도 벌레에 물린 기억 때문에 벌레에 너무 예민해져서 인생을 충분히 즐기지 못하는 사람도 있다. 성인인 우리는 자신이 보이는 반응이 항상 논리적이지만은 않다는 사실 또한 알고 있다. 우리가 알지 못하는 사실은 우리 역시 어느 경우에나 '자극/반응/쾌락 추구와 고통 회피 체계'에 따라 행동한다는 사실이다.

우리가 보이는 반응의 숨은 원인

우리의 행위가 '반응'이라는 것을 쉽게 알지 못하는 이유는 그 반응을 일으키는 자극을 전혀 인식하지 못하기 때문이다. 이 자극은 언제나 기억이다. 그런데 기억창고(하드드라이브) 속에 저장된 기억 중에는 우리가 전혀 재생하지 못하는 세 종류의 기억이 있다. 설사 기억할 수 있다 하더라도 우리의 반응이 항상 논리적인 것은 아니다.

유전된 기억, 언어와 논리 이전의 사고thinking 기억, 트라우마 기억은 자극/반응 보호 프로그램 믿음체계가 된다.

먼저 이 기억의 세 종류를 알아보자.

유전된 기억

우리는 모두 부모로부터 세포기억을 물려받는다. 장기이식을 받은 사람이 기증자의 세포기억을 전수받는 것과 유사하다. 나(벤)는 각 세포의 DNA 속에 이 세포기억들이 그대로 암호화된다고 생각한다. 정자와 난자가 수정될 때 남녀의 아름답고 기적적인 결합의 결과물로 하나의 세포가 생겨난다. 신체적으로도 맞는 말이지만 비신체적으로도 역시 맞는 얘기다. 어린 존이 부모의 DNA를 물려받아 어머니의 눈과 아버지의 턱을 갖는 것처럼 존은 부모로부터 세포기억을 물려받는다.

논리를 조금 가미해서 생각해보면 어머니와 아버지 역시 같은 과정을 거쳐 수태되었다. 그러면 존이라는 어린 아이는 남북전쟁 이전에 생존했던 외가 쪽의 할머니, 증조할아버지 그리고 5대조 할머니로부터도 세포기억을 물려받은 걸까? 물론이다! 사실 나는 개인적으로 세포기억이 전해지는 통로는 백혈구의 DNA라는 생각을 갖고 있다. 따라서 지금은 세포 하나에 불과한 어린 존이라 할지라도 결혼식 날을 맞은 25세의 멋진 청년으로 성장할 모든 조건을 갖고 있는 것이다. 신체적인 관점에서는 이해하기 쉽지만 세포기억이라는 의미는 금방 와 닿지 않는다.

이 유전된 기억에는 좋은 것, 나쁜 것, 못생긴 것 그리고 대다수 어중간한 것들이 있다. 지금 묻고 싶어할지 모르는 매우 중요한 질문의 답은 '그렇다'이다. 5대조 외할머니의 세포기억이 내 안에서 재활성화되어 원하지 않는 생각, 감정, 행동, 생리적 스트레스를 유발할 수 있는 것이다.

낙담하지는 마라. 정신의 연못이 다소 혼탁해져 나 스스로 감정을 선택하고 지배할 수 없을지도 모른다는 생각을 하겠지만 걱정할 필요 없다. 후에 설명하겠지만 유전된 세포기억은 다른 문제들과 마찬가지로 힐링 코드를 통해 치유될 수 있다. 그러나 힐링 코드가 아니라면 이 문제는 희망을 찾기 어렵고 때로는 거의 대응조차 할 수 없다는 사실도 밝혀 둔다. 사람의 생각, 믿음, 행동이 자신이 경험한 것이 아닌 것에서 튀어나올 수 있다는 사실이 우리의 신경을 건드리는 건 물론이거니와 좌절감, 자포자기를 유발할 수 있고 최악의 경우 질병을 발생시킨다. 우리는 이것이 수년간 심리상담과 테라피를 받은 사람들이 대부분 별 효과를 보지 못하는 이유 중 하나라고 생각한다. 존재하는지도 모르는 문제를 해결할 수는 없는 것 아닌가! 다행히도 우리는 기억할 수 없는 이런 기억을 탐지할 수 있는 검사를 개발했다.

언어와 논리적 사고 이전의 기억

이성적으로 생각하거나 사고능력이 확립되기 이전에도 우리는 많은 일을 겪었다. 이 모든 기억들은 다른 기억들과 똑같이 기록된다. 하지만 일을 경험한 시점의 경험자의 사고 수준에서 기록된다.

생후 첫 6주 안에 우리는 델타세타 뇌파상태Delta Theta brainwave state에서 산다. 이 상태에서는 우리의 경험이 이성적이고 의식적인 판단을 거치지 않고 곧바로 뇌에 각인된다. 이성적이고 의식적인 판단은 좀 더 후에 개발된다.

한밤중에 축축하거나 춥거나 기저귀에 대소변을 배설했을 때 아기는 깨어나 목청껏 큰 소리로 울어댄다. 불편한 상황을 벗어나고 싶기 때문이다. 하지만 아기가 엄마를 깨울 때마다 엄마가 거칠게 다루고 화를 내고 심지어 아이를 아프게 한다면 얼마 후 아기는 그렇게 푸대접받는 걸 피하고 싶을 것이다. 아기는 엄마가 낮에 힘들게 일해서 몸이 천근만근이고 기분도 우울한 상태라는 걸 전혀 알 턱이 없다. 아기는 단지 한 가지 고통(비위에 거슬리는 기저귀)을 피하면 또 다른 고통(화난 엄마)을 경험한다는 것만을 안다. 아기는 또한 깨끗하고 뽀송뽀송한 상태를 유지할 권리와 엄마에게 귀한 대접을 받아야 할 권리가 있다고 느낀다. 하지만 아기는 이런 감정에 상응하는 언어와 개념을 갖지 못했기 때문에 이 감정을 이해하지 못한다.

이 모든 혼란스러운 감정은 언어 이전의 기억으로 저장된다. 언어 이전의 기억은 그가 자신의 신체적 요구가 충족되어야 할 때마다 작동된다. 혹은 여성으로부터 위안과 사랑을 구하고 싶을 때마다 느낀다. 특히 아기가 이 부정적인 상황을 되풀이해서 경험할 경우 한밤중에 그가 잠에서 깰 때마다 이 기억이 작동된다.

아이스캔디의 기억

내 환자 중에 지능지수가 180인 여성이 있었다. 그녀는 아이비리그 명문대학을 우등으로 졸업하고 월스트리트에서 촉망받는 금융인이 되었다. 그녀는 건강에는 문제가 없었지만 성공문제로 고민하고 있었다.

"나는 스스로 내 앞길을 막아왔어요. 사람들은 모두 내가 월스트리트를 쥐고 흔드는 거물이 되어야 한다고 말하죠. 하지만 나는 그 위치에 점점 다가갈 때마다 나 자신을 망칠 궁리를 하게 돼요."

힐링 코드를 하는 과정에서 그녀는 5~6살 정도 되었을 때로 거슬러 올라가 기억 하나를 발견했다. 어느 여름 날 엄마가 그녀의 언니에게는 아이스캔디를 주고 그녀에게는 주지 않았던 것이다.

그 다음 이야기가 궁금할 것이다. '언니가 던진 아이스캔디에 두 눈 사이를 맞고 뒤로 넘어져 머리를 심하게 다친 그녀가 응급실로 실려갔다.' 이런 이야기를 기대하는가? 하지만 그런 일은 결코 없었다. 엄마가 언니에게는 아이스캔디를 주고 그녀에게는 주지 않은 까닭은 이러했다. 엄마는 이렇게 알아듣도록 말했다.

"언니는 점심을 잘 먹었잖아. 너도 점심을 잘 먹으면 아이스캔디를 먹을 수 있어."

이 상황에서 엄마가 잘못한 게 뭘까? 전혀 없다! 하지만 이 기억은 5살짜리 여자 아이의 마음과 눈 그리고 사고수준을 통해 암호화되었다. 그녀는 그때 델타세타 뇌파상태에 있었다. 그리고 이 상태로 기억이 유지된다. 이 기억은 일생 동안 5살 여자 아이의 사고 그대로 무의식에 각인된다. 무언가가 이 기억을 바꿔놓거나 치유하지 않는 한 말이다.

이러한 언어와 논리 이전의 사고기억은 우리의 삶에 정말로 무서운 재앙이 될 수 있다. 그런데 우리는 이러한 기억을 수천 개나 갖고 있다. 우리가 세상에 대해 아는 내용 중에 생후 3~4년 동안에 배운 내용이 얼마나 될까? 엄청나게 많으며 그것들은 모두 그 일을 경험한 나이의 눈과 사고수준으로 각인된다. 모든 내용이 수준 높은 이성의 혜택을 받지 못한 채 델타세타 뇌파상태로 기록된다. 이 기억들이 다시 활성화될 때마다 사건을 이성적으로 판단할 수 있는 30세 성인이 아닌 생후 5개월 혹은 5살짜리 아이의 수준에서 작동한다.

트라우마 기억

물론 트라우마 기억은 일생에 걸쳐 트라우마가 발생할 때마다 암호화된다. 트라우마 기억은 유전을 통해서도 물려받을 수 있다.

트라우마 기억에 대해 흥미로운 사실은 우리가 비록 작은 트라우마를 겪을 때라도 이성적인 사고가 어느 정도 끊긴다는 것이다. 왜 그럴까? 경험자가 충격에 빠지기 때문이다. 충격에 빠진 사람을 보면(TV 드라마에 나온 걸 봐도) 말도 못하고 자신이 어디에 있는지, 무슨 일이 일어났는지 모르기도 한다.

트라우마를 겪을 때 어떤 일이 일어나는지 알아보자. 4년 전 나는 과속티켓을 끊은 적이 있다. 나는 기록을 남기기보다는 교육을 받기로 결정했다. 교육받는 날 밤 경찰관이 환영의 인사말을 하고 짧은 강의를 시작했다. 나는 그때 그가 한 얘기를 결코 잊을 수가 없다. 그는 야간에 정상적인 속도로 어느 정도의 차간 거리를 두고 앞차를 따라가던 중에 갑자기 동물이 뛰어들어 앞차가 급브레이크를 밟았다고 가정해보라고 했다. 뒤따라가던 나는 '이런, 앞차가 브레이크를 밟네. 나도 가속페달에서 발을 떼어 브레이크로 옮기고 브레이크를 밟아야지. 안 그러면 앞차에 부딪칠 테니까'라는 생각을 할 시간이 없다. 그런 생각을 하면서 충돌을 피할 만큼 여유가 있을 수 없다. 하지만 그가 말하길 다행히도 우리는 자기도 모르게 그렇게 한다고 한다. 앞차의 라이트가 보이면 논리적인 뇌를 건너뛰고 곧바로 반응하는 뇌가 기능하는 것이다. 반응하는 뇌는 생각의 속도보다 훨씬 빠르게 즉각 반응한다. 그래서 브레이크로 발을 옮겨 사고가 나지 않게 된다.

주 경찰관이 심리학을 배웠는지는 알 수 없지만 정확히 맞는 말을 했다. 이는 특히 우리의 마음속 트라우마로 저장된 기억들에 비유될 수 있다.

어린 소녀에게는 엄마한테 아이스캔디를 받지 못한 사건이 분명히 트라우마였다. 우리의 이성으로는 이해가 가지 않는 일이다. 엄마가 나쁜 행동을 하지도 않았고 소리 지르거나 비명 지르는 사람도 없었고 폭력이 발생하지도 않았다. 집을 뺏겨 이사를 가야 하는 상황도 아니었다. 상식적으로 생각했을 때 트라우마를 일으킬 일은 벌어지지 않았다. 그러나 5살짜리 소녀의 사고 수준에서는 다음과 같은 생각이 암호화되었다.

"엄마는 언니에게 아이스캔디를 주었지만 나에게는 주지 않을 거야. 엄마는 나보다 언니를 더 사랑하는 게 분명해. 그러니 다른 사람들도 나를 사랑하지 않을 거야. 그들도 내가 나쁜 애라는 걸 알 테니까."

이러한 생각은 그녀의 마음 깊은 곳에 각인되어 자기충족예언이 되었다. 말하자면 하드드라이브에 다음과 같은 프로그램이 깔린 것이다.

"나는 사랑받지 못할 거야. 나에게는 문제가 있기 때문에 성공하지 못할 거야."

그래서 어떻게 되었을까? 그녀는 힐링 코드로 과거를 되돌려 그 기억을 치유하기 전까지 늘 그런 생각을 갖고 살았다.

아이스캔디 기억을 치유한 내 고객은 그녀가 교묘히 피해왔던 승진을 했고 월스트리트의 유력자로 성장하기 시작했다. 그녀를 포함한 모든 사람이 이유를 알지 못했던, 언제나 꼬여 있었던 엄마와의 관계가 치유되었다. 다행히 이들의 모녀관계는 그 어느 때보다도 가까워졌다. 그녀를 옭아맬 것이 아무것도 남지 않았기 때문에 그녀의 인생 전체가 송두리째 바뀌었던 것이다.

아이스캔디 사건은 그녀에게 트라우마 기억이었다. 적어도 5살 그녀에게는 그랬다. 그녀의 삶에서 이 기억과 연관된 어떠한 일이 일어나면 그녀는 이 트라우마에 근거해 느끼고 생각하고 행동했다. 아이스캔디 기억을 불러일으켜 다시 활성화되는 것은 무엇이었을까? 다른 사람과 함께 있는 일, 인간관계, 성공과 실패에 관련한 생각이나 대화, 가치와 무가치, 거의 모든 종류의 경쟁, 마실 것과 먹을 것, 누구에게 요청하는 일 등인데 사실 이 기억과 관련되지 않은 일은 거의 없었다. 트라우마 기억이 다시 활성화되면 주 경찰관이 얘기했던 일이 일어난다. 논리적인 마음을 건너 뛰어 반응하는 마음이 작용한다.

무의식의 마음이 지배할 때

이 과정을 무엇이라 부를까? 바로 스트레스 반응이라고 부른다. 립튼 박사가 사람들은 두려워할 필요가 없을 때 두려워한다고 말한 그것이다. 이러한 두려움은 우리가 능력을 최대한 발휘하지 못하게 방해한다. 뿐만 아니라 사랑하는 관계를 방해하고 세포를 차단해 결국 건강에 문제를 일으킨다.

트라우마 기억 중 하나가 재활성화될 때는 언제나 의식적인 이성의 마음을 건너뛴다. 무의식의 마음이 작동을 개시해 무엇이든 필요한 일을 한다. 보통은 스트레스 반응을 일으킨다. 우리가 인생에서 진정으로 원하는 것과 다르게 말하고 행동하는 경우가 많은 것은 이 때문이다. 우리는 반복해서 그런 식으로 행동하지만 왜 그러는지 이유를 알지 못한다.

이 세 종류의 기억, 즉 유전된 기억, 언어와 논리적 사고 이전의 기억, 트라우마 기억은 '자극/반응 보호설정 믿음체계'가 된다.

자극/반응 체계는 보호체계다. 이것은 무슨 의미일까? 마음이 이러한 자극/반응 기억을 이용하여 아이가 남자 또는 여자로 성장할 수 있도록 보호해주는 것이다. 자극/반응 기억체계는 보호체계인 까닭에 고통스러운 기억은 몸의 통제체계에 의해 1급 보호를 받는다. 언어 이전의 기억, 트라우마 기억, 유전된 기억 중 고통스러운 기억이 있어 환경의 어떤 요소가 그 기억을 재활성화할 때마다 우리는 그 기억을 재경험하는 동시에 논리적인 사고가 약화된다. 그렇다면 도대체 무엇이 이런 기억을 재활성화할까?

어느 여름 막내아들 조지가 태어난 지 1년가량 되었을 때 최악의 폭풍우가 몰아쳤다. 시속 70마일(112.6킬로미터)로 바람이 불어 온갖 물건이 공중에 날아다녔다. 우리 집 정원에서 고정되지 않은 것들은 모두 날아갔다. 나뭇가지 몇 개가 번개에 맞아 땅바닥으로 꺾여 있었다. 온 세상이 우박과 천둥번개 소리로 요동을 쳤다. 어른도 공포를 느낄 만큼 엄청난 폭풍우였다. 가장 힘들었던 상황은 우리가 폭풍 속에 갇혔다는 사실이다. 집안으로 피신했으나 변압기가 번개에 맞아 정전이 되었다. 그래서 조지는 안전한 장소에 있음에도 안전하다는 느낌을 받지 못했다.

이때 조지는 엄청난 충격을 받았다. 한 살배기 아기로서는 당연히 받아야 할 충격이었다. 왜일까? 그래야 이런 폭풍우 속에 나가지 않고 몸을 보호할 수 있기 때문이다. 무서움을 느껴야 안전을 도모할 수 있다. 폭풍이 끝나면 이 사건은 조지에게 트라우마 기억으로 남게 되고 다음 번 폭풍우 때 밖으로 나가지 않아 몸을 보호하게 된다.

그 후 적어도 1년 반 동안 조지는 하늘에 구름만 보여도 무서워하고 때로는 울기까지 했다. 바람이 세게 불 때나 비가 올 때나 천둥이 조금만 쳐도 마찬가지였다. 1년 반 전에 조지에게 충격을 주었던 폭풍과 조금이라도 비슷한 상황이 재현되면 조지는 울면서 비명을 질러댔다. 현재의 기후상태를 감안했을 때 논리적이고 이성적인 행동일까? 아니다. 하지만 조지는 한 살 때 겪었던 폭풍의 경험을 그대로 느끼는 것이다.

조지의 예가 보호프로그램 체계가 작동하는 방식이다. 현재의 환경에서 과거의 트라우마와 관련된 어떤 것이 연상될 때마다 최초의 트라우마가 다시 활성화된다. 마음은 연상, 특히 무의식에 의해 작동한다.

나는 방금 지구상의 누구도 말하기 힘든 중대한 비밀을 전했다. 원하지 않는 일을 할 때, 생각하기 싫은 일을 생각할 때, 정말로 느끼고 싶지 않은 무언가를 느낄 때, 재활성화되는 기억이 있다. 보호프로그램 체계가 현재의 상황이 트라우마, 즉 '아이스캔디' 기억과 관련이 있는지를 결정하고 있는 것이다.

마음은 현재밖에 모른다

이것이 마음의 문제다. 마음에는 기억들이 과거에 있지 않고 현재에 일어난다. 360도 입체음향으로, 단순현재 시제로 인식한다. 언제나 그렇다. 따라서 고통스럽거나 즐거운 기억이 재활성화될 때는 10년, 20년, 30년 전에 일어났던 일에 대처하는 것이 아니다. 지금 당장 일어나는 응급상황이다. 그렇게 느끼지 않는가?

그렇다! 이해할 수 없는 것은 이 응급상황이 현재의 상황이나 환경에 들어맞지 않는다는 것이다. 그래서 우리는 혼란이나 갈등상태에 빠지게 된다. 이럴 때는 매우 강렬하고 중차대한 느낌이 들지만 현재 상황에는 걸맞지 않다고 생각된다.

이런 상황에 처했을 때 우리는 대개 정신이상이 되지 않으려고 합리화를 한다. 우리는 이러한 상태가 현재 일어나는 상황 때문이라고 생각한다. 여전히 미심쩍은 구석이 있지만 적어도 생각할 수 있는 한도 내에서는 그 생각이 가장 설득력이 있다. 아이스캔디 이야기의 주인공은 왜 스스로 성공을 거부하는지 이유를 알지 못했다. 그녀는 분명히 확신이 부족해서라고 생각했다. 그래서 교육과정에 등록했다. 교육은 효과가 없었다. 그래서 분명 다른 이유가 있을 거라고 생각했다. 여자이기 때문에? 혹은 성격에 문제가 있나? 아니면 그 밖에 다른 문제일까? 그녀는 자신이 성공을 거부하는 이유를 알기 위해 탐구를 계속했다.

우리가 이런 작업을 할 때는 완전히 새로운 문제가 시작된다. 이때 현재 시제의 삶에 문제가 있다고 생각해 문제가 전혀 없을지도 모르는 현재의 삶을 들쑤셔놓는다. 가장 심각한 문제는 우리가 거짓을 믿는다는 것이다. 이것이 모든 문제의 근원이다. 이러한 거짓믿음이 바로 모든 마음문제를 진짜 문젯거리로 만드는 주범이다.

이번 비밀의 마지막 핵심은 보호설정이 사실은 믿음체계라는 점이다. 6세, 8세, 10세가 될 때까지 이 믿음체계는 생각할 수 있는 모든 문제에 관한 기억을 근거로 깊게 암호화된 믿음을 갖게 만든다. 부모, 인간관계, 정체성, 낯선 사람이 얼마나 위협적인지, 내가 잘하고 못하는 것, 성공할 건지 실패할 건지, 내가 좋은 사람인지 나쁜 사람인지, 내가 안전한지 그렇지 않은지, 두려워해야 하는지 아니면 사랑과 기쁨과 평화 속에 삶을 살 수 있는지 등.

보호설정 믿음체계는 우리의 삶에 엄청난 영향을 미칠 수 있다. 이 체계는 이성적인 추론에 근거하지 않기 때문이다.

논리를 그냥 건너뛴다

트라우마 기억이 일어나면 이성뇌를 그냥 지나쳐 반응적인 감정뇌, 즉 고통에 반응하는 뇌와 스트레스에 반응하는 뇌가 작동한다. 트라우마 기억이 재활성화되면 의식적이고 이성적인 사고가 멈추거나 크게 감소한다. 그래서 우리가 20세이건 40세 혹은 60세이건, 5살 때 경험했던 아이스캔디 기억이 어떤 사건에 의해 재활성화되면 그 상황에 대해 이성적으로 대처할 수 없다. 많은 사람들에게 매일, 하루 종일 이런 일이 일어난다. 논리적으로 생각하고 판단하고 필요한 일을 하는 우리의 능력이 사라지거나 심하게 손상된다.

자신이 원하는 삶을 살지 못하는 많은 사람들은 현재의 상황이 과거의 트라우마 기억을 지속적으로 재활성화시키기 때문에 논리력이나 이성이 사라지거나 감소해 지속적인 혼란에 빠진다. 이런 기억들과 이 기억의 믿음체계는 인체 컴퓨터의 하드드라이브에 프로그램화된다. 고통스러운 기억은 우리가 생존하고 성장하기 위해 다른 어떤 기억보다 중요하게 취급된다.

고통이 처음 발생했을 때 고통의 수위가 클수록 더 많은 아드레날린이 분비되는데 이럴 경우 이후 비슷한 상황을 초기 고통의 상황처럼 인식하는 범위가 커진다. 애초 경험할 당시의 트라우마가 클수록 더 많은 연상작용이 일어나 재활성화되는 일이 잦아진다는 뜻이다.

예를 들어 과거의 트라우마 기억이 계속 재활성화되는 환자가 있었다. 재활성화되는 이유를 탐구하다 흥미로운 연결점을 발견했다. 원래의 트라우마가 재활성화될 때마다 주위에 노란색 넥타이를 맨 누군가가 있었다. 그 사람은 트라우마와 아무 상관이 없었고 다만 노란색 넥타이를 맨 것뿐이었다. 과거의 트라우마가 세월이 한참 지난 후에도 노란색 넥타이를 볼 때마다 공포감, 불안, 우울, 혼란, 숨거나 누군가를 때리고 싶은 충동을 느끼게 만든 것이다. 분명 그는 아침에 옷장을 열 때, 교통표지판이나 신호를 볼 때, 노란색 종이나 노트를 볼 때 등 어디에서나 노란색이 눈에 띌 것이다. 아마 하루에 한 시간이라도 노란색을 보지 않고 지내기는 힘들 것이다. 이 트라우마가 너무나 강렬했기 때문에 이 남자의 마음은 조금이라도 이 고통스러운 경험과 비슷한 상황이 발생하면 기억을 재활성화시켜 주의를 주겠다고 결심한 것이다. 이러한 일이 또다시 일어나면 살아남지 못할 수도 있기 때문이다.

이는 마음이 일으키는 과민반응이다. 항바이러스프로그램이 사람을 질병에 걸리게 만드는 것도 같은 맥락이다. 하지만 노란색 넥타이와 같은 예는 전혀 드문 일이 아니다. 그런 일은 항상 일어난다. 장담하건대 우리는 이런 일이 일어난다는 것조차 알지 못한다. 그리고 우리가 그렇게 느끼고 행동하는 이유를 알지 못한다.

고통 없이 숨은 기억 찾기

이 기억들을 치유하기 위해 우리는 어떻게 해야 할까? 전통적인 방법은 말로 표현하는 것이다. 나는 이 방법이 효과가 있다고 생각하지 않는데 과학과 심리학 분야에서 행해진 수많은 최신 연구결과도 마찬가지로 보고한다. 기억을 이야기하는 것이 거의 도움이 되지 않으며 오히려 더 악화시키는 경우가 많다는 것이다. 더구나 많은 기억들이 무의식 속에 자리한다.

기억을 하든 못하든 대부분의 사람들은 극복하는 법을 배운다. 내 고객 한 명이 나를 찾아와 다음과 같이 말했다.

"내 인생 전체가 무너지고 있어요. 선생님을 마지막 도피처라고 부르고 싶네요. 친구 한 명이 선생님의 도움을 받고 몇 가지 병이 나았다고 해서요. 힐링 코드가 효과가 있을 것 같지는 않아요. 저는 3년 전에 강간을 당한 후 꾸준히 심리상담과 테라피를 받아왔어요. 그 일을 당하기 전에는 건강하고 행복했죠. 지금은 온갖 약을 달고 살고 항상 아파요. 이혼할 지경에 날렸고 남편과 아이들을 잃게 생겼어요. 거의 언제나 다른 사람과 함께 있기가 힘들어요. 이제는 제가 원하는 방식으로 사랑을 주고받을 수가 없어요. 아이들한테도 마찬가지에요."

이 여성은 지난 3년간 고도로 훈련된 전문가들과 상담을 하고 대화를 나누었다. 전문가들이 잘못했다는 얘기를 하려는 게 결코 아니다. 트라우마에 대처하는 대부분의 방식이 전혀 효과가 없다는 말을 하려는 것이다. 대처하는 접근법은 이 여성과 같은 트라우마에 치유력을 갖지 못한다.

왜 그럴까? 우리의 마음이 트라우마 기억을 치유하지 못하게 보호하기 때문이다. 거듭 말하지만 트라우마 기억은 유전으로 물려받거나 언어 이전의 기억에 포함되는 경우도 많으며 우리의 무의식은 이 기억이 치유되지 못하도록 보호한다. 도대체 왜 그러는 것일까? 답은 매우 간단하다. 무의식의 기억은 사람이 상처받지 않도록 하는 것에 목적이 있으므로 기억이 치유되는 것은 안전하지 않다고 해석하여 이러한 종류의 기억이 치유되는 걸 필사적으로 막는다.

성폭력의 기억을 갖고 나를 찾은 이 여성의 경우에서 보듯이 유능한 전문가들이 모든 걸 시도했으나 이 여성은 치유되지 않았다. 치유는 커녕 건강과 가족을 포함해 인생에서 중요한 모든 것을 잃기 직전이었다. 처음에 내가 힐링 코드를 시행하려 했을 때 그녀는 하고 싶지 않다고 했다. 효과가 없을 테고 실없고 너무 단순하다는 이유에서였다. 어쨌든 그녀는 힐링 코드를 받았고 3일 후에 전화가 왔다. 변한 게 없다는 것이었다. 나는 이 문제에 대해 다음 단계의 힐링 코드를 시행해보라고 했고 3일 후에 또 전화가 왔다. 달라진 게 없이 여전하다고 했다. 나는 "힐링 코드를 하는 동안 그 기억에 대해 생각하지 않았으면 해요. 변화가 생기면 본인이 알게 될 거예요. 그때 나한테 얘기하세요. 힐링 코드는 심리상담이나 테라피가 아니기 때문에 과거의 일을 생각할 필요조차 없답니다. 저절로 치유해요"라고 말했다.

그날 늦은 시간 그녀가 나에게 전화를 했는데 전화기에 대고 그냥 울기만 했다. 복받치는 울음에 그녀는 호흡이 곤란할 지경이었다. 결국 가까스로 말을 할 수 있게 된 그녀는 이렇게 말했다.

"변했어요, 변했어요, 변했어요."

그녀가 진정이 된 후 나는 이렇게 물었다.

"기억이 변했다는 말을 하고 싶었던 거죠?"

"네, 맞아요."

그녀가 대답했다. 어떻게 변했느냐는 나의 질문에 그녀는 이렇게 말했다.

"오늘 오전에 힐링 코드를 하고 있었는데 불현듯 강간당한 기억이 떠올랐어요. 처음으로 강간한 남자를 보고 용서하는 마음이 들었어요. 분노와 적개심과 고통과 원한이 사라졌어요."

150

용서와 연민의 기억으로 바뀐 것이다. 그녀의 기억은 완전히 치유되었다. 남편과 화해하자 건강문제도 사라졌고 약도 끊었다. 내가 아는 바로 그녀는 지금까지 행복하게 아주 잘 살고 있다.

그녀의 무의식은 그 기억이 치유되는 걸 완강하게 막고 있었다. 그녀에게 너무나 고통스러운 기억이기 때문에 또다시 그런 일이 일어난다면 그녀는 살지 못할지도 모르기 때문이다. 그야말로 자살을 하거나 몹쓸 병에 걸릴지도 모르니까 말이다.

숨겨진 과거의 저항과 속임수

마음이 이런 종류의 기억을 치유하기를 거부한다면 어떻게 치유할 것인가? 다섯 살짜리에게는 아이스캔디 이야기가 성폭력을 당한 이 여성의 이야기만큼 심각하다. 사람들은 이렇게 말할 것이다.

"로이드, 말도 안돼요! 도대체 어떻게 아이스캔디 경험과 성폭행당한 경험을 비교할 수 있어요?"

아이스캔디 이야기는 5살짜리 소녀의 마음과 추론을 통하여 본대로 저장되기 때문이다. 또한 기억의 한 부분에는 이런 믿음이 자리 잡고 있다.

'나는 사랑받지 못해. 내겐 뭔가 문제가 있어. 나중에 커서도 사람들이 나를 사랑하지 않을 거야. 나는 언제나 실패할 거야.'

이러한 믿음은 성인이 된 소녀에게 조금 전 등장했던 성폭력을 당한 성인여성의 믿음에 버금가는 파괴적인 영향을 미쳤다.

매우 다른 두 사건을 두고 우리는 하나는 트라우마로 간주하지만 또 다른 하나는 트라우마라고 생각하지 않을 것이다. 하지만 두 사건 모두 트라우마로 각인되었고 마음은 이 여성들에게 이러한 일이 또다시 일어나지 않도록 보호하기 위해 기억을 치유하기를 거부했다.

결국 이번 비밀에서 말하고자 하는 포인트는 다음과 같다. 이러한 기억들이 재활성화되었을 때 우리는 자동적으로 나오는 이 정서반응(스스로를 보호하기 위해 프로그램화된 자극/반응 기억)을 현재 상황 탓으로 돌린다는 것이다. 예를 하나 들어보자. 아이스캔디 이야기의 여성이 나에게 전화를 걸어 "나는 늘 내 앞길을 망칠 방법을 찾아요"라고 말은 했지만 실제로는 주변 사람들이 그녀의 삶을 엉망으로 만들어놓는 바람에 자신이 성공하지 못한다고 믿었다. 마음속 깊은 곳에서는 사실이 아니라는 걸 알고 있었지만 그녀는 항상 증거가 분명하지 않은 그럴듯한 이유를 갖다 댔다. '그들은 나를 제대로 대접하지 않아.' '그들은 내게 일을 너무 많이 시켜.' '그 사람은 첫 날부터 내가 마음에 안 들었던 거야.'

성폭력을 당한 여성도 마찬가지였다.

'남편이 나를 솔직하게 대하지 않아서 그와 더 이상 친밀감을 나눌 수가 없어.'

내가 그녀의 남편과 얘기해보았지만 그는 그녀를 별다르게 생각하지 않았다. 그는 자신의 아내가 끔찍한 일을 당했다고 생각했지만 그 사실을 잊고 여전히 그녀에게 친밀감을 느끼고 싶어했다. 하지만 그녀는 남편이 자신을 다른 시각에서 본다고 굳게 믿었다. 그녀는 남편이 그녀를 더럽고 결점 많은 여자로 바라보기 때문에 그녀와는 어떤 일도 함께하고 싶어하지 않는다고 생각했다. 그녀의 생각은 결코 실제상황에서 나온 게 아니었다. 그녀가 그런 생각을 한 이유는 성폭력의 기억 때문이었지만 그녀는 남편과의 상황 때문이라고 믿었다. 두 여성 모두 자신의 반응을 현재 상황 탓으로 돌렸지만 사실은 3년 전 혹은 25~30년 전의 사건에서 비롯된 것이었다.

다섯 번째 비밀을 복습해보자.

유전된 기억, 언어와 논리 이전의 기억, 트라우마 기억은 자극/반응 보호설정 믿음체계가 된다. 자극/반응 체계는 트라우마 기억과 유사한 상황이 다시 나타났을 때 활성화된다. 유사한 상황의 범위를 정의하는 기준은 최초의 세포기억이 얼마나 고통스러웠는지에 달렸다. 자극/반응 체계가 활성화되면 최초의 사건을 재경험한다. 그녀는 과거의 생각과 감정을 경험하며 행동까지 경험할 가능성이 매우 높다. 성폭력의 희생자는 사건 당시에 느꼈던 분노, 공포, 화, 두려움을 느낀다. 그녀는 이때 또한 다음과 같은 사고패턴을 갖게 되는 경향이 있다.

'이건 끔찍한 일이야. 이건 너무한 일이야. 나는 위험에 빠졌어.'

그리고 유사한 행동을 한다.

'여기서 빠져나가고 싶어. 기필코 여기를 빠져나갈 거야.'

이치에 맞지 않음에도 불구하고 이 사람은 이 모든 반응을 현재 상황 때문이라고 여긴다. 그녀는 현재의 상황이 무엇이든 그것을 왜곡할 구실을 만들어내서 자신의 반응을 정당화한다. 주위 사람들 모두가 그녀의 반응이 이성적이지 않다고 생각하고 그녀 자신 또한 그렇게 생각할지라도 여전히 그러한 반응을 보인다. 그녀 자신도 그런 반응이 일어나는 이유를 모르기 때문이다. 그녀는 이러한 강력한 감정과 충동이 과거의 기억에서 비롯되었다는 걸 모른다. 설사 안다 하더라도 어느 기억인지 알 수 없다. 이 사람은 꼭 이유를 대야 한다. 그렇지 않으면 미치거나 미친 기분이 들 것이다.

다시 말해 요란한 폭풍우를 피한다면 우리의 항바이러스프로그램은 제대로 작동하는 것이다. 하지만 햇빛이 화창한 날 하늘에 뭉게구름이 몇 개 떠 있다고 실내에서 운동한다면 프로그램을 재설정할 필요가 있는 것이다.

잘못된 설정을 극복해 원하는 삶을 살기 위해 수천 달러의 돈과 수십 년의 시간을 들이는 사람이 그토록 많은 이유가 정확히 이 때문이다. 하지만 의지력을 이용해 증상을 없애려고 한다면 이 문제는 절대 해결되지 않는다. 근원을 해결해야 한다. 그리고 그 근원은 단 하나, 마음의 문제이다.

+ 6장 +

여섯 번째 비밀
나는 믿는다!

5장에서 자극/반응 체계가 어린 시절에 형성되는 믿음체계를 확립한다는 것을 배웠다. 우리의 뇌가 성장하면서 자극/반응 믿음체계를 바탕으로 두 번째 믿음체계가 언어와 추론능력과 함께 형성된다.

내가 10살 정도 되었을 때 어느 날 학교에서 특별한 조회가 있었다. 평소와는 달리 매혹적이고 자극적이고 놀라웠던 조회였다. 가라테 사범이 나무판, 벽돌, 커다란 얼음조각을 격파하고 동시에 여러 명의 공격자와 맞서 싸우는 묘기를 선보이며 인생의 비밀을 알려주었다.

사범은 평생 잊지 못할 이야기를 들려주었다. 무술을 배운 지 얼마 되지 않은 내 나이 또래 중국소년의 실제 이야기였다. 그가 다니는 학교는 정기적으로 가족과 친지들을 초청해 향상된 무술실력을 선보이는 행사를 열었다. 학생들은 각기 다른 무술실력을 보여주기 위해 평소 실력보다 훨씬 어려운 묘기를 준비했다. 사범은 이 소년에게 행사에서 어떤 벽돌을 정해진 수만큼 격파하는 묘기를 선보이라고 말했다. 소년은 의아해하지 않을 수 없었다. 소년은 이전에 벽돌격파를 해본 적이 없는 데다 사범이 행사 전까지는 실제 격파를 하지 말라고 했기 때문이다. 그렇다. 그는 다른 학생들처럼 연습을 했지만 기법만 연습했지 실제 격파는 하지 않았다. 걱정이 된 어린 소년이 사범에게 이의를 제기하자 사범은 씩 웃으며 이렇게 말했다.

"걱정 안 해도 돼. 너는 벽돌격파에 필요한 모든 걸 알고 있어."

행사 날이 왔고 모든 학생들이 무술시범을 훌륭하게 마쳐 청중들의 찬사를 받았다. 마지막으로 소년의 차례가 왔다. 그는 청중과 사범에게 허리를 굽혀 인사한 후 연습한 대로 벽돌을 격파했다. 소년이 벽돌들을 여지없이 격파하자 모두들 놀라워했다.

사범은 앞으로 나와 청중들의 동요를 가라앉힌 뒤 이 소년이 지금 보인 시범은 역사상 유례가 없는 일이라고 설명했다. 그 자신뿐만 아니라 전 세계의 어떤 훌륭한 스승도 한 적이 없다고 말했다. 사범은 이 소년이 재능이 있긴 하지만 재능 때문이 아니라 단지 마음속에서 의심 없이 할 수 있다고 믿었기 때문에 불가능해 보이는 묘기를 펼칠 수 있었다고 말했다. 벽돌격파는 단지 소년의 믿음이 육체적으로 표현된 것이었다.

당신의 인생에서 격파해야 할 벽돌은 무엇인가? 무엇이 되었든 믿음의 문제로 인해 벽돌이 존재할 가능성이 있다. 내가 약속할 수 있는 한 가지는 진실을 믿을 수 있다면 당신의 길을 가로막는 벽돌은 사라진다는 것이다.

오래전에 중국에서 일어났던 이 소년의 일화는 거의 불가능이 없도록 만드는 믿음의 위력을 보여주는 완벽한 예다.

의식적 믿음과 실제 믿음

트레이시와 처음 데이트를 했을 때가 1985년이다. 나는 트레이시를 차에 태우고 가까운 공원으로 가서 바닥에 담요를 깔았다. 우리는 거기서 장장 4시간을 이야기했다.

우리는 우리가 믿는 것들에 대해 말했다. 인생, 아이들, 가족, 신, 종교 등 생각할 수 있는 모든 주제에 대해 얘기를 나눴다. 그날 밤 내가 "내 생각에는…"이라든가 "나는 …라고 믿어요" 같은 표현을 많이 썼던 기억이 난다. 그리고 트레이시는 우리가 나눈 주제가 무엇이든 "글쎄요, 나는 …라고 믿어요"라고 대답했던 것 같다. 우리는 연애기간과 약혼기간 동안 항상 이런 식으로 대화했다.

트레이시와 내가 결혼식을 올렸을 때 솔직히 나는 우리가 세상 어느 부부보다 준비가 잘 된 부부라고 생각했다. 처음 만날 날처럼 우리는 많은 대화를 나누었을 뿐 아니라 성격검사를 받은 후 서로 비교해보고 인생에서 원하는 것, 원하지 않는 것, 특정한 상황에 처했을 때 대처하는 방식에 대해 글로 표현하는 혼전 심리상담을 받아왔다. 우리는 서로 사랑했고 삶에서 중대한 것들을 공유했으며 최대한 준비했기 때문에 멋진 결혼생활을 할 거라고 예상했다.

그렇게 결혼했건만 채 1년이 지나기도 전에 둘 다 이혼을 원하는 상황에 이르렀다. 도대체 무슨 일이 일어난 걸까?

이제는 안다. 트레이시와 내가 "나는 …라고 믿어요"라고 말할 때 우리는 의식적으로 믿는 사실만을 얘기했다는 것을. 사실을 논리적으로 보았을 때 우리는 가장 합당한 결론에 도달했다. 여기에서의 문제는 우리 믿음의 90퍼센트는 무의식 속에 있다는 점이었다. 우리가 가진 이성적이고 의식적인 믿음체계는 다섯 번째 비밀에 나오는 '자극/반응 설정 믿음체계' 위에 수립되며 이 체계는 대부분 무의식적이다. 무의식 안에 갇힌 이러한 설정체계가 과거와 유사한 상황이 발생했을 때 재활성화되어 고통을 야기한다 해도 우리는 이 사실을 알지 못한다. 따라서 "나는 …라고 믿어요"라고 말할 때 우리는 사실 "나는 의식적으로 …라고 믿어요"라고 말하는 것이다.

트레이시와 내가 동의했던 의식적인 믿음을 건너뛰어 고통스러운 기억이 재활성화되는 상황이 결혼 후 두 사람 모두에게 일어났다. 우리의 의식적인 믿음은 대부분 문제될 게 없었고 우리는 자극/반응 체계에 근거해 살고 있었지만 그걸 알지 못했던 것이다. 우리는 우리의 생각, 감정, 행동이 현재의 상황에서 비롯된 것이라 믿었다. 나는 트레이시를 탓하고 트레이시는 나를 탓했다. 우리는 기분이 상했고 토라졌고 당시의 상황 때문에 문제가 일어난다고 생각하며 온갖 방법을 강구했다. 하지만 처음부터 문제는 자극/반응 믿음체계 안에 있었다.

습관 그리고 우리가 정말 믿는 것

이 문제에 관하여 우리가 습관이라고 부르는 것에 대해 좀 더 최근의 예를 들어보자.

수년간 트레이시와 나는 침대 시트를 정리하는 일로 신경전을 벌였다. 이유가 어찌 되었든 시트는 나의 일이었다. 다만 나는 어릴 때 이불 정리를 하지 않고 자랐다. 그래서 결혼 생활 몇 년 동안 내가 이불 정리를 하지 않을 때면 트레이시가 짜증을 냈고 나에 대해 좌절감을 느꼈다. 그럴 때마다 나는 죄책감을 느끼는 한편 짜증이 났다. 나는 종종 무의식적으로 조금 늦게 일어나 "미안해, 지각할 것 같아서 이불 정리는 못하겠는 걸"이라고 말하며 트레이시가 이불 정리를 하도록 유도하곤 했다. 내가 출근하고 나면 트레이시가 이불을 정리할 것을 알았기 때문이다.

눈치 챘겠지만 내가 '유도'라고 한 것은 빤한 거짓말이었다. 대부분의 사람은 늘 거짓말을 하면서도 절대 인정하지 않거나 아예 인식하지도 못하는 경우가 많다. 거짓말이 습관이 되어서 그렇다. 우리의 경우에는 이불을 정리하는 일이 오랫동안 둘 모두에게 고통의 근원이 되었다. 그런데 힐링 코드를 발견해서 우리의 파괴적인 기억을 많이 지우고 난 후에 흥미로운 일이 발생했다. 내가 거리낌 없이 이불을 정리하게 된 것이다. 그리고 또 하나가 있다. 트레이시 역시 신경 쓰지 않게 되었다는 것이다! 죄책감은 물론 분노나 좌절감도 없어졌다. 기록되는 기억도 없어졌다.

왜 이런 이야기를 할까? 파괴적인 습관의 밑바닥에는 마음의 기억이 있다. 수년간 더 많은 스트레스를 받지 않고 이 문제를 성공적으로 치유하려면 습관의 근원인 파괴적인 기억을 치유해야 한다. 이 기억을 치유하면 대부분의 경우 문제는 저절로 노력 없이 해결된다.

여기서 흥미로운 사실은 '습관 없애기' 분야의 전문가들은 거의 의식적인 행동과 사고에만 치중한다는 것이다. 이것은 마치 언덕 위로 바위를 굴리는 것처럼 악순환을 낳는다. 긴 세월을 소비하고도 계속해서 단기적인 결과만을 얻게 되는 악순환 말이다. 알코올중독의 경우 대부분의 사람들이 잠시 술을 끊었다가 다시 입에 대는 악순환에 대해 안다. 모든 습관이 다 그렇지만 화학물질과 연관된 습관에는 넘어야 할 또 다른 장벽이 있다.

중독과 중독의 원인

나는 프로레슬러들을 많이 치료해왔는데 거기에는 이유가 있다. 좋은 결과를 얻은 한 명의 레슬러로 인해 입소문이 났기 때문이다. 비행기를 타고 내슈빌로 날아와 자신의 딜레마를 얘기했던 어떤 레슬러가 기억난다. WWF^{World Wrestling Entertainment}(미국의 프로레슬링 단체)의 회장인 빈스 맥마혼이 그를 자신의 사무실로 불러 경고했다고 한다. 약물중독으로 이미 두 번이나 물의를 일으켰으니 세 번째 물의를 일으킬 경우 즉시 방출하겠다고 말이다.

한데 이 거구의 사내는 내가 본 사람 중 가장 착한 인물이었다. 그는 현재 자신이 선택할 수 있는 일은 수억, 수십 억의 연봉을 받는 프로레슬러가 되어 월마트의 광고모델이 되거나, 월마트 직원이 되거나 둘 중 하나라고 했다. 그는 그동안 입원도 했고 통원치료도 받았으며 좋다는 책은 모두 읽고 재활프로그램, 테라피 등을 받으며 노력했다. 그는 자신과 가족을 위해 필사적으로 투쟁했다.

그는 다음 날부터 이틀 동안 집중적으로 힐링 코드를 받았다. 그는 중독이 아닌, 중독이 치유되지 못하게 막는 파괴적인 세포기억을 치유했다. 결국 그가 집으로 돌아갈 때는 중독에서 해방된 상태였다. 4년 후에 플로리다의 올랜도에서 그를 다시 만난 적이 있다. 그는 현재 건강하게 일하며 여전히 중독에서 벗어나 있다.

섭식장애를 겪는 여성이 자신에 대해 사실이 아닌 것을 믿는다는 것은 정신건강 분야에서 잘 알려진 사실이다. 당사자 외의 모든 사람은 그녀가 믿는 것이 사실이 아니라는 것을 안다. 놀라운 사실은 이 소중하고 아름다운 여성들이 거울을 볼 때면 잘못된 믿음이 너무나 강력한 탓에 거울에 비친 모습과 전혀 다른 자신의 모습을 본다는 것이다. 다른 사람이 거울 앞에 함께 서서 직접 신체부위를 가리키며 확인을 시켜도 거식증환자는 거울 속의 모습과는 다른 왜곡된 모습을 본다. 이 것은 파괴적인 마음의 그림과 특정한 '파괴적인 스트레스 · 반응 믿음' 이 어떻게 세상을 왜곡시켜 보게 하는지 극명하게 보여주는 예다. 하지만 우리는 흔히 우리의 믿음이 100퍼센트 정확하다고 믿는다.

대부분의 사람들이 이해하지 못하는 사실은 이러한 현상이 거식증환자처럼 완전히 왜곡해 보는 것에서부터 100퍼센트 진실을 보는 것에 이르기까지 연속선상에서 발생한다는 것이다. 한마디로 우리 대부분이 매일 어느 정도는 이 세상을 부정확하게 보고 있다는 얘기다. 내 친척 중에 항상 체중문제로 고군분투하는 사람이 있는데 그녀는 거울을 볼 때마다 "거울에 문제가 있어. 나는 그렇게 과체중이 아닌

데……"라고 자주 말하곤 했다. 그녀는 "이 옷이 나한테 맞지 않는 거야. 이 옷 때문에 뚱뚱해 보이는 걸"이라고 말할 때도 있다. 이제는 가족 모두가 수십 년간의 경험을 통해 진실을 알고 있다. 거울에는 아무 문제가 없다. 옷도 제대로 맞는다. 그녀는 과체중이다. 이것도 파괴적인 정도가 약할 뿐 거식증의 증상과 같은 원리다.

믿음과 수행력

믿음의 문제를 스포츠와 최대 수행력이라는 완전히 다른 관점에서 볼 수 있다. 나는 얼마 전 밤에 NBA 결승전을 TV로 보고 있었다. 방송해설자들은 경기 중 위기에 처했을 때 공을 잡기를 원하는 선수와 그렇지 않은 선수에 대해 말하고 있었다. 해설자들은 공을 원하는 선수는 슛을 넣을 거라고 믿는 반면 공을 원하지 않는 선수는 슛을 넣지 못할 거라고 믿는다고 설명했다.

해설자들의 말은 정확히 맞다. 마이클 조던에 대한 이야기를 들은 기억이 난다. 마이클 조던은 시합 전에 승패를 결정하는 마지막 순간의 슛을 포함해 경기 중에 일어날 수 있는 상황을 시각화하는 시간을 가졌다고 한다. 경기의 결과가 전적으로 마지막 몇 초에 달린 경기 종반이 되었을 때 마이클은 공을 절실히 원했다. 몇몇 인터뷰에서 마이클은 그런 상황이 되면 자신이 승리 슛을 넣을 거라 믿었다고 말했다.

나는 테니스 특기생으로 장학금을 받고 대학에 입학했다. 그 당시에도 테니스선수들이 그러한 믿음의 작용에 대해 잘 알고 있었다. 우리는 경기의 결정적인 순간에 승패를 결정하는 한 번의 스윙을 '강철 팔꿈치iron elbow'라고 불렀다. 이 순간에 최선을 다해 거의 항상 승리를 거머쥐는 선수도 있었고 공포감 때문에 얼어붙어 라켓조차 휘두르지 못하는 선수도 있었다. 마치 선수의 팔이 강철로 변하는 것 같았다. 사실 어떤 종류이든 주요 스포츠경기를 오랫동안 본 사람이라면 결정적인 순간에 대해 해설자들과 선수들이 공통적으로 다음과 같이 말하는 걸 들을 수 있다. "마지막 순간에는 결국 정신력이 관건이죠." "마음이 문제죠." "마지막 순간의 승패는 몸과는 상관이 없어요. 결국 정신이죠." "위태로운 상황에서는 마음이 가장 중요해요."

믿음이 치유할 수도, 죽일 수도 있다

믿음은 스포츠경기, 연주회, 연극, 거식증뿐 아니라 우리 삶의 모든 영역에 연관된다. 사랑하는 사람과의 관계가 친밀한지, 열정적인지, 만족하는지는 트레이시와 나의 관계처럼 믿음이 결정한다. 억대연봉자가 될 것인가 좌절감 속에서 빠듯한 생활을 할 것인가는 능력보다는 믿음에 달렸다. 이것을 기억하라. 당신이 충실한 믿음을 가지고 있다면 어떤 영역에서든지 남다른 능력을 발전시킬 수 있다. 이 내용은 일곱 번째 비밀에서 상세히 다룬다.

앞서 소개했던 아이스캔디 이야기로 잠시 돌아가보자. 그 여성은 세상에서 필요한 능력을 넘치도록 가졌다. 지능지수 180, 아이비리그 출신, 금융업무에 적합한 능력 등. 주위 사람들은 모두 그녀가 성공가도를 달릴 탁월한 도구를 갖췄다고 얘기했다. 그럼에도 불구하고 그녀는 오랫동안 능력을 발휘하지 못했으며 말 그대로 매주 자신의 성공을 방해할 방법을 찾고 있었다. 매번 그녀는 일을 망칠 합리적인 이유를 댔다. "감기에 걸렸어요." "조수가 해야 할 일을 마치지 않았어요." "친구 하나가 큰일을 당해서 정신이 없어요." "우리 고양이가 병이 났어요." 끝이 없었다.

그녀가 내놓은 이유가 모두 거짓말일까? 아니다! 그런 것들은 정말 그녀를 괴롭혔다. 누구라도 이런 것들은 괴롭다. 하지만 그녀의 인생을 망치는 것은 이런 이유들과는 아무 상관이 없었다. 그녀를 방해하는 것은 다섯 살 때 겪었던 아이스캔디 사건에서 비롯된 잘못된 믿음이었다. 그녀의 어머니가 자신을 사랑하지 않았던 것이 자신에게 문제가 있기 때문이라는 그 믿음 말이다.

결국 이런 일이 되풀이되고 여러 해가 지나도 계속되자 그녀는 뭔가 다른 것이 작용한 거라는 결론을 내렸다. 그녀가 내게 전화한 때가 그 시점이었다. 모두 믿음의 문제였다. 그 문제를 유발하는 자극/반응 믿음체계를 수정하자 그녀의 이성적이고 의식적인 믿음이 저절로 변했다. 그래도 그녀를 방해하는 일상문제들은 그대로 남아 있었을까? 물론이다. 누구나 갖는 문제다. 하지만 그녀는 아주 쉽게 그런 문제들을 극복했다. 또한 모두들 예견했던 실력자가 되기 위해 모든 능력을 꽃피우기 시작했다.

뭔가 멋진 말을 듣고 싶은가? 그것 역시 당신에게 예정되고 예견된 일이다. 위대함! 진실된 믿음을 갖는다면 그 일이 실제 삶에서 일어날 것이다. 스탠퍼드 의대의 연구에서 신체의 질병과 증상을 일으키는 원인은 언제나 잘못된 믿음이며, 진실을 믿고 그 믿음을 계속 유지한다면 우리의 세포가 질병과 증상에 영향받지 않을 것이라고 밝힌 것은 우연이 아니다. 우리가 믿는 것은 우리를 죽일 수도, 살릴 수도 있다.

숨겨진 믿음 찾기

그렇다면 현재의 상황 때문이 아니라 자극/반응 믿음이 재활성화되어 문제가 발생하는 것이라는 걸 어떻게 알까? 아래와 같이 아주 간단하게 찾는 방법이 몇 가지 있다.

· **감정** 현재 상황에 맞지 않는 감정이 느껴진다면 과거에 자극반응을 일으킨 고통스러운 기억이 재활성화되는 중인 것이 거의 확실하다. 하지만 대부분은 이렇게 재활성화가 일어난다는 사실을 의식하지 못한다. 다른 사람 모두가 말이 안 된다고 생각할지라도 본인은 생생하고 분명한 감정을 느끼기 때문에 현재 상황이 원인이라고 생각하게 된다. 그럴 때는 친구에게 이렇게 물어보라.

"상황이 이러이러한데 내가 이런 감정이 들어. 이게 이치에 맞는지 아니면 내가 너무 과도한 건지 말해줄래? 제발 솔직히 말해줘. 듣기 좋은 말이 아니라 솔직한 생각을 듣고 싶어."

· **생각** 현재 상황에 대해 갖고 있는 생각이 완벽히 논리적이라면 다른 사람들도 그 생각에 동의한다. 그런 경우는 자극/반응이 재활성화되는 것이 아닐 가능성이 크다. 반면 현재의 상황과 걸맞지 않은 생각을 하고 있다면 고통스러운 기억이 다시 활성화되는 중이라고 보면 된다.

우리는 과거나 미래가 아닌 현재에 살기를 원한다. 놀랍게도 극소수의 사람들만이 이를 실현한다. 그 이유는 고통스러운 세포기억이 재활성화되어 과거의 생각과 감정을 일으키기 때문이다.

· **행동** 자신이 진정 원하는 일이 아닌데도 반복적으로 하게 되고 그것이 자신의 인생목표에 반하는 결과를 낳고 있다면 자극/반응 기억에 의한 행동을 하는 것이다. 가장 명백한 예가 체중문제다. 체중을 줄이기 위해 힐링 코드를 찾았던 사람들 대부분이 체중을 줄인다. 하지만 우리가 흔히 볼 수 있는, 체중을 줄이고 싶어도 그렇지 못한 사람들은 분명 세포기억이 재활성화되기 때문이다. 그들은 현재 상황을 탓한다.

"스트레스가 너무 심해. 내일 당장 그만둘 거야."

남이 이런 말을 하는 걸 들어보았을 것이다. 실은 거의 모든 중독이나 파괴적인 습관은 고통스러운 세포기억 안에 갇혀 있다. 이 세포기억 안에 갇힌 믿음이 재활성되어 고통을 일으킨다. 중독은 이 고통을 잊게 하거나 몇 시간 기분을 좋게 하는 용도로 사용된다.

· **의식적인 통제의 상실** 이 모든 문제들을 해결하기 위해 가장 흔하게 이용하는 방법은 내가 대처라고 부르는 것이다. 건강에 문제가 생기면 우리는 근원을 해결하지 않고 증상을 치료한다. 때로는 바위를 언덕 위로 잠시 끌어올릴 수 있다. 관리할 수 있다. 대처할 수 있다. 조금 호전될 수 있다. 하지만 언제나 힘든 싸움이다. 너무나 지킬 것이 많아 긴장을 유발하는 경우가 많다. 긴장은 스트레스이고 이는 몸을 해칠 수 있다. 이러한 방식으로는 우리가 원하는 대로 행동하고 느끼고 생각하지 못한다. 원하는 대로 살기 위한 유일한 방법은 세포기억을 치

유하는 것이다.

그러므로 합리적인 믿음체계가 당신이 원하지 않는 방향으로 당신을 이끈다면, 자신이 스스로를 방해한다면, 항상 운이 없다고 느껴진다면, 만성적이거나 심각한 건강문제가 끊이지 않는다면, 배우자나 연인과의 관계가 우리가 원하는 것처럼 애정 어리고 친밀하고 기쁘고 평화로운 관계가 아니라면, 사물을 볼 때 합리적이고 논리적으로 생각하지 못한다면, 그것은 바로 자극/반응 믿음이 재활성화되어 그 기억을 처음 경험했을 때처럼 고통을 일으키기 때문이다. 요약하자면 자신이 원하는 삶을 살 수 없게 되는 것이다.

믿는 대로 행동한다

우리는 항상 믿는 대로 행동한다. 무언가 잘못된 행동을 했다면 그것은 무언가 잘못된 믿음을 가졌기 때문이다. 우리가 하는 행동 전부는 우리가 그렇게 믿기 때문에 하는 것이다. 당신은 이렇게 말하고 싶을 것이다.

"그동안 살면서 하지 말았어야 할 일을 한 적이 너무나 많아요. 그 당시에 하지 말아야 한다는 것을 알았고 후회하는 마음에 기분이 언짢아졌어요. 결국 안 좋은 결과를 얻었죠."

그리고 이렇게 생각한다.

'내 믿음을 저버리고 그런 일을 했어!'

정중히 말하건대 당신은 틀렸다. 믿지 않은 일을 하는 것은 불가능하다. 문제는 우리가 의식하지 못하는 무의식적인 믿음이다. 우리는 지금 의식적인 믿음과 무의식적인 믿음을 비교하는 중이다. 일곱 번째 비밀에서 이 문제를 다루겠지만 미리 결론을 말하겠다. 우리는 같은 문제에 대해 다른 관점에서 비롯된 수백 가지의 믿음을 가질 수 있다. 우리 모두가 정신분열증환자인 것처럼 들리지 않는가?

다행히도 우리 대부분은 분열증까지 가지 않는다. 사랑의 마음으로 진실을 믿고 의식과 무의식이 조화를 이루는 삶을 산다면 분명히 애벌레에서 나비가 되어 날아오르는 대전환을 경험할 수 있다. 이 전환은 이 책을 통해 지금 당장 가능하다. 우리가 제공하는 이 놀라운 정보는 노력이나 올바름을 근거로 날아오르는 방법을 가르쳐주지 않는다. 우리 몸에는 이를 거의 저절로 이루게 하는 체계가 있다.

내가 아는 한 이 문제를 영구적으로 완전히 치유하는 유일한 방법은 무의식에 의해 보호되어 문제를 유발하는 세포기억을 치유하는 것이다.

질문은 다시 반복된다. 도대체 그러한 세포기억을 어떻게 찾아내어 어떻게 치유한단 말인가? 대화요법이 효과가 없다면, 행동교정이 단지 대처만 가능하게 할 뿐이고 실제로는 더 많은 스트레스를 유발한다면, 우리에게 필요한 것은 치유를 위한 스트레스 제거다. 우리는 논리적이고 합리적으로 우리가 진실이라 믿는 바대로 살 수 있는 단계까지 나아가야 한다. 신은 우리에게 논리적이고 합리적으로 추론하는 능력을 부여했다. 이 능력을 사용하기 위해서 내가 '마음'이라고 부르는 무의식을 치유해야 한다. 그리고 치유된 마음을 갖고 살아야 한다.

자, 이제 일곱 번째 비밀로 넘어가서 마음에 대해 자세히 알아보자.

7장

일곱 번째 비밀
마음과 머리가 싸우면
누가 이길까?

여러 해 동안 세계 각지를 여행하며 심리학, 영성, 자연치유에 대한 강연을 할 때 내가 하는 작은 실험이 있다. 다른 사람들도 이 실험을 안다. 나의 친한 친구인 래리 네이피어Larry Napier도 전국 방방곡곡을 누비며 강연여행을 할 때 이 실험을 해서 비슷한 결과를 얻었다고 말했다.

이 실험은 매우 간단하다. 다음 페이지에 나오는 그림을 보라. 나는 종이 한 장에 원을 그리고 4개의 파이조각으로 나눈다. 그리고 각 파이조각에 1, 2, 3, 4라는 숫자를 써넣는다. 이번에는 끈 하나를 구해서 가장자리에 차 열쇠나 집 열쇠를 묶는다. 지원자 한 명을 나오라고 해서 검지와 중간 손가락 사이에 이 끈을 끼우게 한다. 그리고 열쇠를 1, 2, 3, 4로 나눈 파이의 정중앙 위에서 늘어뜨리게 한다. 열쇠는 종이 위 5~7센티미터 정도에 위치한다.

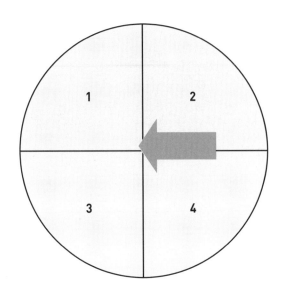

지원자가 처음으로 받는 지시는 1, 2, 3, 4로 나뉜 파이의 정중앙에 열쇠를 전혀 흔들림 없이 정지시키는 일이다. 지금 이 책을 읽고 있다면 한 번 해보라. 대부분의 사람들이 곧잘 한다. 너무 긴장해서 손이 조금 떨리는 사람도 있고 건강에 문제가 있어 열쇠를 조금 움직이게 하는 사람도 있지만 대부분은 정중앙이나 거의 정중앙에 잘 정지시킨다.

첫 번째 지시를 잘 수행한 사람에게 축하를 한 후 나는 두 번째 지시를 내린다. 하지만 두 번째 지시를 내리기 전에 나는 첫 번째 지시가 계속 효력을 발생할 것이라고 주의를 준다. 즉, 두 번째 지시를 내리더라도 열쇠를 여전히 파이 중앙에 정지시켜야 하는 것이다.

이제 두 번째 지시다. 열쇠를 중앙 위에 고정한 상태에서 나는 열쇠가 파이1과 2 사이에서 흔들거리는 상상을 하라고 말한다.

"1번과 2번을 왔다 갔다 합니다. 그냥 1, 2번 사이에서 흔들거리는 상상만 하세요. 하지만 1번 지시를 잊으면 안돼요! 움직이면 안돼요! 그냥 움직이는 상상만 하세요."

무슨 일이 벌어질 것 같은가? 결과는 정말 놀랍다. 75~80퍼센트 정도는 열쇠가 1번과 2번 파이 사이에서 움직인다. 보통은 열쇠가 심하게 흔들리기 때문에 방안에 있는 사람들이 의심을 할 수가 없다. 열쇠가 다른 위지에서 흔들리거나 1과 2 사이에서 흔들리는 것처럼 보이는게 아니다. 분명히 1과 2 사이에서 흔들린다.

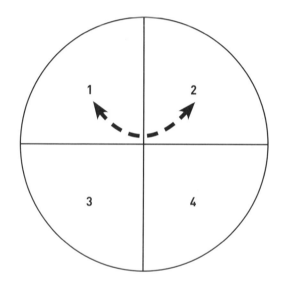

그리고 나서 나는 세 번째 지시를 내린다. 첫 번째 지시는 아직 유효하다. 열쇠를 움직이면 안 된다. 두 번째 지시도 유효하다. 이제는 열쇠가 2번과 4번, 2번과 4번, 2번과 4번 파이 사이에서 움직인다고 상상하라고 말한다. 하지만 첫 번째 지시는 아직 유효하다. 움직이면 안 된다. 또다시 75~80퍼센트는 열쇠가 위치를 바꾼다. 때로 열쇠가 잠시 원 안에 들어갈 때가 있지만 그러고 나서 자리를 찾아 2번과 4번, 2번과 4번, 2번과 4번 사이를 움직인다. 방에 있던 사람들이 모두 놀라서 박수를 친다.

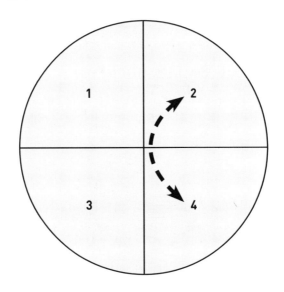

지원자에게 "움직이려고 했나요?"라고 물으면 지원자들은 언제나 "아니오!"라고 대답한다. 지원자들은 보통 웃으며 이렇게 말한다.

"안 움직이려고 애를 써도 맘대로 안 되더라고요!"

그 이유는 이렇다. 나는 지원자에게 두 가지 지시를 내렸다. 하나는 머리형 지시고 또 하나는 마음형 지시다. 머리는 의식적인 것이고 마음은 무의식적인 것이다. 따라서 첫 번째 지시는 머리형 지시다.

"열쇠를 움직이지 마세요. 의식적으로 열쇠를 움직이지 않도록 집중하세요."

두 번째 지시는 마음형 지시다.

"움직인다고 상상하세요."

상상은 우리가 의식적으로 통제할 수는 있지만 무의식과 잠재의식의 기능이다. 그래서 나는 머리형 지시와 마음형 지시를 모두 내렸다. 마음의 지시가 머리의 지시에 우선한다.

언제나 마음이 이긴다

이 실험은 지금까지 사례를 들어 논의했던 트라우마 상황은 아니다. 위험이 없고 순수한 거의 놀이수준의 상황이다. 하지만 마음의 지시가 머리의 지시를 압도해 무의식이 이끄는 방향으로 열쇠가 움직인다. 마음의 언어는 문자가 아닌 그림이다. 그리고 상상은 그림을 만드는 역할을 한다. 열쇠가 움직이는 이미지는 머리에 우선하는 마음의 지시이므로 열쇠가 움직이는 것이다.

어떻게 이런 일이 일어날까? 우리가 열쇠가 움직인다고 상상하면 뉴런이 뇌에서 활동을 시작한다. 뇌는 에너지 진동수와 자극을 내보내는데 이는 목을 거쳐 어깨, 팔, 손 마지막으로 손가락으로 전달된다. 에너지로 인해 끈을 쥔 손가락이 움직인다. 그런데 이때 아무것도 인식할 수 없기 때문에 누구도 자신이 움직였다고 말하지 않는 것이다. 하지만 지시에 따라 끈과 열쇠를 흔들리게 한 것은 확실히 실행자 자신의 움직임이다. 조금 변형을 해서 실시해도 마찬가지다. "열쇠가 원을 그리며 움직이게 하세요"라고 지시하면 실행자는 그대로 움직인다. 이렇듯 마음과 머리가 싸우면 언제나 마음이 이기는 것이다.

이는 매우 중요한 사항이다. 트레이시와 내가 의식적으로 같은 생각을 하고 같은 믿음을 가졌기 때문에 결혼할 준비가 되어 있었다는 이야기를 한 바 있다. 성폭력을 당한 여성은 의식적으로 올바른 것을 믿었다. 기독교인인 그녀는 자신을 강간한 남자를 용서해야 한다고 믿고 수천 번 노력했다. 그녀는 신 앞에서 순결하므로 자신이 추하거나 죄를 지었거나 가치 없는 존재가 아니라고 믿었다. 문제는 그녀가 그것을 느끼지 못했다는 것이다. 그녀는 이 믿음을 체험한 적이 없었다. 그녀는 오히려 반대의 것을 체험했다. 아이스캔디 이야기의 주인공은 의식적으로는 '나는 지능지수가 180이고 나를 앞선 사람들보다 더 잘 해낼 능력이 있어. 이게 내가 원하는 인생이야. 엄마와 내가 항상 이런 긴장 속에 살아야 할 이유가 없잖아'라고 생각했다.

하지만 머리와 마음이 싸우면 마음이 이긴다. 무의식 속의 고통스러운 기억이 트레이시와 나의 결혼생활에서 활개를 치기 시작하자 우리는 현재 상황을 탓했다. 하지만 사실은 그렇지 않았다. 성폭력을 당한 내 고객은 잠재의식과 무의식 속에 항상 그 기억을 갖고 있었다. 그녀는 그 기억을 지울 수 없었다. 안전하지 못하다는 느낌, 자신이 무가치하다는 느낌, 분노가 그녀의 의식적인 마음을 압도해서 그녀가 바라는 삶을 살지 못하게 방해했다. 우리가 고통스러운 기억에서 비롯된 매우 강력한 무의식 혹은 잠재의식을 갖고 있을 경우 항상 위와 같은 식으로 자극/반응이 일어난다. 이럴 때는 언제나 무의식 속의 고통스러운 기억이 이긴다.

'이긴다'는 건 무슨 의미일까? 우리의 의식이 원하는 대로 생각하고 느끼고 행동하지 않는다는 의미다. 또한 인체의 스트레스 반응이 일어나지 않아야 할 때 일어난다는 의미이기도 하다. 그렇기 때문에 이러한 반응의 원인이 되는 기억을 치유하는 것이 매우 중요하다.

모든 문제의 근원

그렇다면 열쇠가 움직이지 않은 나머지 20~25퍼센트의 사람들에게는 무슨 일이 벌어진 것일까? 이들의 경우 마음이 머리를 압도하지 못한 것처럼 보인다. 이런 일이 있을 때마다 나는 그 사람에게 "내가 열쇠와 끈이 움직이는 상상을 하라고 시시했을 때 그렇게 했나요? 마음의 눈으로 열쇠가 움직이는 게 보였나요?"라고 질문한다. 이때 움직이는 걸 보았다고 말하는 사람을 나는 아직 한 명도 보지 못했다. 아무도 없었다.

이것은 무엇을 의미할까? 첫째, 그들은 머리를 압도하는 마음의 작용을 활성화시키는 능력이 없다는 의미다. 둘째, 이것은 다소 큰 문제인데 상상하는 능력을 상실한 사람들은 일반적으로 다른 사람들보다 무의식과 잠재의식 속에 고통스러운 기억을 더 많이 간직하고 있다는 것이다. 일종의 방어기제로서 그들의 마음이 상상력을 차단한다. 그들이 보는 모든 것이 고통스러운 이미지를 활성화시키기 때문이다. 그들의 무의식은 상상하는 능력을 차단하여 절반만 정상적인 삶을 살도록 만든다. 하지만 상상력은 언제나 작동된다. 비록 현재의 상황에서는 기억을 볼 수 없고 상상력을 사용할 수 없을지라도 그들은 여전히 고통을 느끼고 자신과 타인들 상황에 대해 파괴적이고 고통스러운 생각을 한다. 그리고 계속 원하지 않는 일을 한다.

성경에 이런 구절이 있다.

"무엇보다도 마음을 잘 간수하라. 인생의 모든 문제는 마음에서 비롯된다." _잠언 4장 23절

어느 학자가 나에게 이 구절의 원본을 보고 "인생문제의 몇 퍼센트나 마음에서 비롯되는가?"라고 질문해보라고 말했다. 답은 100퍼센트일 것이다. 인생에 문제가 닥쳤을 때 그 근원은 마음에 있다. 마음의 문제를 치유하지 않으면 증상이 재발한다. 근원을 치유하지 않았기 때문에 영구적이고 완전하게 문제를 치유하지 못한 것이다.

이것이 일곱 번째 비밀이다. 머리와 마음이 싸우면 마음이 이긴다. 우리는 신호가 마음에서 보내진다는 걸 안다. 문제는 마음의 세포기억이다. 이 기억이 인체의 스트레스 반응을 유도해 모든 문제를 일으킨다.

무의식과 의식의 의도

나는 기쁘게도 스탠퍼드대 교수인 윌리엄 틸러 박사와 하루를 함께 보내는 영광을 얻었다. 많은 책을 저술한 틸러 박사는 다큐멘터리 영화 〈도대체 우리가 아는 게 뭐란 말인가?*What the bleep do we know?*〉의 스타이며 이 시대의 탁월한 양자물리학자 가운데 한 사람이다. 틸러 교수와의 대화에서 우리는 몇 개의 보물을 발견했다. 그중 두 가지를 소개한다.

· 인생에서 일어나는 대부분의 문제에는 무의식의 의도가 작용한다. 모든 사람은 의식적인 의도만을 얘기한다. 의식적인 의도도 진실이고 중요하지만 모든 것을 말해주지는 않는다.

· 무의식적인 의도와 의식적인 의도가 싸우면 무의식이 이긴다.

브루스 립튼 박사도 같은 이야기를 했다. 나와 벤이 그와 함께 프로그램에 참여했을 때 립튼 박사는 무의식이 의지력보다 백만 배 강력하기 때문에 의지력으로 문제를 해결하는 것은 거의 불가능하다고 말했다. 그는 또한 힐링 코드와 같은 것으로 이 문제를 해결할 수밖에 없다고 말했다.

마음의 문제는 영혼의 문제다

나는 지금 대담한 선언을 하려고 한다.

첫 번째 비밀에서 건강문제나 인간관계문제가 발생할 때마다 "이것을 유발하는 스트레스는 무엇인가?"라는 질문을 던지라고 했다. 나는 우리가 좀 더 전진해야 한다고 믿는다. 우리에게 건강문제나 인간관계문제, 직업문제가 있을 때 "이 문제의 근원인 마음의 문제가 무엇일까? 그리고 이 마음문제를 어떻게 치유할까?"라는 질문을 던져야 한다고 믿는다. 당신은 이렇게 생각할지도 모른다.

'좋았어, 이제 우리가 영성의 영역으로 진입하고 있군.'

나의 대답은 "당신 생각이 전적으로 옳다"이다. 힐링 코드는 신체를 깨워 활성화시키는 작용을 하는 신체 메커니즘이기도 하지만 마음의 문제를 치유하는 영혼의 기법이기도 하다. 이 기법이 당신을 대신해 사람들을 용서할까? 당신이 지은 죄를 씻어줄까? 절대로 아니다. 그러한 일은 당신과 신만이 할 수 있다.

힐링 코드가 하는 일은 잘못된 믿음을 간직한 기억의 파괴적인 에너지패턴을 치유하는 것이다. 잘못된 믿음은 두려워하지 않아야 할 때 두려움을 느끼게 하고 활성화되지 않아야 할 때 인체의 스트레스 반응 체계를 활성화해서 건강문제와 그 밖의 우리가 아는 모든 문제를 일으킨다. 성경은 이미 까마득한 옛날에 그것을 얘기했다.

"인생의 모든 문제는 마음에서 흘러나온다."

이제, 지금까지 논의한 내용에 근거해 과감히 말하겠다. 내 영혼의 멘토 래리 네이피어는 20년 전쯤, 과학으로 입증되기도 전에 인생을 바꾸는 이 진실을 내게 가르쳐주었다. 그 가르침은 내 인생을 영원히 바꿔놓았다. 내가 더 많이 배우고 경험할수록 그 가르침이 진리라는 것을 깨닫게 된다. 래리의 사랑에 감사하며, 나는 사랑 안에서 이 가르침을 당신과 공유하고 싶다. 당신의 인생에도 비슷한 영향을 미치기 바란다. 그 가르침은 아래와 같다.

마음 안에 있는 사람이 진짜 당신이다. 당신은 사람들에게 이렇게 말할지 모른다. "이게 나예요." "이게 내가 믿는 것이에요." "이것이 내가 한 행동이에요." "이것이 내가 할 일이에요." 하지만 진정한 당신은 당신의 마음 안에 있다. 왜냐하면 머리와 마음이 싸우면 마음이 이기기 때문이다.

우리가 정말로 믿는 것은 마음이 믿는 것이다. 트레이시와 내가 의식적인 믿음으로는 모든 일에 뜻이 맞았지만 결혼 1년이 채 안 되어 둘 다 이혼을 원했던 이야기는 결국 우리가 대부분의 시간 동안 무의식적인 믿음에 의거해 산다는 것을 보여준다. 우리가 정말로 믿는 것은 마음이 믿는 것이다.

우리는 마음 안에 있는 것에 근거해 존재한다. 자극/반응 믿음체계가 활성화되면 우리는 몇 살이 되었건 고통스러운 기억이 형성된 나이로 되돌아간다. 월스트리트의 금융인이었던 여성은 맨해튼 고층빌딩에서는 30대 여성이있지만 아이스캔디 기억이 재활성화될 때마다 시도 때도 없이 5살 소녀로 돌아갔다. 그리고 5살 소녀처럼 느꼈다. 필요 이상의 자격을 갖췄고 자신과 다른 사람 모두 그 사실을 의식적으로 알고 있었지만 그녀는 무력감을 느꼈고 화가 났다. 자신이 가치가 없다고 느꼈고 '이 일을 할 수 없어'라고 생각했다. 하지만 그것은 그녀의 실제 현실이 아니었다. 고통스러운 기억이 재활성화될 때 우리는 그 기억의 시간에 존재한다. 고통스러운 사건이 일어난 그 시점, 나이, 그 당시의 추론능력과 느낌, 정서로 돌아간다.

우리는 마음 안에 있는 것에 근거해 행동한다. 우리는 멋진 계획을 얼마든지 짤 수가 있다. 그 계획을 수행할 능력도 있다. 하지만 현재의 계획에 따르는 행동이나 문제가 과거에도 있었고 그 기억이 고통스러웠다면 원하든 원하지 않든 그 고통스러운 기억에 반응을 하고 고통스러운 기억의 믿음에 따라 행동하게 된다. 치유되기 전까지는 그렇다. 우리가 인생에서의 성취를 위해 원하는 일을 하지 못하거나 적어도 필요한 만큼 지속적으로 하지 못한다면 그것은 마음의 고통스러운 기억이 재활성화되어 우리가 원하지 않은 것을 하도록 만든다는 증거다. 원하지 않는 생각과 감정 역시 여기에 포함된다.

마음에는 보호기능이 설정되어 있다. 고통스럽거나 치명적인 사건이 다시 일어나지 않도록 막는 일이 마음의 첫 번째 임무다. 마음에는 이런 보호기능이 설정되어 있기 때문에 머리와 마음이 싸우면 마음이 이기게 된다. 보호기능은 마음이 몸의 스트레스 반응을 자극함으로써 이루어진다. 그런데 필요하지 않은 상황에서 스트레스 반응이 작동되면 두려워하지 않을 상황에서 두려워하게 된다. 머리와 마음의 싸움에서 마음이 이겨 건강, 직업, 관계에 파괴적인 영향을 미치거나 평온을 유지할 수 없게 만든다면 그것은 마음 안에 간직된 공포 때문이다. 이때 우리는 의식하지 못하지만 그 공포가 인체의 세포와 공명한다.

우선순위는 마음 안에 있는 것이 결정한다. 100명의 사람에게 인생의 우선순위를 어떻게 정하느냐고 물어보면 아마도 100명 모두 자신이 처한 실제 환경을 이성적이고 논리적으로 점검하여 무엇이 가장 중요하고 무엇을 가장 먼저 해야 하는지 결정한다고 대답할 것이다. 하지만 실제 우선순위를 결정하는 것은 우리의 가치이며 그 가치를 평가하는 토대는 마음이다. 그렇다면 우리는 그저 로봇에 불과하며 이성적이고 논리적인 사고는 의미가 없단 말인가? 물론 그렇지 않다. 그것은 우선순위 결정과정의 한 요소이고 마음이 우리의 이성적인 사고에 동의하는 한 문제가 없다. 하지만 우리의 세포기억이 공포에 근거한 믿음을 지시한다면 마음이 똑같이 합리적인 사실을 검토하더라도 반드시 논리적이거나 적절한 결론을 내리는 건 아니다.

마음이 지배한다

나의 아들 해리가 12살이었을 때 영화 〈조스*Jaws*〉를 보았다. 해리는 갓난아기 때부터 물을 좋아했다. 해리가 2살 때이던 어느 겨울 우리 가족은 호텔 마당을 걷고 있었는데 놀랍게도 해리가 수영장으로 첨벙 뛰어들었다. 이런 일은 여러 장소에서 여러 번 일어났다. 수영장이건 호수선 바다선 상관없이 말이다. 해리는 정말 수영을 좋아한다.

〈조스〉를 본 후 나는 해리에게 호수에 가고 싶으냐고 물었다. 해리의 눈과 얼굴에서 심각하게 고민하는 빛이 역력했다. 흡사 35세 성인 남자가 세금문제를 점검하며 가능성을 타진하는 표정이었다. 잠시 후 해리는 정중히 사양하더니 집에서 레고 놀이를 하는 게 낫겠다고 말했다.

내가 해리에게 〈조스〉를 본 것 때문에 그런 결정을 내린 거냐고 묻자 해리는 "전혀 아니에요"라고 대답했다. 해리는 그저 레고 빌딩을 만들 생각으로 들떠 있었다. 나는 해리에게 영화로 인해 세포에 공포기억이 생겼는지 검사를 받아보지 않겠느냐고 물었다. 검사를 하니 아니나 다를까, 정말로 파괴적인 세포기억이 있었다. 해리는 4분간 힐링 코드를 했다. 어떻게 되었을까? 그 4분 동안 해리의 우선순위는 완전히 바뀌어 있었다. 해리의 이성적이고 논리적인 사고가 완전히 바뀐 것이다. 그때 해리는 레고는 언제라도 할 수 있으니 호수에 가고 싶다고 했다.

이런 일은 비단 12살짜리 소년에게만 일어나는 것이 아니다. 우리 모두에게 지속적으로 일어나는 일이다. 우리가 사실에 근거해 내린 이성적이고 논리적인 결정은 많은 경우 파괴적인 마음의 기억에 근거한 가치와 우선순위에 의해 무의식적으로 결정된 것이다.

이 과정은 거의 언제나 무의식적이다. 적어도 우리가 파괴적인 마음의 기억을 애써 찾아보거나 그 기억을 치유하기 시작할 때까지는 그렇다. 때로는 이 기억이 치유되면서 결정의 과정이 의식적으로 바뀌기도 하는데 이는 마음이 더 이상 이 기억을 보호할 필요를 못 느끼기 때문이다. 그러나 대부분의 결정이 무의식적으로 진행된다. 때문에 나는 아내에게 소리를 질러 놓고 '내가 왜 소리를 질렀지?'라고 생각한다.

먹고 싶지 않을 때 먹는다. 일에서 성공하려면 꼭 필요한 전화통화인데 하지 않는다. 계속 핑계를 대며 곧 할 거라고 매일 같이 스스로에게 말한다. 아내나 직원에게 거짓말을 할 때도 있다. 전혀 그럴 수 없을 것 같은데도 말이다. 이것은 모두 마음의 고통스러운 기억이 재활성화되기 때문이며 이러한 기억들은 치유되어야 한다.

따라서 우리가 원하는 방식으로 살고 사랑하기 위한 유일한 방법은 마음의 파괴적인 세포를 치유하는 것이다.

마음과 몸의 관계

한 가지만 더 이야기하겠다. 후반 4개의 비밀에서 우리는 기억, 믿음, 행위, 사고 등과 같은 비신체적인 개념을 논했다. 하지만 첫 번째 비밀에서 말한 내용을 잊지 말기 바란다.

기억, 믿음, 마음의 문제가 몸의 생리를 지배한다. 잘못된 믿음이 일어나지 말아야 할 몸의 스트레스 반응을 일으킨다. 스트레스 반응이 일어나면 시간이 지남에 따라 우리가 아는 거의 모든 질병과 증상이 발생한다. 스트레스 반응은 세포를 차단해 면역체계를 무력화시키기 때문이다. 그 결과 상상할 수 있는 모든 종류의 건강문제가 생겨난다.

신체적인 문제, 비신체적인 문제 모두 이 마음문제가 원인이다. 마음의 파괴적인 세포기억이 일어나지 않아야 할 때 스트레스 반응을 일으키는 파괴적인 에너지 진동수를 생성한다.

이제 첫 번째 비밀에서 일곱 번째 비밀까지 알았다. 우리는 이 내용이 전에는 한 번도 통합된 적이 없다고 믿는다. 내용 중 일부는 몸과 마음, 마음의 작용에 대한 새로운 통찰이며 새로운 연구의 결과다. 이 모든 내용을 이해하고 힐링 코드를 이용해 모든 문제의 근원(문제의 근원은 마음문제, 즉 잘못된 믿음을 담고 있는 마음의 파괴적이고 고통스러운 세포기억이다)을 치유함으로써 인생의 모든 것이 크게 향상될 수 있다고 우리는 믿는다. 새로운 인생을 환영한다.

지금까지 밝힌 일곱 가지 비밀을 근거로 내린 이 문제의 결론은 다음의 두 가지 진실이다.

· 문제를 치유하기 위해서는 스트레스를 치유해야 한다. 다른 방법은 없다. 이것은 연방정부, 정통의학, 대체의학, 20년간의 연구, 2,000만 개의 웹사이트를 포함해 모든 사람이 동의하는 사실이다. 영구적이고 장기적이고 완전한 치유를 원한다면 스트레스를 치유해야 한다.
· 스트레스를 치유하기 위해서는 기억을 치유해야 한다. 사우스웨스턴 의대와 스탠퍼드 의대의 연구에 의하면 몸의 스트레스 반응을 유발하는 것은 현재의 상황만이 아니다. 잘못된 믿음, 즉 마음에 각인되고 저장된 파괴적인 세포기억 때문이다.

현재 사용하는 방식이 효과가 있는가?

위의 두 결론을 내린 후에는 다음과 같은 질문이 뒤따른다.

'당신은 이 결론을 실행하고 있는가?'

지금 현재 성공하기 위해, 치유하기 위해, 해결하기 위해 혹은 대처하기 위해 무엇이라 부르든 당신은 이 두 결론을 완수하고 있는가? 스트레스를 치유하는 중인가? 스트레스를 유발하는 세포기억을 치유하는 중인가? 만약 그렇지 않다면 당신이 문제를 전체적으로 완전히 영구적으로 치유할 가능성은 매우 희박하다.

왜 그럴까? 이 두 가지를 하지 않는다면 증상에만 신경 쓰는 방식으로 문제를 치유하게 되기 때문이다. 바꾸어 말하면 고통은 사라질지 몰라도 고통의 원인은 사라지지 않는다.

배의 통증이 계속 재발해서 통증을 없애려고 애드빌Advil(항염증제 – 옮긴이)이나 타이레놀을 계속 먹어댄다고 가정해보자. 아마 직감적으로 '이러면 안 되는 거 알잖아'라든가 '이게 혹시 암이나 담낭문제, 내장문제, 궤양 같은 건 아닐까'라는 두려움이 생길 것이다. 하지만 이런 직감에 근거해 문제가 무엇인지를 찾는 대신 통증을 가라앉히려고 계속 타이레놀과 애드빌을 복용한다.

단지 통증을 없앤다고 문제가 치유되는 것은 아니라는 사실을 우리 모두 잘 알고 있다. 마냥 대처만 하거나 긍정적인 태도를 갖고 다른 방식으로 생각한다고 해서 인생의 문제가 치유되지 않으리라는 것도 안다. 근원을 치유해야 한다. 힐링 코드가 바로 근원을 치유한다.

광범위한 효과

우리는 우리 시대의 위대한 과학자들이 미래의 의학으로서 힐링 코드를 예견했다고 믿는다. 다만 힐링 코드의 범위는 의학을 넘어선다. 그것은 인간관계문제, 정신건강문제, 직업문제, 최대 수행력문제 등 무슨 문제든지 치유한다. 모든 문제의 근원은 언제나 변함없이 무의식 속의 파괴적이고 고통스러운 세포기억이 유발하는 스트레스이기 때문이다.

최근에 미국 중서부 주요 도시에서 세미나를 열었다. 그날 저녁 첫 번째로 나를 찾은 사람은 7개월 전에 힐링 코드를 시작한 남성이었다. 그의 문제는 감정, 믿음 혹은 부정적인 생각이 아니었다. 적어도 의식적으로는 그랬다. 그에게는 충혈성 심부전, 고혈압, 심장근육이 20퍼센트만 수축하는 증상, 부종 등 기타 많은 증상이 있었다. 그는 7개월 간 힐링 코드를 시행했지만 별 효과를 보지 못했다고 생각했다. 세미나 전날 그는 심장전문의에게 정기검사를 받았다. 정밀검사를 마친 후 의사가 머리를 긁적거리며 진료실로 들어와 이렇게 말했다.

"지금 뭘 하고 계시는지 모르겠지만 뭐든 간에 그만두지 마세요."

그의 혈압은 완전히 정상이었고 부종도 사라졌고 심장근육의 수축도도 50퍼센트였다. 병원에서는 약 처방을 중지했으며 기본적으로 있을 수 없는 결과라고 말했다.

이런 이야기로 책을 쓰라면 몇 권이라도 쓸 수 있다. 일부가 이 책에 소개되지만 우리 웹사이트에 가면 많은 이야기들을 확인해볼 수 있다. 위의 남성이 받은 검사가 그렇듯이 앞서 말했던 에너지 진동수를 스캔하는 검사는 많이 있다. 진동수가 바뀌면 검사결과도 바뀐다. 테스트 결과가 바뀌면 의사들은 머리를 긁적거리며 이렇게 말한다.

"이건 불가능한 일인데……. 지금 뭘 하고 계시는지 모르겠지만 뭐든 간에 그만두지 마세요."

인체에 일어난 이러한 치유는 모두 에너지문제를 해결한 결과이다. 특정한 문제에 관련한 혼란, 부정적인 정서, 파괴적인 사고패턴을 치유한 사람은 진실을 볼 수 있게 되고 세포의 진동수는 균형과 건강을 되찾는다.

이제 우리는 일곱 개의 비밀을 전부 알았다. 이제 문제의 원인을 알아냄과 동시에 전에는 결코 경험하지 못했던 치유를 경험할 수 있다는 희망을 갖기 바란다. 자, 이제 이 모든 비밀을 원하는 인생으로 가기 위한 길을 다섯 단계의 형태로 통합해보자.

+ 8장 +
결과가 말해준다

영화 〈제리 맥과이어 *Jerry McGuire*〉에서 톰 크루즈는 직업적으로 중년의 위기를 맞은 스포츠에이전트 역할을 맡았다. 이 영화의 조연인 쿠바 구딩 주니어가 되풀이했던 대사는 그 후로 대중들에게 유행어가 되었다. 구딩은 프로 미식축구팀에서 와이드 리시버다. 그는 원하는 계약을 따내려고 노력해왔지만 기대에 부응한 적은 없었다. 크루즈에게 결정적이고도 긴박한 협상의 순간, 구딩은 프로선수로서 "돈을 보여 줘!Show me the money!"라고 주문한다. 다른 말로 하면 "말은 소용이 없어. 결과를 원한다고!"가 될 것이다. 이것이야말로 정확히 이 책이 시작된 지점이다. 나는 건강, 인생, 번영에 관한 한 '돈을 보여주겠다'라고 약속했다. 바꾸어 말하자면 "어떻게 하면 당신이 인생에서 원하는 결과를 얻을 수 있는가?"라고 할 수도 있겠다.

〈제리 맥과이어〉에서 크루즈는 자신의 고객인 프로선수에게 머리가 아닌 가슴으로 경기를 하기 시작하면 그에게 돈을 보여주겠다고 말한다. 영화에서는 항상 동화가 실현된다. 이 영화도 예외는 아니다. 구딩은 가슴으로 경기하는 법을 배우고 크루즈는 그것으로 인해 '돈을 보여줄' 수 있었다. 이 이야기는 이 책 전체를 잘 요약한다. 가슴으로 사는 법을 배우면 인생에서 원하는 것을 얻을 수 있다.

이제 문제와 해결책 모두 마음에서 나온다는 것을 알았기 바란다. 어떻게 하면 이 모든 것을 실질적인 방법으로 전환시켜 단순히 듣기 좋고 의미가 통하는 이론에만 그치지 않고 인생에서 영구적인 변화를 가져오게 할까? 월트 디즈니가 했던 간략한 과정을 한번 따라해보자.

월트 디즈니는 모든 책에서 천재로 묘사된다. 그는 만화, 비즈니스, 그 밖의 여러 분야에서 천재였다. 하지만 그의 위대함이 가장 드러나는 분야는 상상력이었다. 그는 자신의 회사에서 '스토리보딩storyboarding'이라는 과정을 만들었는데 이는 지금도 미국의 재계, 교회, 중소기업, 영화, 예술 등 모든 분야에서 널리 쓰이고 있다. 스토리보딩은 상상력을 구조화해서 사용할 수 있게 하는 과정이다. 스토리보딩이란 우선 자유롭게 상상의 나래를 편 다음 브레인스토밍한 주제에 대해 뭐든지 머릿속에 떠오르는 대로 적는 것이다. 이것부터 시작하기 바란다. 마음을 자유롭게 내버려두어라. 지금부터 당신의 영혼에 상상의 날개를 달아라. 이제 당신이 열망하고 구하고 필요하고 원하고 요구하는 모든 것을 적어라. 제한을 두지 말고 가능한 한 구체적으로 적어라. 보고 맛보고 느끼고 냄새 맡고 만지고 경험하라.

결과

이제 두 가지 제한을 설정하겠다. 사랑과 진실이 그것이다. 적어놓은 내용을 보고 사랑과 진실의 범위 안에 있는지 점검하라. 그 범위 안에 있지 않은 것은 지워버려라.

사랑과 진실의 범위는 사람에 따라 다를 수 있다. 빌 게이츠는 우리가 현재 알고 있는 억만장자 빌 게이츠가 아닌, 보통 사람일 때 이것을 시작했다. 아쉽게도 그에게 물어볼 기회는 없었지만 그가 여러 가지 상상을 할 때 아마 억만장자가 되는 이미지를 보았을 것이다. 게이츠에게는 백만장자가 되는 상상속의 꿈이 사랑과 진실의 범위 안에 속했을 것이다.

반면 난 이런 생각을 해본다. 테레사 수녀의 젊은 시절로 돌아가 그녀가 상상한 것 중에 억만장자가 되는 꿈이 있었느냐고 물어본다면 아마 "아니오. 그것은 내 소명이 아니에요. 나는 그런 부름을 받지 않았어요"라고 대답할 것이다. 테레사 수녀에게는 억만장자가 사랑과 진실의 범위에 들어 있지 않았을 것이다.

당신은 아마 이런 생각이 들 것이다.

'나의 사랑과 진실의 범위 안에 있는 것이 무엇인지 어떻게 알까?'

내 대답이 맘에 들지는 않겠지만 내가 줄 수 있는 유일하고 진실한 답은 "알게 될 것이다"이다. 어쩌면 하루, 일주일, 6개월 안에 알 수 없을지도 모른다. 하지만 사랑의 마음으로 진실을 탐구하다 보면 해답을 얻을 것이다. 마음의 파괴적인 세포기억을 깨끗이 제거하면 해답이 뚜렷이 보일 것이다. 진실이 아닌 것을 믿게 하고 두려워하지 않아야 할 것을 두려워하게 하고 인체의 스트레스 반응을 유도하는 것이 파괴적인 세포기억이라는 걸 기억하라. 따라서 이를 치유하면 전에는 한 번도 경험해보지 못한 명확한 목적을 찾을 것이다. 이것은 평생에 걸친 여정이지만 이들 중 많은 것을 우리는 이미 알고 있다.

예를 들어 내가 인생에서 원했던 결과는 다음과 같다. 할 수 있는 한 최고의 남편이 되기를 원했으며 해리와 조지에게 최대한 사랑을 주는 아버지가 되기를 원했고 모든 환자가 건강을 회복할 뿐 아니라 보살핌을 받는다는 느낌을 갖기 원했다. 이것들이 내 인생에서 가장 중요하다는 걸 깨달았다. 이것은 머리에서 나온 결과가 아니었다.

어느 세미나에서 들었던 이야기인데 어떤 사람이든지 인생에서 원하는 것이 무엇이냐는 질문을 하며 계속 파고들어 가면 모든 사람이 같은 대답을 한다고 한다. 사랑, 기쁨, 평화. 나는 내 환자들에게 설문 조사를 해 진정으로 원하는 것이 나올 때까지 이 질문을 깊이 파고들어간 끝에 이 사실을 확인했다. 역시 위의 세 가지 결과가 나왔다. 물론 많은 사람들이 자신이 진정으로 원하는 것이 무엇인지 깨닫지 못한다. 하지만 이것은 완전히 다른 문제이자 마음의 문제다.

믿음의 힘

결과를 얻기 위해서는 힘이 있어야 한다. 전기를 연결하지 않은 진공청소기는 쓸모가 없고 기름이 없는 차는 달릴 수 없고 음식을 먹지 않은 사람이 제 구실을 다할 수 없듯이 결과를 내려면 힘이 필요하다. 힘이 클수록 결과도 크다.

2차 세계대전 당시 미국은 일본에 두 개의 원자폭탄을 떨어뜨려 전쟁을 끝냈다. 전쟁이 끝난 이유는 세상의 다른 무기로는 원자폭탄 같은 힘을 방출할 수 없었기 때문이다. 원자폭탄은 양자물리학의 대혁명이었으며 원자폭탄이 없는 국가는 감히 경쟁에 뛰어들지 못했다. 일본은 이를 알았고 전멸하기보다는 항복을 택했다.

원자기술의 발견에 관해 대단히 흥미로운 사실이 있다. 원사의 힘은 생성되는 게 아니라 방출된다는 것이다. 1945년 일본의 두 도시를 초토화시킨 힘은 바로 여기에 있었다. 이 힘은 원자라는 분자 속에 담겨 있다. 원자를 분리시켜 안에서 밖으로 힘을 방출시키는 것이 원자폭탄의 비밀이다. 물론 방출되는 힘은 엄청난 파괴력을 지닌다. 원자력을 파괴적인 목적으로 사용한 이후 인류는 그것을 좋은 목적으로 사용하는 방법을 발견했다. 원자력을 동력원으로 활용, 가정이나 차에까지 에너지를 공급하는 것이다.

현재 엄청난 힘이 우리 안의 마음문제에 있다. 이는 건설적일 수도 있고 파괴적일 수도 있다. 그 힘은 당신의 목적과 인간관계를 방해하고 질병과 증상을 일으킬 수 있다. 혹은 놀라운 성취, 멋진 관계, 엄청난 건강을 이루도록 힘을 줄 수도 있다. 우리는 이 결과를 이루는 데 필요한 모든 도구와 자원을 가지고 있다. 우리는 그저 힘을 방출하기만 하면 된다.

어떻게 방출할까? 믿음이 그 일을 한다.

우리는 의학에서 말하는 플라세보효과에서 믿음의 힘을 확인할 수 있다. 플라세보효과를 본 사람은 사실 설탕가루를 먹은 뒤에도 모든 문제가 해결되었다며 본인이 먹은 게 기적의 약이라고 말한다. 놀라운 사실은 많은 사람들이 의학적으로 효과가 없는 약을 먹고도 원하는 결과를 얻는다는 것이다. 다시 말해 설탕으로 만든 약으로도 증상이 낫는다!

실제로 2008년에 발표된 미국의 의사를 대상으로 한 설문조사에 의하면 절반에 해당하는 의사들이 가짜 약을 처방한다고 인정했다. 덴마크, 이스라엘, 영국, 스웨덴, 뉴질랜드의 설문조사도 유사한 결과를 보였다. 윤리문제는 제쳐두더라도 의사들이 설탕으로 만든 약을 처방하는 이유는 뭘까? 가짜약이 효과가 있기 때문이다.

믿음의 힘을 입증하는 증거들은 많다. 플라세보효과의 또 다른 한편에는 '노세보효과nocebo effect'라는 것이 있다. 의사들은 이것도 알고 있다. 노세보효과는 가짜 약을 주면서 약의 부정적인 효과에 대해 경고했을 때 나타나는 현상이다. 사람들은 이 약을 먹고 부정적인 효과를 경험한다!

〈타임〉지는 이탈리아의 신경과학자 마티나 아만지오Martina Amanzio가 이끄는 연구팀이 수행한 유명한 통증연구에 관한 기사를 실었다. 이중 맹검법으로 항우울제를 임상실험한 결과 연구자들이 실험대상자들에게 설탕으로 만든 약을 주며 위장에 거북함을 느낄지도 모른다고 경고했더니 실험대상자들이 실제로 위장이 거북한 증상을 경험했다고 보고했다.

뿐만 아니라 가짜 약을 먹은 환자들은 자신들이 복용했다고 생각하는 실제 약의 부작용과 흡사한 증상을 나타내기도 했다.

"설탕으로 만든 약을 먹은 환자들은 자신이 복용했다고 생각하는 약의 부정적인 효과(노세보효과)를 보고하는 경향이 있다. 비스테로이드소염제나 트립탄(두통약)의 가짜 약을 복용한 사람들 중에는 기억력장애나 저림 증상을 보고하는 사람이 전혀 없었지만 항경련제 가짜 약을 복용한 사람들 몇몇은 이런 증상을 보고했다. 마찬가지로 비스테로이드소염제 가짜 약을 복용한 그룹만이 위장장애와 구강 건조 등의 부작용을 보고했다."

다음은 내가 들은 최근의 연구결과다. 연구자들이 만성통증에 시달리는 실험대상자들에게 가짜 약을 주며 이 약이 기적처럼 통증을 없애주는 새로운 형태의 기막힌 모르핀이라고 알려주었다. 아니나 다를까, 대다수 실험대상자의 통증이 사라졌다. 이러한 연구결과는 전 세계적으로 수천 건이 보고되었다.

하지만 이 연구에서 후속으로 수행한 실험은 생전 처음 듣는 애기였다. 연구자들은 가짜 약을 먹고 통증이 없어진 대상자들의 몸속에서 어떤 작용이 일어났는지 검사했다. 검사결과는 그야말로 놀라울 따름이다. 대상자들의 몸에서 정말로 매우 강력한 천연모르핀이 분비되었던 것이다.

어떻게 이런 일이 일어날까? 아무도 모른다. 다만 우리는 50년 이상 동안 이루어졌던 가짜 약 연구가 '몸과 마음은 우리가 불가능하다고 생각하는 것들을 할 수 있다'는 것을 의심의 여지없이 증명한다는 사실만을 알고 있다. 무엇이 이러한 놀라운 결과를 낳는 것일까? 약을 먹은 사람이 그렇게 믿었기 때문이다. 나는 '노세보효과'만큼 믿음의 위력을 훌륭히 보여주는 예는 없다고 생각한다.

가짜 약에 관련한 다른 이야기가 있다. 믿음의 위력은 설탕가루(가짜 약) 효과와 인체의 화학작용에 국한되지 않는다. 믿음은 우리의 생각, 감정, 행위에도 영향을 미친다. 앞서 소개한 중국의 가라테 수련생 이야기를 기억해보라. 역사상 어떠한 스승도 해내지 못한 방식으로 벽돌을 격파한 이 어린 학생은 플라세보효과와 정반대의 효과를 경험했다. 가짜 약은 믿음에서 비롯되는 작은 힘이다. 하지만 거짓을 믿는다면 그 결과는 지속되지 않는다. 이 어린 가라테 수련생은 완전한 진실을 믿었다. 1퍼센트의 의심, 공포, 혼란도 없이 100퍼센트 믿었다. 이 믿음 때문에 사람들이 불가능하다고 생각했던 기적적인 일이 일어났다. 이는 거짓이 담긴 파괴적인 세포기억에 이끌려 사는 것과 진실을 믿으며 사는 것의 차이를 말해준다.

확언의 놀라운 진실

이제 잠시 멈추고 확언에 대해 알아보자. 지금까지 수십 년 동안 그리고 지난 20년의 전성기 동안 자기계발 분야에서는 확언이 대세였다. 많은 전문가들은 대중에게 원하는 것을 얻기 위해서는 믿는 수밖에 없으며 올바른 확언이 이 믿음을 생성해 마법처럼 새 차, 수십 억 원의 돈, 인생의 반려자, 신체적 치유 등을 얻을 수 있다고 가르치며 부를 축적했다.

문제는 이것이 실제로 효과가 거의 없다는 것이다. 선량한 사람들은 수백만 원을 들여가며 수십 년 동안 가짜 약과 유사한 이 방법을 실천했지만 결국 돈만 날린 채 환상이 깨지는 경험을 하고 포기하는 경우가 많았다.

나는 약 2년에 걸쳐 이런 종류의 '무엇이든 말하라' 식 확언을 실험했다. 사람들을 심박변이도 검사기에 연결하고 "새 차가 곧 생긴다" 혹은 "내 암이 지금 당장 낫는다"와 같은 확언을 하도록 했다.

어떤 결과가 나왔을까? 거의 매번 심박변이도가 뚝 떨어졌다. 확언을 함으로써 새로운 스트레스가 엄청나게 생긴다는 의미다. 스트레스는 우리가 아는 모든 문제의 원인이라는 걸 기억하라. 나는 2009년 캐나다의 워털루대학에서 확언을 실험연구했다는 소식을 듣고 매우 흥분했다. 전 세계적으로 대서특필된 이 연구결과는 이렇다.

"대부분의 사람에게 이런 종류의 확언은 효과가 없을 뿐 아니라 상황을 더 악화시킨다."

여러 해 동안 내가 '진실집중선언'을 주장하는 이유가 여기에 있다. 이것도 역시 긍정적인 믿음이지만 진실로 믿는 것을 말한다는 점이 확언과 다르다. 정말로 믿지 않는데도 "내 암이 나을 것이다"라고 말하는 대신 진실집중선언은 "내 암이 낫기를 바라고 그럴 수 있다고 믿으며 신의 도움을 간청합니다"라고 말한다. 사람들을 심박변이도 검사기에 연결시키고 진실집중선언을 말하게 하면 스트레스가 낮아지는 경향을 보인다. 차이점이 무엇일까? 가짜 약과 진짜 약의 차이다. 믿는 것을 말하면 도움이 된다. 믿지 않는 것을 말하면 마음에게 거짓말을 하는 셈이다.

믿음과 행동

우리는 언제나 믿는 대로 행동한다. 우리가 하는 모든 행동은 우리가 믿는 무엇 때문에 하는 것이다. 만약 원하지 않은 행동을 한다면 잘못된 믿음을 가졌기 때문이다. 원하지 않는 행동을 바꾸기 위해서는 믿음을 바꿔야 한다. 플라세보효과는 이것을 매우 적절하게 보여주지만 유감스럽게도 한 가지 문제가 있다.

플라세보효과에 대한 또 다른 보편적인 진실은 원하는 결과가 거의 지속되지 않는다는 점이다. 즉 인생이나 건강에서 원하는 것이 일시적인 결과로 나타날 뿐 그 효과가 지속되지 않는다. 이런 이유 때문에 플라세보효과는 실제 위험하기도 하다. 그럴 듯한 효과에 솔깃한 사람들이 소비하는 돈이 매년 수조 원에 달한다. 그런 약이나 프로그램은 효과가 있는 듯 느껴지지만 영구적인 변화가 일어나지는 않는다. 하지만 사람들은 그런 약이나 프로그램이 효과가 있다고 생각하기 때문에 무언가 일어날 것이라 기대한다. 그래서 실제 그러한 일을 일어나게 할 힘은 가지지 못한 채 수개월 혹은 수년 동안 노력한다.

플라세보효과가 유지되지 않는 이유는 뭘까? 진실을 믿지 않기 때문이다! 사람들은 설탕으로 만든 약을 기적의 약이라고 믿는다. 하지만 사람들이 그 사실을 믿을지라도 그것은 진실이 아니다. 효과가 지속되기 위해서는 힘이 지속되어야 한다.

진공청소기를 30초만 전기에 연결시켜서는 양탄자를 청소할 수 없다. 전기플러그를 계속 꽂아놓아야 한다. 완전한 진실을 믿어야 힘이 지속된다. 무엇이 되었든 믿으면 힘이 방출된다는 사실은 놀라운 일이다. 미친 소리 같지만 거짓말도 힘을 방출한다. 이 현상이 극도로 위험한 이유가 여기에 있다.

작은 힘이나 오랫동안 꿈꿔왔던 결과를 잠시 맛보기는 쉽다. 특히 우리가 아프거나 어려운 상황에 처했을 때 그렇다. 우리는 그것을 부여잡고 어두운 함정에 빠져든다. 이제 거짓이 우리를 지배한다. 어떻게 그 함정을 빠져나올 것인가? 거짓을 제거하고 진실, 완전한 진실을 믿어야 함정에서 빠져나올 수 있다. 이 일은 말처럼 쉽지 않다. 우리가 거짓을 끌어안고 있을 때는 쉽게 혼동하기 때문이다. 이제 혼동에 대한 얘기를 해보자.

진실을 믿으면 현실이 바뀐다

양자물리학에서는 흥미로운 사실을 말한다. 양자물리학자들은 보는 방식에 따라 현실이 바뀐다고 말한다. 즉 작은 분자를 보거나 관찰하는 관점에 따라 우리가 정말로 분자의 물리적인 형태와 물리적인 현실을 바꾼다는 것이다. 무엇을 바라보는 관점은 우리가 믿는 바에 의해 결정된다. 지금까지 이 책에서 말해왔듯이 진실과 사랑 안에서 우리 개개인의 인생을 바라보는 지점에 도달하면 우리의 현실과 결과가 반드시 바뀐다.

따라서 인생의 진실과 사랑을 믿으면 결과, 최선의 결과, 가장 최선의 결과를 만들어내는 힘이 방출될 것이다. 건강, 번영, 친밀한 관계, 충족감은 물론 사랑, 기쁨, 평화를 말하는 것이다. 이제 어떤 결과를 얻을 것인가? 당신과 신만이 이 질문에 답할 수 있다. 나는 당신이 빌 게이츠인지 테레사 수녀인지 알지 못한다. 아마 당신도 모를 수 있다. 하지만 마음의 쓰레기를 깨끗이 치우면 당신의 사명, 당신의 운명을 알게 될 것이다.

그렇다면 사랑 안에서 진실을 어떻게 믿을 것인가? 이 모든 게 사실상 진실에서 시작된다. 하지만 때로는 진실에 접근하기 위해 거짓의 숲을 벌목해야 한다.

혼동이 진실을 막는다

가장 먼저 할 일은 파괴적인 마음의 기억을 치유하는 것이다. 왜 그럴까? 이 기억이 진실이 아닌 것을 믿게 만들기 때문이다. 이것을 무엇이라 부를까? 혼동이라 부른다. 혼동의 결과는 무엇일까? 잘못된 길로 가는 것이다. 진실을 믿을 때는 '확실히 이게 맞아!'라는 느낌을 갖지만 진실이 아닌 것을 믿을 때는 혼동이 생겨 어느 방향으로 가야 할지 머뭇거린다.

혼동의 원인은 세 가지로 나눌 수 있다. 첫째는 서로 갈등을 일으키는 세포기억이다. 과거로부터 들리는 목소리가 무엇을 하라고 말하지만 그 목소리는 동시에 다른 것을 하라고 말한다. 둘째는 의식과 무의식의 갈등이다(일곱 번째 비밀에서는 이를 머리와 마음의 싸움이라고 표현했다). 세 번째 원인은 스트레스로 인한 무감각 때문이다(첫 번째 비밀을 보라). 스트레스는 이성적인 추론을 약화시키거나 무력화시킨다. 우리 중 90퍼센트는 어느 정도 생리적인 스트레스상태에 있기 때문에 스트레스의 정도에 따라 올바르고 명확하게 생각하는 능력이 감소한다.

현재 혼동상태에 있는가? 그렇다면 세 가지 원인 중 어떤 것을 경험하고 있는가? 많은 사람들이 세 가지 모두를 동시에 경험한다.

우리 집에는 나의 부모님이 홍콩에서 하나하나 분리해서 운송한 문이 달린 대형 책장이 있다. 이 책장은 우리 거실의 한쪽 벽을 다 차지한다. 우리 집을 방문하는 사람들은 나의 심리학적 배경을 상기하며 이 책상에 가득 꽂힌 책을 보고 "이 많은 책을 나 읽었군요!"라고 말할 때가 많다. 나는 책장에 꽂힌 책 중에 읽은 책이라곤 세 권도 채 안 될 기라고 솔직하게 말한다. 트레이시는 우울증치료법을 절박하게 찾아 헤맸던 12년이 넘는 세월 동안 책장 안의 책을 모두 읽었을 뿐 아니라 그 이외에도 많은 책을 읽었다. 그 시절 트레이시가 책을 보거나 강의 테이프를 듣는 모습을 얼마나 자주 보았는지 모른다. 나는 그런 모습을 보며 그 책들이 트레이시의 마음에 진실을 알려주어 우울증의 굴레에서 벗어나게 할지 모른다는 기대감에 들뜨곤 했다.

그런데 무슨 일이 일어났을까? 그 시간 동안 분명 500번 이상 일어난 일은 과연 무엇이었을까? 내가 트레이시에게 책이 어떠냐고 묻거나 뭔가 깨달은 점이 있냐고 물었을 때 그녀의 대답은 언제나 한결같았다. 단 여섯 글자였다.

"이해가 안 돼요."

나는 확인 차 여러 번 물어보았다.

"정말 이해하지 못한다고요?"

트레이시는 이렇게 대답했다.

"물론 이해하죠. 한 문단을 네 번이나 읽었는 걸요. 인용할 수도 있어요. 그냥 마음에 와 닿지가 않아요. 이것으로는 내 인생이 변하지 않아요."

지능지수 129인 여성이 한 말이다! 이것이 나에게는 12년 결혼생활 최대의 불가사의였다. 트레이시는 멋지고 훌륭한 진실들을 많이 접했다. 트레이시는 성경, 테레사 수녀의 이야기 등을 통해 시대를 초월하는 지혜를 흡수했다. 이외에도 우리 시대의 위대한 지성인들의 지혜가 담긴 책들을 수도 없이 읽었다. 그런 트레이시가 어떻게 이해할 수 없단 말인가? 어떻게 변화를 느끼지 않을 수 있단 말인가? 어떻게 트레이시의 인생에 와 닿지 않는단 말인가? 모두 트레이시의 인생에 적용되는 내용이었다. 그런데 왜 트레이시는 그것을 볼 수 없었단 말인가?

이 책에 쓰인 진실을 알게 되자마자 나는 이해했다. 트레이시가 진실을 보지 못했다는 것을. 트레이시는 혼동상태에 있었다. 트레이시는 마음 안에 있던 모든 허위와 거짓 때문에 진실을 이해할 수 없었다 (마음과 머리가 싸우면 마음이 이긴다는 것을 기억하라). 그때 트레이시의 마음 안에는 진실한 믿음도 있었을까? 물론이다. 진실한 믿음도 많이 갖고 있었다. 이렇게 진실과 거짓이 공존할 때가 바로 마음에서 진실과 거짓이 갈등하게 되는 시점이다. 어떤 단계에서는 진실과 거짓이 모두 옳다고 느껴진다. 이것이 혼동을 야기한다. 이때 우리는 어느 한 쪽이 더 낫다고 느끼기는 하지만 여전히 혼란스럽고 확신이 서지 않는다.

평화검사

혼동이 있는지 없는지 어떻게 알까? 마음이 평화로운지 아닌지에 달렸다. 어떤 믿음이나 행동에 대해 마음이 평화롭다면 사랑 안에서 진실을 믿는다는 표시다. 가슴이나 명치에서 불안, 슬픔, 혼란, 재고, 계속되는 감정 등이 느껴진다면 완전하고 진정한 진실을 믿는 능력을 방해하는 무언가가 마음 안에 있다는 신호다. 다시 말해 사랑 안에서 진실을 믿지 않는다면 원하는 결과를 얻을 수가 없다.

평화로움에 대해 한마디 더 하자면 많은 사람들이 평화와 나른 두 가지 것을 혼동한다. 하나는 "내가 원하는 대로 가고 있다"라는 행복감과 만족감이다. 이것은 평화가 아니다. 이것은 운 좋은 상황이다. 이것을 어떻게 구별할까? 상황이 잘못 돌아갔을 때 평화로움을 느끼는가 아니면 혼란, 우울, 불안에 빠지는가? 진정한 평화는 상황에 영향받지 않는다.

또 하나 사람들이 평화와 혼동하는 것은 무감각이다.

"혼란스럽지 않아요. 불안하지 않아요. 공포를 느끼지 않아요. 고통스럽지 않아요. 아무것도 느끼지 않아요."

이것 역시 평화로움이 아니다. 이런 기분은 대부분 파괴적인 세포기억이 엄청나게 많다는 증거다. 파괴적인 세포기억이 과도하게 많으면 무언가를 느낄 때마다 언제나 심한 고통이 따르기 때문에 마음이 '느끼는 감각'을 마비시켜 생존을 도모한다.

완전한 진실의 힘

내가 이 책의 초반에 약속했던 결과를 얻기 위해서는 진실을 믿어야 한다.

어릴 적에 넋을 잃을 만큼 재미있는 영화를 본 적이 있다. 그 영화는 그때까지 내가 본 영화 중 최고였다. 나는 서둘러 집으로 돌아가서는 지붕 위로 올라가 우산을 펴고 뛰어내렸다. 자살을 시도했던 건 아니다. 〈메리 포핀스Mary Poppins〉를 보았던 것이다. 줄리 앤드루스가 우산을 들고 공중을 날아다니는 모습을 보고 나도 그럴 수 있다고 믿었던 게 틀림없다.

우리가 하는 모든 행동은 우리가 믿는 것에서 비롯된다. 내가 무사할 거라고 믿지 않았다면 나는 지붕에서 뛰어내리지 않았을 것이다. 나는 정직하고 진실하게 우산으로 날 수 있을 거라고 믿었다. 하지만 나는 원했던 공중비행의 결과를 얻지 못했다. 결과를 얻을 수 있는 유일한 길은 진실을 믿는 것이다.

당신은 이렇게 말할 것이다.

"잠깐만요, 사실이 아닐지라도 무언가를 믿으면 힘이 방출된다고 생각했어요. 그러면 지붕에서 뛰어내린 이야기에서 힘은 어디에 있나요?"

첫째, 내 마음 안에 있다. 내가 지붕에서 뛰어내리는 순간 나는 내가 슈퍼맨이라고 생각했다. 그리고 아무런 약도 먹지 않았다. 나는 강하고 자유로웠고 너무나 신이 나 있었다. 그것이 힘이다! 둘째로, 나는 뛰어내렸다. 만약 지붕 위에서 내 나이 또래의 아이들 100명을 줄세우고 뛰어내리라고 요구한다면 과연 몇 명이나 실제로 뛰어내릴까? 아마 아무도 없을 것이다. 지갑을 열어 돈을 주거나 사탕, 비디오 등을 동원해 아이들을 매수하려 해도 아이들은 아마 뛰어내리지 않을 것이다. 내가 말하고자 하는 핵심은 어린 아이가 생존본능에 역행하면서까지 마음에 든 무언가를 하기 위해서는 엄청난 힘이 필요하다는 것이다. 이것이 바로 힘이고 결과다. 내가 원하던 결과를 얻지 못한 이유는 물론 결과가 지속되지 못했기 때문이다.

나는 그 영화를 보고 우산으로 공중을 나는 사람을 보았다는 진실한 소식을 가시고 있었시만 시붕에서 닐아오트는 일은 중력이라는 깅력하고 빠른 자연의 법칙에 어긋나는 것이었다. 만약 극장에서 곧장 집으로 돌아와 지붕으로 올라가는 대신 더 많은 정보와 진실을 알아냈다면 장담하건대 뛰어내리지 않았을 것이다.

아마도 이런 식으로 행동하지 않았을까? 백과사전에서 빛과 중력, 낙하 같은 단어들을 찾아보았을 것이다. 분명히 부모님의 의견을 물어보았을 것이다. 정 마음이 급했다면 형에게라도 물어보았을 것이다. 다음 날 유치원에 가서 선생님에게 그 영화를 보았느냐고 물어본 후 지붕에서 뛰어내리는 걸 어떻게 생각하느냐고 물었을 것이다. 그렇다. 그때 내 마음에 새롭고 진실한 정보를 충분히 갖고 있었다면 마음에 거짓을 담지 않았을 테고 아마 심하게 다치지 않았을 것이다.

빠진 재료

아마 지금쯤 무언가가 빠졌다는 생각을 할지도 모르겠다. 그러니 잠시 복습을 해보자. 첫째, 원하는 결과를 알 필요가 있다. 둘째, 결과를 얻기 위해서는 힘이 있어야 한다. 셋째, 믿음이 힘을 방출한다. 넷째, 원하는 결과가 지속되기 위해서는 진실을 믿어야 한다. 그렇다면 무엇이 빠졌을까? 트레이시가 말한 여섯 글자를 상기해보자. 기억하는가?

"이해가 안 돼요."

바꾸어 말하면 우리는 지속적인 결과를 성취하는 데 필요한 전부를 갖고 있지만 힘을 방출하지 못할 뿐이다. 2001년 봄까지 트레이시의 상태가 이랬다. 이 책을 통틀어 가장 큰 문제가 여기에 있다. 대부분의 사람들은 인터넷시대를 맞아 과거 어느 때보다 많은 진실에 접근할 수 있다. 그렇다면 과거보다 지속되는 결과를 더 많이 얻어야 하는데 현실은 그렇지 않다. 우리는 옛날 사람들만큼 수명을 누리며 많은 경우 수명이 연장되고 있다. 하지만 우리는 점점 더 병에 시달린다.

어젯밤 어린 자식이 여러 해 동안 천식으로 고생하고 있다는 남성으로부터 전화를 받았다. 그는 아이의 반에도 천식을 앓고 있는 아이들이 많지만 비단 그 반뿐만 아니라 학교 전체에 천식이 만연해 있다고 얘기했다.

알지 모르겠지만 오래 전에는 천식이 드문 병이었다. 그런데 지금은 흔한 병이 되었다. 여러 해 전에는 ADD(주의력결핍장애)와 ADHD(주의력결핍행동장애)라는 병명이 아예 없었다. 오늘날 이 증상은 전 세계적으로 모든 학교의 주된 골칫거리가 되었다. 1971년 리처드 닉슨 대통령은 암과의 전쟁을 선포했다. 그 당시에는 암이 미국인의 사망률 8~9위를 차지했다. 2009년에는 암이 심장병의 뒤를 이어 미국인의 사망률 2위로 올라섰다. 우리는 암과의 전쟁에서 패배하고 있는데 이는 비단 신체적 질병 문제뿐만이 아니다. 정신질환은 해가 갈수록 증가추세다. 최근에 한 여성에게 들은 얘기에 따르면 그녀가 참석하는 여신도 성경공부반의 여성들 거의 대부분이 항우울제나 항불안 약제에 의존한다고 한다.

하루가 다르게 의학이 발전하는 이 시대에 왜 이런 일이 벌어질까? 자, 이걸 잘 알아두어야 한다. 사실 의학의 진보는 문제의 근원과는 아무 상관이 없다. 근원은 파괴적인 세포기억이다. 우리는 매일같이 TV, 영화, 잡지, 신문 등에서 홍수처럼 쏟아내는 부정적인 이미지에 둘러싸여 있지만 대부분 그 사실조차 깨닫지 못한다.

최근에 어느 영화의 홍보물을 본 적이 있다. 관객의 흥미를 끌기 위해 '섹스, 살인, 배반, 기만'이라는 글귀가 쓰여 있었다. 이런 말들이 어떻게 작용할까? 이런 것들이 원하는 결과를 막고 병을 일으키는 세포기억을 만든다. 해로운 영화를 보면 세포가 손상을 입듯이 좋은 영화를 보면 건강하고 진실하며 치유력을 지닌 기억이 심어진다.

이제 놓친 것으로 돌아가자. 진실을 믿는 비결은 이해다.

이해와 완전한 진실

스탠퍼드 의대의 브루스 립튼 박사의 연구를 다시 생각해보자. 스트레스를 유발해 병을 일으키는 원인은 언제나 잘못된 믿음이다. 잘못된 믿음은 무엇일까? 진실이 아닌 것을 믿는 것이다. 사실 '진실을 오해하는 것'이라고 표현하는 게 더 정확하다. 거의 모든 파괴적인 세포기억에는 진실이 담겨 있다.

다섯 번째 비밀에 등장하는 성폭력피해자 고객의 경우 그녀가 기억하는 강간사건 중 많은 부분이 진실이었다. 실제로 그녀가 기억하는 대부분은 사실이었다. 사실이 아닌 부분은 그녀가 잘못 해석한 강간의 의미였다. 그녀는 '나는 가치 없는 존재야. 나는 절대 안전하지 않아. 아무도 날 전처럼 생각하지 않을 거야'라고 생각했다. 어쨌든 그녀는 자신에게 일어난 일의 사실과 진실을 바라보았지만 잘못된 결론을 내렸다. 그녀는 진실을 잘못 이해했다.

아이스캔디 이야기에 등장하는 사랑스러운 여성 또한 자신에게 일어났다고 믿은 대부분이 진실이었다. 그녀의 어머니가 아이스캔디를 주지 않겠다고 말했고 언니에게는 아이스캔디를 주었다. 또한 그녀의 어머니는 점심을 잘 먹으면 아이스캔디를 주겠다고 말했다. 하지만 그러한 사실에도 불구하고 그녀는 잘못 해석하고 잘못 이해해서 잘못된 결론을 내렸다. 그녀가 내린 결론은 성폭력 피해여성이 내린 결론과 매우 흡사하다.

'나는 사랑받을 수 없어. 나는 존재가치가 없어. 나한테는 문제가 있어.'

성폭력 피해여성이 훨씬 더 격렬한 양상을 보이긴 하지만 두 여성은 근본적으로 아주 흡사한 믿음을 가지고 있었던 것이다.

우울증에 걸린 트레이시, 성폭력 피해여성, 아이스캔디 사건의 여성, 이 세 명의 여성은 마음의 거짓을 치유하고 나서야 진실을 이해할 수 있었다. 그들은 믿었고 힘이 방출되었다. 그리고 이 여성들 모두 그 이후로 지속적인 결과를 경험했다.

언뜻 생각하기에는 지속적인 결과를 얻기 전에 어떤 문제에 대해 완전한 진실을 찾아야 한다는 사실이 매우 힘들게 느껴질 수 있다. 하지만 낙담하지 마라. 그렇게 어렵지 않다. 우리가 상대적으로 깨끗한 마음을 갖고 있다면 보거나 듣자마자 바로 마음의 진실을 아는 경우가 많다. 마음의 진실은 공명하며 우리는 우리 안의 중심 깊숙한 곳으로부터 그것을 느낀다. 우리의 내면에 '양심'이 작용하기 때문이다. 하지만 어떠한 문제에 대해 너무나 많은 거짓이 담겨 있다면 경쟁하고 이의를 제기하는 마음 안의 목소리들 때문에 양심의 소리가 들리지 않거나 적어도 혼동될 수가 있다. 이 문제를 풀 열쇠는 세포기억에 각인된 마음의 오해를 깨끗이 제거하는 것이다.

최근까지 이것은 결코 단순한 문제가 아니었다. 사람들은 심리상담이나 테라피로 긴 시간을 소비하거나 트레이시처럼 자기계발서적을 산더미처럼 쌓아 놓고 읽었지만 대부분 성공하지 못했다. 그 이유는 치유할 수 없는 도구로 세포기억을 치유하려 했기 때문이다. 2001년 힐링 코드가 발견된 이래 우리에게는 증상을 치료하는 것이 아니라 지속적이고 예측 가능하게 근원을 치유하는 간단한 도구가 생겼다. 다음 장에서 힐링 코드에 대해 상세히 다룰 것이다.

당신이 심판이다

좋다. 이제 당신이 심판할 때다. 우리는 이 책을 시작하면서 약속을 했고 약속을 지켰다고 믿는다. 이 힐링 코드 모델이 치유할 수 없는 문제를 찾기란 매우 어렵다는 것을 알기 바란다. 인간관계에 문제가 있다면 누군가가 인간관계, 당신의 인생, 상황, 그 자신에 대해 진실을 이해하지 못했기 때문이다. 그리고 문제를 일으킨 원인은 진실을 이해함으로써 명확히 알 수 있다.

직업문제, 재정문제, 성취의 문제가 있다면 당신의 성공을 가로막는 것이 진실에 대한 오해라고 장담할 수 있다. 진실을 오해하면 성취와 성공으로 이끄는 행동을 하지 못하며 결과를 얻지 못하게 하는 행동을 하게 된다. 한마디로 성공에 필요한 힘을 빼앗는 거짓을 믿게 된다.

물론 건강문제에서도 마찬가지다. 위대한 학자들과 의과대학이 최근에 발표한 훌륭한 연구에 따르면 거짓을 믿는 것이야말로 언제나 건강문제의 근원이다. 거짓을 믿으면 인체에 스트레스 반응이 일어나 세포를 차단시키고 결국 질병이 발생하게 된다.

우리의 약속이 충실히 지켜져 당신이 현재 상황, 문제, 꿈의 실현 등에 대해 희망을 보았다면 다음 단계로 안내하겠다. 바로 인생, 건강, 성공의 새로운 기초를 마련할 수 있는 방법을 배울 수 있는 단계이다. 2부에서는 모든 것을 한데 모아 문제를 일으키는 스트레스를 치유하는 방법을 명확히 알려준다. 나쁜 세포기억에 담긴 무의식적인 스트레스는 물론 환경에서 비롯되는 의식적인 스트레스를 모두 치유할 수 있다. 아마도 오늘이 가기 전에 당신의 인생이 바뀌기 시작할 것이다.

2

힐링 코드
치유법

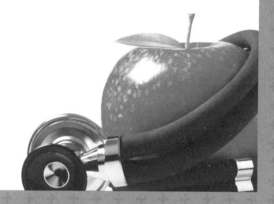

우리는 매우 대담한 약속을 했다.
우리는 5분 안에 배우고 6분 안에 할 수 있는 간단한 기법이
모든 건강, 관계, 성공문제의 근원을 치유할 수 있다고 말했다.
또한 10초 호흡 · 명상을 하면 20분간 운동이나
명상을 한 효과를 얻을 수 있다고 말했다.
우리는 감히 요구한다.
우리가 틀렸다는 걸 증명해보라!

9장

힐링 코드란
무엇인가?

    지난 40년간 가장 많이 팔리고 가장 많이 출간된 자기계발분야 도서들은 대부분 긍정적 사고, 목적의식, 대처 등을 주제로 한다. 문제에 대한 이러한 접근법에는 진실의 요소가 담겨 있긴 하지만 중요한 요소 하나가 빠져 있다.

    우리 집 거실에 있는 엄청난 숫자의 자기계발서와 심리학 서적에 대해 말한 바 있다. 유명한 자기계발서 저자 한 명을 아무나 말해보라. 트레이시의 도서목록에 분명히 있을 것이다. 게다가 완벽주의자인 트레이시는 책이 제시하는 원칙에 입각해 모든 프로그램, 기법, 치유 조언 등을 시행했다. 하지만 여전히 우울했다.

    트레이시의 경우는 예외적인 상황이 아니냐고 반문할지 모른다. 여러 해 동안 심리상담과 테라피 등으로 고객을 치유하면서 나는 이 문제를 탐구하기 위해 내 고객들에게 비공식적인 설문을 실시했다. 고객층은 주요 질병과 증상에서부터 주요 정신질환, 심각한 관계문제, 온갖 종류의 중독에 이르기까지 광범위했다. 나는 고객들에게 두 가지 질문을 했다.

첫 번째 질문은 "당신의 문제를 해결하기 위해서 어떤 개선된 행동을 해야 합니까?"였다. 질문을 받은 수백 명의 고객 중 단 두 사람만이 정답을 몰랐다. 한 명은 정신분열증 환자였고 또 한 명은 반항이 심한 10대 학생이었는데 답을 아는 게 확실한데도 나한테 말하지 않을 사람들이었다.

두 번째 질문은 "왜 행동을 변화시키지 못하는 겁니까?"였다. 모든 사람의 답이 두 가지 범주 중 하나에 속했다. "몰라요" 혹은 "못 해요"였다. 거듭 얘기하지만 이들은 모두 현재 그리고 과거에 문제를 해결하기 위해 최대한 노력하고 있거나 노력했지만 결국 방법을 찾지 못한 사람들이었다. 나만이 이러한 결과를 얻은 건 아니었다. 제대로 된 심리상담가나 테라피스트라면 이 현상에 대해 동일한 경험을 이야기할 것이다.

그렇다면 어째서 수십억 원의 돈을 벌어들인 책, 기법, 프로그램 등이 절실하게 도움을 찾는 사람들에게 효과가 거의 없는 것일까? 대부분의 진리가 그러하듯이 답은 매우 단순하다. 이런 것들은 문제의 근원을 치유할 능력을 갖고 있지 않다. 어떻게 증명하느냐고? 치유할 능력이 있었다면 치유되었을 것이다. 신체적·비신체적인 문제를 불문하고 한두 번이 아니라 지속적이고 예측 가능한 방식으로 치유되었을 것이다.

이러한 치유가 가능하다는 걸 어떻게 알까? 먼저 역사상으로는 이렇게 완전한 치유를 실현하는 방법이 없었지만 이론과 연구에 따르면 완전한 치유는 일어나야 한다(첫 번째 비밀, 두 번째 비밀, 세 번째 비밀을 기억하라). 더욱 중요한 점은 2001년 힐링 코드를 발견한 이래 우리가 이런 치유를 경험하고 있다는 사실이다.

2장에서 병을 치유한 몇몇 사람들의 증언을 소개했다. 무엇이 가능한지를 보여주기 위해 다음 몇 개의 증언을 추가한다. 이 증언들은 요청에 의해 얻은 것이 아니다. 이 이야기들은 8년이 넘는 기간 동안 미국 50개 주와 전 세계 90개국에서 인생의 변화를 경험한 사람들이 보내온 내용이다.

본격적으로 힐링 코드의 본질과 방법에 관해 읽기 전에 다음 몇 쪽을 대충이라도 훑어보기를 적극 권장한다. 모두 우리와 같은 보통 사람들의 이야기이기 때문이다. 남녀노소, 아픈 사람/건강한 사람, 희망을 가진 사람/희망을 잃은 사람 등 모두 우리처럼 치유를 원하는 사람들이다. 우리는 당신이 다음을 읽고 되돌릴 수 없는 또 하루가 가기 전에 행동을 취할 희망을 갖기를 바란다.

힐링 코드의 효과 – 사용자의 증언

남편을 용서하지 못하는 마음

남편을 떠나 휴가를 보내고 있을 때 힐링 코드를 시작했는데 정말 효과가 좋았어요. 심신의 상태가 전반적으로 좋아졌고 심지어 엄청난 행복감에 젖을 때도 많았어요. 모든 사람들에게 큰 사랑을 느꼈답니다. 내가 만나는 사람들 모두가 전과는 다르게 느껴졌어요. 그들에게서 새로운 면을 보았죠. 오랫동안 나는 남편을 용서하지 못했습니다. 남편에 대한 부정적인 감정을 점수로 매기자면 10점 만점에 10점이었어요. 남편이 있는 집으로 돌아갈 날이 가까워지자 이 문제가 걱정되었어요. 나는 마음속에서 용서가 안 되는 이 문제에 집중하기로 결심했어요. 집에 도착해서 남편과 마주 앉아 이야기를 나누었을 때 부정적인 감정이 사라진 걸 느꼈어요. 여러 해 동안 내 감정이 변하지 않을 거라고 생각했기 때문에 이런 변화들이 정말 놀라웠어요! 내 부정적인 감정은 현재 '0'이에요! _테나

부모의 죽음을 두려워하는 아이

내 딸 켈시는 10살이에요. 켈시는 항상 불안해하고 관심에 목마른 아이였어요. 기본적으로 집착이 심했어요. 지난 5~6개월 동안에는 증상이 심해 눈뜨고 볼 수가 없었죠. 남편과 나는 당황하여 어찌할 바를 몰랐습니다. 켈시는 악몽을 꾸느라 밤에 잠도 잘 못 자고, 낮에는 내내 우느라 학교에도 갈 수가 없었어요. 켈시는 엄마와 아빠가 죽을 거라는 생각에 사로잡혀 끔찍한 고통을 겪었어요.

그러던 중 올케가 우리에게 힐링 코드를 권했어요. 우리는 켈리에게 어떻게 접근해야 할지 몰라 매우 단순하게 하려고 했습니다. 켈리가 마음을 여는 것 같자 마음을 괴롭히는 내용을 머릿속에 그려보라고 했어요. 그랬더니 울면서 10점을 매겼어요. 켈리는 진실 선언을 골랐고 제가 평화를 위한 힐링 코드를 시행했어요. 그랬더니 심호흡을 시작하면서 금세 편안한 상태가 되었습니다. 켈리는 평소에 가만히 있지 못하는 아이여서 조용히 앉아 있을 거라고는 생각도 못했는데 말이에요. 힐링 코드를 마치고 나자 켈리는 다른 아이가 된 것 같았어요. 뛸 듯이 기뻤습니다. 켈리는 이제 그림(기억)이 거의 0점이라고 말하며 좋아했어요. 힐링 코드를 계속 해달라고 졸랐죠. 다음에 다른 그림을 골랐을 때에도 역시 10점이라고 했어요. 힐링 코드를 시행하자 켈리는 그 그림이 더 이상 괴롭지 않다고 말했어요. 켈리는 이제 기분이 좋은 상태에요. 완전히 다른 소녀로 바뀌었답니다. 힐링 코드를 주신 신께 감사해요. 딸을 통해 기적을 목격했어요. _수

척추측만증과 만성통증

7살 때부터 척추측만증이 있어서 5년 정도 몸에 교정장치를 부착하고 다녔습

니다. 스무 살이 되자 만성통증까지 생겼어요. 여러 해 동안 카이로프랙틱 치료(약물이나 수술을 사용하지 않고 예방과 유지효과에 역점을 두어 신경. 근골격계를 복합적으로 다루는 치료-옮긴이), 요가, 바디워크 요법(접촉기법이라고도 한다. 인체의 촉감을 이용하여 통증을 감소시키고, 손상된 근육을 회복시키거나 혈액순환을 자극하여 전신건강을 증진시키는 치료법-옮긴이), 보조제 등 수많은 치료법을 시도했습니다. 하지만 효과는 항상 일시적이었어요. 내가 스트레스를 제대로 다루지도 처리하지도 못한다는 생각이 늘었고 모든 게 나의 외부세계에서 비롯된다고 생각하자 감당하기가 너무 힘들었어요.

그런데 힐링 코드를 시작하자마자 놀라운 효과를 느꼈어요. 우선 편안함과 평화로움을 느꼈습니다. 내 몸의 통증이 모두 사라졌고 훨씬 가볍고 차분하고 집중되는 것 같았어요. 몸동작이 유연해지는 걸 느꼈어요. 30년간 나를 괴롭혔던 통증이 지금은 말끔히 사라졌어요.

힐링 코드를 한 지는 두 달 반이 되었어요. 폐가 많이 해독되어 깨끗해졌고 척추가 똑바로 펴지는 중이에요. 측만증으로 인한 밀림 현상 때문에 붙어버린 일부 뼈들이 분리되고 있고요. 엄청난 변화죠! 형편상 일주일에 3일을 시행했는데 거의 3일 만에 회복되었어요. 3일이 지난 지금은 기분이 아주 좋아요. 인생을 즐길 준비가 되었고 아주 다른 방식으로 스트레스를 관리할 수 있을 것 같아요. 로이드 박사님, 이렇게 놀라운 자가치유법을 소개해주신 것에 감사하고 아낌없이 모든 사람에게 나누어주신 것에 감사드려요. _캐서린

수술한 지 몇 년 후에야 회복된 기능들

남편과 내가 함께 힐링 코드를 시작한 지는 3개월 정도 되었어요. 우리는 전반적으로 몸 상태가 아주 좋아졌을 뿐 아니라 전보다 행복해졌고 활달해졌고 자신감을 갖게 되었답니다. 결혼 50년째이지만 함께해야 할 일이 아직도 많아요. 남편은 3~4년 전에 암에 걸렸어요. 왼쪽 얼굴에 큰 수술을 받았고 방사선치료를 하느라 고생이 많았죠. 남편은 얼굴의 감각과 타액분비 능력 그리고 미각의 상당부분을 잃었어요. 하지만 잃어버린 감각과 기능들이 지금 돌아오는 중이에요. 머리 왼쪽 부분의 감각을 느끼고 몇 년간 느끼지 못했던 미각을 느낄 수 있게 되었습니다. 구강 건조도 사라지고 있고요. 나는 남편의 정수리에 머리카락이 자랄 것

이라고 확신해요. 의사들은 회복할 만큼 회복했다고 말했지만 힐링 코드를 하고 더 많이 회복되어 말할 수 없이 기뻐요. 엄청난 축복을 받은 기분이에요. _마릴린

정서와 행동치유(중독)

처음에는 힐링 코드가 정서적인 문제를 치유한다고 알았지만 나중에 신체적인 문제에도 효과가 있다는 걸 발견하기 시작했습니다. 신체적인 문제를 치유하기 위해 열심히 힐링 코드를 할수록 정서적인 치유가 일어난다는 것을 알고 아이러니를 느꼈어요. 나는 훌륭한 상담을 받아왔고 '12-step(중독, 강박증 등의 행동장애 회복을 위한 일련의 행동 강령 프로그램-옮긴이)' 그룹의 일원이었어요. 그러한 치료방법들을 통해 치유한 부분도 많지만 힐링 코드는 정말 달랐습니다. 의식적인 사고과정부터 자율적인 행동에 이르기까지 건강한 행동을 유도했어요. 이렇게 완전히 새로운 차원의 자유를 얻게 해주셔서 정말 감사합니다. _제이미

불면증

힐링 코드에 얼마나 만족하는지 말하고 싶네요. 힐링 코드 덕분에 수면패턴이 거의 즉시 바뀌었어요. 평생에 걸쳐 불면증이 나타났다 사라졌다 하는 것이 반복되었지만 이제는 그 어느 때보다 숙면합니다. 힐링 코드를 계속하고 있는데 다른 문제들도 치유되리라 믿어요. _헬렌

극심한 통증(3차 신경통)

3차 신경통이라는 병으로 8년 넘게 통증을 앓아왔어요. 이 병은 먹거나 말하거나 이를 닦거나 얼굴을 만질 때 혹은 얼굴에 바람이 살짝 스쳐도 심한 안면통증이 와요. 어떨 때는 완전히 죽은 사람처럼 누워서 칼로 살을 에는 듯한 통증에 내내 시달릴 때도 있어요. 통증이 없을 때는 번개처럼 강타할 다음 통증을 걱정하고 두려움에 떨죠. 그런데 힐링 코드를 사용한 지 단 2주 만에 고통의 강도와 빈도가 모두 줄어든 게 느껴졌어요. 그 다음 주에는 하루에 겪는 통증이 반으로 줄었고요. 그 후로도 통증의 강도와 빈도가 꾸준히 감소했어요. 시작한 지 두 달되었는데 지난 주에는 통증을 한 번도 느끼지 않았어요. 너무나 놀라운 일이에요! 남은 일생 동안 매일 힐링 코드를 할 작정이에요. 모두에게 감사해요. _사라

척추부상과 두통

무거운 공구상자를 들다가 척추를 심하게 다쳤습니다. 며칠 후에 통증이 참을 수 없을 정도로 심해졌고 통증이 다리까지 내려갔어요. 두 명의 척추 지압사를 찾아가 치료를 받았지만 전혀 도움이 되지 않았어요. 그래서 주치의한테 전화를 했는데 주치의는 통증약과 근육이완제를 처방해주고 6주 동안 물리치료를 하라고 권하더군요. 그런데도 전혀 낫지 않았어요. 친한 친구한테 힐링 코드에 대한 이야기를 듣고 시작해봤어요. 지푸라기라도 잡고 싶은 심정이었으니까요. 며칠 안 가서 통증이 줄기 시작하더니 일주일 후에는 통증이 없어졌어요. 믿을 수가 없었죠. 남편에게 힐링 코드를 해보고 어떤 효과가 있는지 확인해보라고 권했어요. 남편은 두통이 좋아졌고 이제 저혈당증을 치유하려고 힐링 코드를 활용하고 있답니다. _조이스

당뇨병

지난 10년간 인슐린 의존성 당뇨병 때문에 하루에 네 번 인슐린 주사를 맞아야 했어요. 그러다가 당뇨병 합병증이 보이기 시작했습니다. 걱정이 되지 않을 수가 없었죠. 처음에는 손발이 얼음장처럼 차가워지고 다음에는 눈에 문제가 생기고 다리가 아프고 하룻밤에도 서너 번 깨어 소변을 보러 가고 항상 피곤하고 걸핏하면 버럭 화를 내고 쉽게 스트레스를 받았습니다.

그래서 어떻게 되었냐고요? 지금까지 3주 동안 집에서 힐링 코드 프로그램을 하고 있습니다. 다리통증이 없어졌고 경사를 오를 때 다리가 훨씬 가벼워요. 몸 상태가 완전히 달라져서 이제는 밤에 깨지 않고 피곤하지도 않습니다. 발에 감각이 살아나기 시작했고 냉증도 사라졌어요. 가족들 모두가 금방 알아챈 사실은 내가 더 이상 화를 내지 않고 마음이 안정되었고 사소한 일로 스트레스받지 않는다는 겁니다. 당뇨병은 치유가 되었냐고요? 아직은 아니라고 말해야겠죠. 하지만 혈당 수치가 내려가 인슐린 주입 양이 줄었어요. 힐링 코드를 시작한 지 아직 4주밖에 되지 않았는데 과거 10~15년 동안에 비해 몸 상태가 훨씬 좋아졌습니다. _스티브

암

친한 친구가 전이성 흑색종(피부암의 일종)에 걸렸다는 소식을 듣고 면역체계의

균형을 회복하기 위한 매우 엄격한 식단을 권했습니다. 그리고 친구에게 힐링 코드를 해주기 시작했어요. 친구가 최근 CAT 스캔을 받은 결과 암이 완전히 사라졌습니다. 우리는 다음 번 혈액검사에서 면역체계의 균형이 회복되었다는 결과가 나오길 손꼽아 기다리고 있습니다. _윌리엄

치질

여러 해 동안 EFT, 세도나 메서드(부정적인 감정이 인간을 다양한 방식으로 병들게 한다고 보고, 부정적인 감정을 의식적으로 재경험하고 긍정적으로 해방시키는 명상 기법 - 옮긴이), 홀로싱크(명상 시에 발생하는 안정적인 뇌파 생성을 유도하는 명상 보조음악 - 옮긴이), 기공, 영양요법, 심지어 최면까지 온갖 방법을 동원했지만 큰 효과를 보지 못했어요.

짐작하다시피 나는 내면의 평화를 발견하고 나 자신을 치유할 수 있는 방법이 있다고 항상 믿고 추구해왔어요. 언젠가는 나와 내가 사랑하는 사람들을 치유할 하나의 열쇠를 찾게 되리라 생각했죠. 그리고 찾았어요! 바로 힐링 코드였답니다.

나는 스스로에게 도움이 되지 않는 평생의 잘못된 믿음에서 벗어났어요. 그 믿음 중 어떤 것은 나의 직업, 건강, 정서적인 안정에 부정적인 영향을 주었죠. 다행히 믿음을 버리는 일은 쉬웠어요! 별 다른 노력 없이 체중을 줄였어요. 사랑하는 사람들의 건강문제도 해결할 수 있었고요.

그중 하나는 남편의 치질이었어요. 남편은 20년 넘게 치질을 앓았는데 지난 몇 년간은 정말 고생했죠. 결국 남편을 설득해 병원에 가기로 했는데 전문의에게 진료를 받기 위해서는 최소한 3개월을 기다려야 했어요. 그래서 내가 남편에게 힐링 코드를 시작했어요.

그런데 진료예약 날 남편이 병원에 갈 필요가 없을 것 같다고 말하더라고요. 치질이 없어졌다는 거예요. 나는 남편이 병원에 가기 싫어 핑계를 대는 거라고 생각해 극구 예약한 시간에 가자고 우겼어요. 그래서 병원에 가게 되었죠. 어떻게 되었을까요? 치질 전문의는 치질의 흔적을 찾을 수 없다고 말했어요! 의사는 남편이 왜 병원에 왔는지조차 알지 못했어요. 그는 간호사에게도 검사해보라고 했는데, 결과는 마찬가지였어요. 아무것도 보이지 않았으니까요. 남편은 충격을 받고 "확실합니까?"라고 물었어요. 어떠한 치료도 필요치 않았고 결국 치료비 부담도 덜었죠.

남편은 이제 이런 저런 이유로 힐링 코드를 해달라고 해요. 물론 나는 언제나 남편에게 힐링 코드를 해주죠. 이제 나의 탐색이 끝났다고 말할 수 있어요. 나는 몸, 마음, 영혼의 모든 영역에서 치유의 열쇠를 찾았어요. 힐링 코드를 의심하는 사람을 보면 "마음을 열고 한번 해봐요. 당신도 곧 믿게 될 거예요!"라고 말하죠. _로리

애완동물의 치유

7개월간 힐링 코드를 하면서 많은 효과를 보았지만 어젯밤과 같은 일은 처음이었어요. 우리 집에는 특이한 애완동물이 많은데, 어제는 퇴근 시간이 늦어서 평소보다 서둘러 이 동물들을 보살펴야 했어요. 작은 도마뱀이 주위에 얼쩡거렸는데, 그만 제가 보지 못하고 그 녀석의 머리를 밟아버린 겁니다.

도마뱀의 입과 눈에서 피가 흐르는 걸 보고 머리를 밟은 걸 알았어요. 너무 안타까웠어요. 도마뱀은 피를 흘리며 축 늘어져 있었어요. 죽을 것 같았죠. 도마뱀을 종이 타월에 눕히고 갑자기 힐링 코드를 생각했어요. 그리고 45분간 도마뱀을 위해 힐링 코드를 시행했어요. 계속 도마뱀의 상태를 주시하면서요. 도마뱀의 호흡은 매우 약했고 의식이 없었어요. 두 시간이 지나자 의식을 되찾았지만 눈은 그대로 감고 있었어요. 그런데 다음 날이 되자 도마뱀이 두 눈을 뜨고 먹이도 평소대로 먹는 겁니다. 이 믿을 수 없는 일에 감사드려요. _빌

기적인가, 새로운 패러다임인가?

이 모든 치유 이야기가 기적처럼 들리는가? 그렇다면 성 어거스틴이 했던 말을 생각해보라.

"기적은 자연에 반해 일어나는 게 아니라 우리가 자연에 대해 알고 있는 것에 반해 일어난다."

신은 인간을 창조할 때 애초에 세계를 창조하는 목적의 일부로서 우

리 안에 기적적인 치유의 가능성을 심어주었다. 그리고 그것은 여전히 유효하다. 힐링 코드는 신의 축복으로 최근에야 발견되었지만 치유의 방식은 우리 안에 언제나 있었다. 힐링 코드가 최근에야 발견된 이유는 아마도 몇 년 전까지 그것의 작용원리를 이해할 수 있는 과학 혹은 비유대상이 없었기 때문일 것이다. 우리가 이해할 수 있는 능력이 없었기 때문에 예전에 숨겨졌던 것이 최근의 다른 진보 덕에 빛을 보게 되었다.

자, 이제 본론으로 들어가보자. 어떻게 그리고 왜 힐링 코드가 효과가 있을까?

스트레스를 무력화시키는 신체의 작용

이 책 전반에 걸쳐 설명했듯이 스트레스는 모든 질병의 근원이다. 힐링 코드는 이 근원적인 스트레스에 작용한다. 캘리포니아의 하트매스연구소의 연구결과에 따르면 스트레스가 제거되면 심지어 유전자도 치유되는 경우가 많다고 한다. 연구자들은 체내에 존재하는 강력한 치유자원이 손상된 DNA를 치유한다고 말한다.

힐링 코드의 발견으로 하트매스연구소가 지적한 치유자원을 자동으로 활성화시키는 신체기능이 드러났다. 이러한 치유자원을 이용해 힐링 코드는 파괴적인 이미지를 가진 파괴적 에너지패턴(혹은 진동수)을 건강한 이미지를 지닌 건강한 에너지패턴으로 바꿈으로써 치유한다.

치유에너지는 신체의 4대 치유센터가 여러 방식으로 조합하면서 생성되며 여러 가지 불건강한 믿음과 이미지를 치유하는 데 사용된다.

이 치유의 조합은 DNA를 만드는 4대 아미노산에 비교될 수 있다. 이 세상의 모든 사람은 단 4개의 아미노산이 제각기 독특하게 조합한 결과 세상에 단 하나밖에 없는 사람이 된다.

이것은 우리의 기억과 이미지가 DNA와 유사한 모든 몸의 세포의 에너지정보장에 그대로 저장된다는 최근의 연구결과와 그대로 맞아떨어진다(장기이식을 받은 환자가 기증자의 기억을 경험하는 것도 같은 이유로 설명된다). 네 종류의 치유센터를 적절히 조합해 힐링 코드를 시행하면 몸의 모든 세포에 건강한 치유에너지를 쏟아부을 수 있다고 믿는다.

그렇다면 힐링 코드란 정확히 무엇이며 어떻게 이렇게 심오한 과정을 활성화할 수 있을까?

4개의 치유센터

힐링 코드의 발견은 인체의 4개 치유센터를 발견한 것이라고 말할 수 있다. 인체의 4개 치유센터는 인체 내 모든 세포의 대표 통제센터와 상호작용을 한다. 이 치유센터는 마치 숨겨진 두꺼비집처럼 정확한 스위치가 켜질 경우 거의 모든 문제를 치유한다. 치유센터는 스위치를 끄는 스트레스를 제거하여 인체의 어떤 문제라도 치유하도록 신경면역체계를 활성화시킨다.

건강한 에너지가 인체의 4개 치유센터에 흐를 때 다음과 같은 인체 시스템을 통과한다.

· **콧대** 뇌하수체샘(몸의 주요 내분비과정을 통제하므로 대표 샘으로 여겨진다)과 솔방울샘을

관장한다.

· **관자놀이** 좌우 뇌, 시상하부의 기능을 상위수준에서 관장한다.

· **턱** 편도와 해마, 척추와 중추신경계를 포함하는 반응정서뇌를 관장한다.

· **후골** 척추, 중추신경계, 갑상샘을 관장한다.

한마디로 당신은 인체의 모든 체계, 모든 기관, 모든 세포의 통제센터를 발견한 것이다.

힐링 코드로 치유센터를 활성화하는 방법

치유센터의 활성화는 손으로 한다. 각각의 힐링 코드는 간단한 손동작 한 차례로 이루어진다. 예닐곱 살 아이에게도 쉽게 가르칠 수 있을 정도로 간단하다. 몸의 치유센터에서 2~3인치(5~7.6센티미터) 떨어진 위치에서 양손의 다섯 손가락 모두를 치유센터 쪽으로 향하게 하여 힐링 코드를 시행한다. 손과 손가락이 치유센터에서 에너지가 흐르는 방향을 안내한다.

치유센터는 면역체계와 같은 방식으로 작용하는 활동적인 치유시스템이다. 치유센터는 바이러스와 박테리아를 죽이는 대신 사람이 생각하는 문제에 관련한 기억을 목표로 삼는다. 긍정적이고 치유력이 있는 에너지 진동수를 이용하여 부정적이고 파괴적인 진동수를 제거하거나 대체한다.

세포가 힐링 코드에 의해 건강한 에너지에 흠뻑 젖으면 건강하지 못한 에너지는 긍정적인 에너지에 의해 완전히 제거된다. 이는 마치 헤드폰이 유해한 소리 진동수를 제거하여 잡음을 없애는 방식과 흡사하다. 파괴적인 진동수가 제거된 후 이미지는 치유에너지와 공명해 세포, 기관, 그 안의 인체시스템을 건강하게 만든다. 치유에너지는 심신의 세포기억에 저장된 파괴적인 에너지를 변형시켜 결국 체내 세포의 생리작용을 변화시킨다.

왜 '코드'일까?

우리가 이것을 힐링 코드라고 부르는 이유는 모든 과정이 코드화되어 있기 때문이다. 우리가 하와이 마우이 섬에서 강의할 때 운 좋게도 코드 형식으로 된 문 열쇠를 갖게 되었다. 앞문에는 숫자 패드가 있었는데 우리가 문 앞에서 4자리 숫자 코드를 치면 딸깍 소리를 내며 문이 열렸다. 아마 당신은 같은 방식으로 여는 창고 장금장치를 갖고 있을지 모른다.

힐링 코드는 이러한 방식으로 작용한다. 힐링 코드를 시행하면 우선순위대로 4개 치유센터의 조합이 작동을 한다. 우선순위는 어떤 문제에 대한 체내 스트레스를 제거하고 그 문제에 관한 세포기억을 치유하는 데 매우 중요하다. 일반적으로 손으로 힐링 코드를 시행해 치유센터를 활성화하는 데는 6분이 걸린다. 힐링 코드는 안락의자에 앉아서 편안히 할 수 있다. 우리는 전화통화를 하며 TV를 시청하며 책을 읽으며 혹은 기타 활동을 하며 힐링 코드를 시행했다는 사람들의 보고를 갖고 있다.

다음 장에서 소개하는 힐링 코드는 최적의 순서로 4개 치유센터 모두를 활성화한다. 그리고 우리는 이것이 거의 모든 사람의 거의 모든 문제를 치유하는 이유라고 믿는다.

힐링 코드의 효과에 대한 증거가 있는가?

앞서 설명했듯이 힐링 코드의 유효성은 다음과 같은 방식으로 확립된다.

먼저 수천 명에 이르는 고객이 불치병이라 여겨지는 많은 질병을 포함해 거의 모든 종류의 문제를 자가치유했다고 보고했다. 또한 주류의학에서 사용하는 스트레스 진단검사(심박변이도)에서 힐링 코드를 시행한 결과 몸의 스트레스가 지속적으로 제거되는 것으로 나타난다.

힐링 코드는 새로운 방식이며 우리의 실험결과로 우리가 생각하는 힐링 코드의 작용을 계속적으로 입증하는 과정에 있다.

이것은 전혀 특별할 게 없다. 수십 년 동안 수백만 명이 이용한 방식이기도 하다. 예를 들어 우리는 어떠한 약의 작용에 대해 알지 못하지만 약효를 믿고 약을 복용한다. 연구자들이 우리가 수십 년 이상 상용하고 있는 많은 약의 효과에 대해 확신하지 않는다는 것을 알면 놀랄것이다. 다음은 의사가 약제를 처방할 때 사용하는 일차적인 자료인 미국 내과의사 처방전Physicians Desk Reference, PDR에 수록된 예다.

- **아큐텐**Accutane: "아큐텐의 정확한 작용은 알려진 바 없다."
- **졸로프트**Zoloft: "설트랄린sertraline(졸로프트의 성분명)의 효과는 세로토닌이 중추신경 계로 재흡수되는 것을 억제하는 작용과 관련이 있다고 추정된다."

- **자낙스**^{Xanax}: "확실한 약효는 알 수 없다."
- **리스페달**^{Risperdal}: "다른 모든 항정신병약과 마찬가지로 리스페달의 작용을 알 수 없다."
- **데파코테**^{Depakote}: "밸프로에이트^{valproate}(데파코테의 성분명)의 약효는 확실히 정립되지 않았다."

몇몇 주요 약품의 범주에서 발췌한 대표적인 예다. PDR은 약효를 알 수 없거나 확실하지 않은 약품들로 가득 차 있다.

기적처럼 보이지만 단지 새로운 발견일 뿐이다

성 어거스틴의 말을 다시 한 번 상기해보자.

"기적은 자연에 반해 일어나는 게 아니라 우리가 자연에 대해 알고 있는 것에 반해 일어난다."

파괴적인 에너지패턴이 스트레스와 건강문제를 유발한다는 사실이 밝혀진 지는 오래지만 현대의학은 이 패턴을 거의 해결하지 못하고 있다. 이 진실에 대해 더 이상 듣지 못하는 이유는 몸속의 파괴적인 에너지패턴을 건강한 패턴으로 바꾸는, 믿을 만하고 지속적이고 예측 가능하고 입증된 방법을 찾은 사람이 아무도 없었기 때문이다. 게다가 찾는 시도를 한다 해도 예방이나 생체에너지를 이용한 치유가 아닌 생화학치료에 집중하는 전통적인 현대의학의 패러다임에 맞지 않았다.

힐링 코드는 효과가 있을 뿐 아니라 거의 언제나 효과를 발휘한다. 멕시코의 회의에서 142명 전원이 인생에서 가장 큰 문제를 일으키는 기억에 힐링 코드를 시행한 결과 그 기억의 부정적인 힘이 10점 만점 범위에서 0~1점으로 감소되었다. 우리는 이와 같은 결과를 바탕으로 이 자연적인 치유체계에 다가가야 한다. 자연에서 99퍼센트 이상의 확률로 무언가가 일어난다면 연구조차 할 필요가 없을 것이다. 우리는 보이지 않는 중력의 힘을 이해하지 못해도 물건을 위에서 놓으면 떨어진다는 것을 안다.

힐링 코드는 효과적으로 작용하는 것은 물론 그 효과가 지속된다. 이미 말했듯이 심박변이도 검사에서 힐링 코드를 시행하고 오랜 시간이 지나도 균형이 유지된다는 것이 밝혀졌다. 차크라·경락(경혈점)·에너지체계를 이용하는 체계와 비교 실험한 심박변이도 검사결과, 이 두 체계를 이용한 사람들의 자율신경계가 즉시 균형을 회복했다(경락은 10명 중 7명, 힐링 코드는 10명 중 8명). 하지만 24시간 후에는 경락을 사용한 사람 10명 중 2명만이 균형을 유지한 반면 힐링 코드를 이용한 사람은 10명 중 7명 이상이 균형을 유지했다. 이러한 결과는 처음이라고 들었다.

우리의 경험과 연구에 근거하여 우리는 이 파괴적인 에너지패턴을 치유하는 것이 정확히 힐링 코드가 하는 일이라고 믿는다. 그리고 그보다 더 놀라운 소식이 있다! 힐링 코드는 파괴적인 이미지, 믿음, 생각, 감정이 치유된다는 생각을 의식적으로 하지 않고도 치유가 이루어진다.

오직 마음의 파괴적인 기억의 그림에만 작용하는 힐링 코드는 우리 삶의 신체·비신체적인 문제의 배후에 존재하는 스트레스와 잘못된 믿음을 치유할 수 있다. 우리가 힐링 코드를 완전히 설명할 수 없을지도 모르지만 힐링 코드를 통해 기적처럼 보이는 자연적인 치유에너지에 접근할 수 있다는 것을 믿어 의심치 않는다.

이 놀라운 치유의 에너지는 무엇일까?

빛의 모든 색이 순백색 안에 남긴 것처럼 우리는 모든 미덕(용기, 진실, 충실, 기쁨, 평화, 인내 등)이 순수한 사랑 안에 담긴다고 믿는다.

사실 우리는 순수한 사랑의 에너지 진동수는 무엇이든 치유한다고 믿는다. 그리고 이 진동수가 치유를 가능하게 하는 유일한 힘이라고 믿는다. 사랑의 진동수는 궁극적인 치유자원이다.

이 이론의 과학적 배경은 무엇인가?

지난 1~2년 동안 몇몇 사람이 사랑과 그 외 미덕들의 진동수를 찾아내 수량화하는 작업을 했다. 사랑의 진동수는 우리 마음 안에 있는 모든 사랑의 기억 안에 자리한다. 지금부터 증명을 해보겠다.

당신의 인생에서 가장 기쁘고 사랑스러운 기억을 떠올려보라. 잠시 눈을 감고 완전하게 그 순간을 회상해보라. 어떤 느낌이 드는가? 기분이 좋은가? 수십 년 전의 일이라 하더라도 그 사랑의 순간이 꽤 생생하게 느껴지지 않는가? 왜 이런 일이 일어날까?

사랑스러운 기억을 회상하는 순간 사랑의 진동수가 몸에 전송되고 그에 따른 생리적인 치유효과가 일어난다. 앞서 말했듯이 하트매스연구소는 이런 종류의 긍정적인 기억을 활성화하면 실제 손상된 DNA가

치유된다는 연구결과를 발표했다.

사랑스러운 기억이 온몸 전체에 치유의 진동수를 전달하듯이 고통스럽고 파괴적이고 왜곡된 기억이 질병과 증상을 일으키는 진동수를 전달한다. 립튼 박사의 연구에 따르면 이 파괴적인 기억은 몸에 신호를 보내 현재의 상황을 실제는 그렇지 않음에도 불구하고 위협적으로 해석하도록 만든다. 이로 인해 우리의 몸이 지속적으로 스트레스상태에 놓이게 된다. 이것도 역시 실험해보기 바란다. 아직도 고통을 주는 기억을 회상해보고 어떤 기분이 드는지 살펴보라. 이 기억을 오래 생각하면 세포가 자가보호 모드로 바뀌어 신경계가 공격 혹은 도피 상태에 빠진다.

안타깝게도 무의식은 우리가 의식하지 못하는 사이에 이 파괴적인 이미지에 집중한다. 이런 일이 발생하면 의식적으로 부정적인 생각과 이미지를 떠올릴 때와 똑같이 인체 생리에 손상을 입는다. 많은 사람들이 매일 이렇게 질병과 증상을 유발하는 과정을 겪으며 살고 있지만 병이 날 때까지 그 사실을 전혀 알지 못한다. 문제의 근원이 적어도 90퍼센트 가량은 무의식 속에 있다는 사실이 신체적·정서적·영적인 문제의 원인을 의식적으로 이해할 수 없게 만드는 이유가 된다.

좋은 소식은 근본적으로 문제를 치유하는 열쇠가 외부의 어느 곳이 아닌 우리의 마음 안에 있다는 것이다. 우리는 마음의 자원인 사랑의 힘을 사용해서 질병을 일으키는 파괴적인 이미지를 치유하는 방법만 알면 된다.

저절로 치유될 수 없는 이유는 뭘까?

치유의 신호를 보내는 사랑의 자원이 이미 우리 안에 있다면 어째서 파괴적인 이미지들이 저절로 치유되지 않는 걸까?

다섯 번째 비밀로 되돌아가보자. 문제는 치유의 진동수가 온몸에 전달될 때 치유를 하지 못하게 막는 어떠한 기억이나 이미지들이 있다는 것이다. 이 기억들은 심리학에서 말하는 숨겨졌거나 억압된 기억일 수 있지만 우리는 이 기억을 완전히 의식할 수도 있다. 이는 마치 마음이 어떤 기억 주위에 그야말로 요새를 건설한 것이나 다름없다. 비슷한 일이 또다시 발생했을 때 우리를 고통에서 보호하려는 마음의 작용인 것이다. 마음은 철통같이 보호하지 않으면 다시 상처를 받을 거라 믿는다. 고통을 예방하는 것은 좋지만 마음이 이런 방식으로 파괴적인 이미지를 보호하는 동시에 파괴적인 이미지에 다가가 치유하려는 몸의 자원 또한 차단하게 된다. 그러므로 문제를 일으키지만 치유의 에너지를 받지 못하는 이미지에 치유의 진동수를 주입하는 방식이 필요하다.

이 방식이 바로 힐링 코드의 방식이다. 힐링 코드는 온몸에 존재하는 사랑과 건강자원에 접근한 뒤 그곳에서 발산되는 진동수를 손가락을 통해 4개의 힐링 센터로 보내어 파괴적인 이미지로부터 나오는 에너지패턴을 건강한 것으로 바꾼다. 심지어 마음이 보호하고 있는 파괴적인 이미지까지도 말이다.

사람들은 힐링 코드를 시행하면 고통스러운 기억이 녹아내리고 동시에 신체증상 또한 사라진다고 끊임없이 말한다.

"미래의 의학은 몸의 에너지 진동을 통제하는 것에 기반을 둘 것이다"라고 윌리엄 틸러 박사가 말했듯이 나는 힐링 코드가 물리학자들이 예견해왔던 것과 정확히 일치한다고 믿는다.

힐링 코드의 세계에 들어온 것을 환영한다. 힐링 코드는 우리와 그 밖의 많은 사람들의 인생을 바꾸었듯이 당신의 인생도 바꿀 것이다.

이 책에 소개된 보편적인 힐링 코드와 즉각 효과를 나타내는 운동을 포함한 모든 힐링 코드는 긴장이완, 스트레스감소, 생체에너지 체계의 균형을 위한 자가기법이며 의학치료를 대체하려는 의도는 없다. 오직 이 내용에만 근거해서 어떠한 대책 혹은 무대책을 취해서는 안 된다. 독자들은 건강에 관련한 어떠한 문제에 대해서도 적절한 전문의와 상담해야 한다.

힐링 코드는 3,000여 년 전에 솔로몬 왕이 말했던 마음의 문제를 치유한다. 신체적 혹은 정신적 질병에 대한 코드는 없다. 모든 힐링 코드는 마음의 영적인 문제에만 집중한다. 이 영적인 문제가 치유되면 생리적인 스트레스가 감소하고 면역체계의 기능이 증가한다. 면역체계가 스트레스에 의해 억압받지 않으면 어떠한 병도 치유할 수 있다. 힐링 코드가 100퍼센트 주목하는 것은 오로지 마음의 문제뿐이다.

힐링 코드는 또한 어떤 종류의 심리상담이나 테라피도 아니다. 힐링 코드는 2001년 발견한 치유도구를 응용한 것이며 2004년에 대중들에게 처음 선을 보였다. 힐링 코드는 오직 마음의 파괴적인 그림(기억)만을 목표로 삼으며 지침에 따라 사용되어야 한다. 간헐적으로 사용하거나 불성실하게 사용하면 기억의 치유가 지연될 수 있다. 또한 힐링 코드를 사용하는 누구에게도 의학치료 및 심리상담을 중단하거나 멀리

하라는 권고를 하지 않는다.

힐링 코드의 이론과 실제는 경험에 토대를 둔다. 2001년 힐링 코드를 발견한 후 우리는 1년 반 동안 실험하였고 추가로 1년 반을 투자해 누구나 집에서 쉽게 사용할 수 있도록 만들었다. 힐링 코드는 독창적이며 세상에 단 하나뿐이다. 이와 같은 종류를 전에 본 적이 있다는 사람은 아직까지 한 명도 없었다.

폴 해리스Paul Harris 박사에 따르면 "이것은 역사상 유일하게 피해사례가 확인되지 않은 건강분야다." 우리의 자료와 결과를 통해 우리가 어떠한 경험을 했는지 보여줄 수는 있지만 당신의 결과를 보장할 수는 없다. 힐링 코드를 사용해서 합리적으로 기대할 수 있는 결과는 마음의 문제가 치유되거나 개선되는 일이다. 그리고 즉각 효과 시행 시에 기대할 수 있는 결과는 스트레스의 감정을 감소시키는 것이다.

따라서 이 책의 내용과 방식이 의사나 기타 의료전문가의 조언과 치료를 대체할 수 없다. 이 책에서 제공하는 정보와 견해는 저자가 가진 최고의 지식, 경험, 연구를 바탕으로 한 정확하고 건전한 내용이라고 믿는다. 그러나 적절한 의료전문가와 상담하지 않은 독자는 피해를 입을 위험이 있다.

이 책에 소개된 기법을 이용하는 것은 맨 앞에 소개된 권리포기를 읽어서 이해한 것이며 따라서 사전동의를 마쳤음을 인정하는 것이다.

10장

6분 동안 시행하는
보편적인 힐링 코드

이 책에서 우리는 2001년에 발견한 자료를 토대로 힐링 코드를 소개했다. 수천 명의 고객들과 치유작업을 하고 강의를 하고 실험을 하면서 우리는 거의 모든 사람과 거의 모든 문제를 치유할 수 있는 하나의 힐링 코드가 있다는 결론에 이르렀다. 아마 이 하나의 힐링 코드는 4개의 치유센터를 모두 활성화시키는 대표 코드로서 어떤 종류의 스트레스도 치유할 수 있는 것 같다.

힐링 코드를 배우는 데는 몇 분밖에 걸리지 않지만 그 효과는 평생 간다! 다른 사람에게 해줄 수도 있다. 사용지침만 따르면 된다!

기도의 언어

힐링 코드는 기도를 포함한다. 기도는 의학에서 가장 많이 연구된 영역이며 기도가 치유를 유도한다는 증거는 끊임없이 밝혀지고 있다. 자신이 직접 기도하지 않고 다른 사람이 기도를 해주어도 치유가 일어난다. 나는 어떤 일을 행동으로 옮길 때 먼저 기도부터 하는데 힐링 코드를 시행할 때도 마찬가지다. 힐링 코드는 일종의 도구다. 흔히 쓰는 연장에 비유하자면 다른 드라이버에서는 볼 수 없던 기능을 가진 놀랍고도 새로운 드라이버다. 하지만 여전히 드라이버에 물과할 뿐 그 기능을 발휘시키는 것은 우리 몫이다. 즉, 신과의 관계는 가장 중요한 것이지만 그 관계를 완성시키는 것은 자신의 몫인 셈이다. 그래서 우리는 힐링 코드를 시행할 때 일차적으로 기도에 집중하라고 권한다.

보편적인 힐링 코드 사용법

아래에 나열된 4종류의 시행자세를 순서대로 이용하라. 손가락에 힘을 뺀 후 몸에서 2~3인치(5~7.6센티미터) 떨어진 지점에 놓고 손가락 하나하나가 치유센터에 빛을 비추는 조명인 것처럼 양손의 다섯 손가락 끝을 치유센터로 향하게 한다. 손가락이 펴지거나 구부러져도 상관없다. 가장 편한 자세를 취하라. 모든 손가락 끝이 치유센터 주위를 집중적으로 향하게 하는 것이 중요하다.

손가락 끝을 몸에서 2~3인치(5~7.6센티미터) 떨어지게 하면 손가락이 몸에 직접 닿는 것보다 몇 배의 효과를 낸다. 이렇게 하면 치유센터 입구에 에너지장이 형성되어 치유에 필요한 정확한 긍정/부정의 에너지패턴을 신체가 자동적으로 만들게끔 한다. 오클라호마 시에서 세미나를 할 때 한 남성이 손가락을 몸에서 떨어지게 하는 정확한 이유를 설명했다. 손가락이 점화 플러그 역할을 한다는 것이다. 나는 기계공이 아니지만 그 남성의 말에 의하면 점화 플러그는 금속에 닿지 않는다. 점화 플러그와 금속 사이에 틈이 있고 그 사이로 아크(두 개의 전극 간에 생기는 호 모양의 전광)가 발생한다. 그는 실제 틈이 충분치 않으면 제대로 작동하지 않는다고 했다. 전력이 충분히 생기지 않기 때문이다. 힐링 코드에서도 마찬가지다. 손가락과 몸 사이에 간격이 있어야 언제든 충분한 힘을 만들어낼 수 있는 정확한 극성이 생성된다.

4대 치유센터

· 콧등: 콧대선과 양 눈썹 중앙이 맞닿는 곳.

· 후골: 후골(남성의 경우 목 앞쪽에 튀어 나온 부위) 바로 위

· 턱: 양 턱뼈의 뒤쪽 아래

· 관자놀이: 양쪽 관자놀이의 0.5인치(약 1.3센티미터) 위에서 머리 뒤쪽으로 0.5인치 물러난 곳.

후골을 제외한 3대 치유센터에는 각각에 해당하는 손의 정상위치와 휴식위치가 있다. 후골은 정상위치와 휴식위치가 같다. 휴식위치는 과정 중에 몸 위에 손을 내려놓고 쉬도록 하기 위해 만들었다. 앞서 말했듯이 정상위치에서는 손끝이 몸의 치유센터에서 2~3인치(5~7.6센티미터) 떨어져야 한다. 휴식위치에서는 손끝이 치유센터의 아래 혹은 옆쪽으로 2~3인치(5~7.6센티미터) 떨어진 곳을 향한다. 이때 손은 자연스럽게 몸에 내려놓는다.

휴식위치를 취할 때는 힐링 코드를 몇 분 더 추가하라. 힐링 코드를 특정시간 동안 시행하면서 피로감이 몰려온다면 휴식위치를 취하거나 베개로 팔을 지지하거나 탁자나 책상 위에 팔꿈치를 올려놓아라. 손이 치유센터에서 벗어나더라도 치유는 계속 일어난다. 치유를 하려는 의도가 완벽한 손의 위치보다 훨씬 더 중요하다.

힐링 코드를 시행하기 진 자신의 문제를 생각하며 그 불편함의 정도가 0에서 10까지 범위 중 어디에 속하는지 점수를 매기는 게 도움이 된다(10이 가장 불편한 수준). 점수를 매기는 것은 불편함의 수준이 0이나 1로 내려갈 때까지 호전되는 상황을 측정하는 데 가장 좋은 방법이다.

힐링 코드를 할 때는 편안하고 조용하고 사적인 장소를 선택해 방해받지 않도록 하라. 아래에 힐링 코드를 시행하는 순서를 소개한다.

1단계 문제가 당신을 얼마나 괴롭히는지 그 불편함의 정도에 점수를 매겨라. 10이 가장 고통이 큰 점수다.

2단계 문제와 관련된 감정이나 건강하지 못한 믿음이 무엇인지 생각해보라.

3단계 아주 다른 상황일지라도 지금까지 살면서 같은 감정을 느꼈던 때가 있는지 기억을 더듬어보라. 같은 종류의 감정을 찾는 작업이다. 너무 깊이 생각하지 마라. 지금 느끼는 감정과 같은 감정을 느낀 적이 있었는지 잠시 자신에게 물어보라. 상황이 아니라 감정의 유사점을 찾는 것이다. 곧 다가올 의료검사 때문에 불안감을 느낀다면 전에 비슷한 종류의 불안감을 느낀 적이 있는지 생각해보라. 전에 의료검사를 받은 적이 있건 없건 상관없다. 과거의 기억이 떠오르면 우선 그 기억을 치유하는 데 집중하라.

4단계 과거의 기억을 0~10까지 점수 매겨라. 다른 기억들도 떠오를 수 있다. 가장 강렬하거나 가장 오래된 기억을 찾아서 그것을 먼저 치유하라. 지금 우리를 괴롭히는 문제는 치유되지 않은 기억과 연관되거나 그 기억이 도화선이 되어 발생하는 경우가 많다. 가장 오래되거나 가장 강렬한 기억을 치유하면 그 핵심기억과 연관된 다른 모든 기억이 치유된다.

5단계 발견한 모든 문제를 언급하며 치유를 위해 기도한다(4살 때 기억, 공포문제, 두통 등).

"알거나 알지 못하는 부정적인 이미지, 건강하지 못한 믿음, 파괴적인 세포기억 그리고 _____와(자신의 증상 혹은 문제) 관련한 모든 신체문제를 발견하고 드러내서 신의 빛, 생명, 사랑으로 나를 가득 채워 치유하기를 기원합니다. 또한 이 치유의 효과가 100배 이상 확대되기를 기원합니다."

이 기도를 함으로써 몸이 이 치유에 최우선으로 집중하게 된다.

6단계 각 자세마다 약 30초 동안 힐링 코드를 시행하면서, 모든 건강하지 못한 믿음을 반박하는 '진실집중선언' 혹은 문제를 치유하는 선언을 반복한다. 힐링 코드를 시행할 때는 부정이 아닌 긍정에 집중한다. 네 위치를 모두 확실하게 시행하고 끝내라(대개 몇 차례의 과정을 거친다). 적어도 6분 동안 힐링 코드를 시행하라. 확실하게 네 위치를 모두 해라. 시간을 조금 더 들여서 시행해도 좋은데 특히 점수가 5~6 이상이라면 더욱 그렇다. 우리가 권장하는 시간은 최소 6분이다.

힐링 코드 자세그림 1

콧등 위치   휴식 위치

|첫 번째 위치| 콧대: 콧대선과 양 눈썹 중앙이 맞닿는 곳.

힐링 코드 자세그림 2

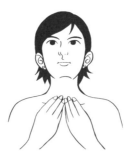

|두 번째 위치| 후골: 후골 바로 위.

힐링 코드 자세그림 3

턱 위치　　　　　　　　　　　휴식 위치

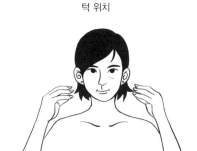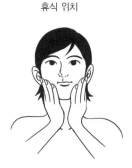

|세 번째 위치| 턱: 양 턱뼈의 뒤쪽 아래.

힐링 코드 자세그림 4

관자놀이 위치　　　　　　　　휴식 위치

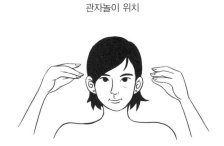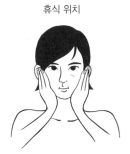

|네 번째 위치| 관자놀이: 양쪽 관자놀이에서 0.5인치(약 1.3센티미터) 위에서 머리 뒤쪽으로 0.5인치 물러난 곳.

7단계 힐링 코드를 마친 후 문제에 대한 점수를 다시 매겨라. 가장 오래되거나 가장 강력한 과거 기억의 점수가 0이나 1로 내려갔으면 그 다음으로 고통스러운 기억 혹은 문제로 넘어가면 된다.

다른 사람을 위해 힐링 코드 시행하기

다른 사람을 대신해 힐링 코드를 할 수도 있다. 먼저 아래와 같이 기도를 한다.

"알거나 알지 못하는 부정적인 이미지, 건강하지 못한 믿음, 파괴적인 세포기억 그리고 _____(그 사람의 분세)와 관련한 모든 신체문제를 발견하고 드러내시 신의 빛, 생명, 사랑으로 _____(그 사람의 이름)를 가득 채워 치유하기를 기원합니다. 또한 이 치유의 효과가 100배 이상 확대되기를 기원합니다."

자신에게 힐링 코드를 시행한다. 힐링 코드를 마쳤으면 다음과 같이 기도한다.

"나는 사랑 안에서 이 치유의 효과를 충분히 _____(그 사람의 이름)에게로 보냅니다."

우리는 하루에 세 번 힐링 코드를 하도록 권한다. 더 빨리 회복하고 싶다면 필요한 만큼 더할 수도 있다. 하루에 한 번으로도 결과를 얻을 수 있지만 우리는 반드시 하루에 한 번 이상 힐링 코드를 하라고 강력히 권한다. 6분 이상을 해도 괜찮다. 꾸준함이 비결이다. 하루에 3회 이상 6분 동안 힐링 코드를 하는 것이 가장 이상적이며 최고의 결과를 가져다줄 것이다.

힐링 코드에 대한 질문

A. 힐링 코드를 할 때는 두 가지 부분에서 변화를 느낄 수 있다. 바로 집중하고 있는 그림이나 기억 그리고 이 기억에서 비롯되는 신체적 혹은 비신체적인 문제이다.

먼저 기억이 변화한다. 힐링 코드는 마음의 그림만을 치유한다는 사실을 명심하라. 힐링 코드는 기억 속의 그림을 제거하지 않는다. 기억의 그림 자체가 아닌 기억의 그림에 들러붙은 강렬한 정서가 제거된다는 의미다.

많은 사람들이 힐링 코드를 시행하면 자신이 집중하는 그림이 희미해지기 시작하며 많은 경우 집중할 수 없을 만큼 보이지 않게 된다고 보고한다. 기억이 치유될 때 힘의 에너지가 그림에서 빠져나와 더 이상 그림을 통제하지 않게 된다고 말하는 사람도 있다. 이때 평화와 종결의 감정이 동반되는 경우가 많다. 지금 말한 신호의 일부 혹은 전부를 경험하면서 기억의 그림이 치유된다는 것을 알게 될 것이다.

다음으로 가장 고통스러운 문제가 변화한다. 대개는 그림이 치유되면서 자신을 괴롭히던 또 다른 문제 역시 변화되는 것을 보게 된다. 그러나 하나의 그림이 결부된 문제도 있지만 더 많은 그림이 결부된 문제도 있다는 사실을 이해하는 것이 중요하다. 특정그림을 치유했는데도 괴로운 문제들이 변하지 않는다고 실망할 필요 없다. 이미지들을 대상으로 힐링 코드를 계속 시행하면 면역체계의 치유력 범위 내에서 치유가 일어날 것이다.

우리는 세미나 중에 사람들에게 직접 힐링 코드를 시행하는데 그들에게 끊임없이 듣는 얘기 중 하나가 바로 6분 치유 한 번으로도 변화를 느낀다는 것이다. 암과 같은 병은 분명히 여러 번 시행을 해야 할 것이다. 그래서 우리가 말하는 '모든 문제를 치유하는 6분 힐링 코드'는 '감기를 이기고 면역체계를 증강시키는 비타민 C'와 같은 의미다. 이 말이 "한 번 비타민 C를 먹으면 감기에 절대 걸리지 않는다"라는 의미가 아니라는 것은 누구나 알 것이다. 이 말은 비타민 C를 지속적으로 먹을 때 감기와 다른 병에 걸리는 확률이 줄어들 수 있다는 의미다. 힐링 코드도 마찬가지다. 지속적으로 실천했을 때 효과를 볼 수 있다.

Q. 효과를 별로 못 느끼면 어떡하죠?

A. 힐링 코드를 시행하고도 효과를 느끼지 못한다면 문제가 시작되는 시점 혹은 신체·비신체적인 증상이 시작되는 시점의 그림에 집중하라. 예를 들어 두통 때문에 신체적으로 고통스럽고 정서적으로 우울하다면 통증과 우울감이 시작된 시점에 집중하라.

만일 힐링 코드를 5회나 시행했는데도 불편함의 강도 점수가 내려가지 않는다면 다른 그림을 찾아보라. 새로운 그림은 가장 오래된 그림과 현재의 그림 중간에 있거나 현재의 그림일 수 있다. 가장 오래된 그림이 아닌 가장 강렬한 그림을 치유하라.

아니면 문제가 시작되기 직전(2년 전까지)을 생각해볼 수도 있다. 때로는 이 시점에서 충격, 트라우마 혹은 강력한 감정을 일으켰던 사건을 찾기도 한다. 이 감정과 믿음이 치유될 때까지 이 사건에 집중하라.

그래도 상태가 변화하지 않는다면 아마도 현재 문제의 근원에 다른 문제가 연결되어 있어서 그럴 수 있다. 가장 괴롭히는 문제가 해결될 때까지 그 문제와 범주를 계속 치유하라(다음 장에서 문제를 찾아낼 수 있게 도와주는 도구를 소개한다. 이 도구는 특히 진전이 없다고 느낄 때 도움이 된다. 정말 문제라고 생각하는 사안이 그 문제의 핵심이 아닌 경우가 많다).

Q. 힐링 코드를 마치고 더 안 좋아지면 어떡하나요?

A. 10명 중 1명꼴로 힐링 코드를 끝내고 불편한 반응을 느낀다. 힐링 코드만 그런 것이 아니다. 이런 반응은 의학에서 잘 알려진 현상으로 헤릭스하이머반응Herxheimer's reaction이라고 한다. 이 반응은 정말로 치유된다는 증거이기 때문에 우리는 이것을 치유반응이라고 부른다. 물리적인 독소와 부정적인 정서가 인체에서 빠져나가는 과정에서 나타나는 현상이다.

문제를 일으키는 파괴적인 세포기억과 불건강한 믿음이 치유되면 그로 인해 생성되던 인체의 스트레스가 감소한다. 이런 일이 일어나면 신경면역체계가 인체의 생리를 치유하기 시작한다. 이 과정 중에 대개 독소, 바이러스, 박테리아가 몸에서 제거되는데 이러한 해독이 완전히 끝날 때까지 몸 상태가 안 좋아지기도 한다. 디톡스 식이요법을 해봤다면 이러한 증상을 알 것이다. 물을 많이 마시면 몸의 해독능력이 가속화된다.

이러한 반응을 문제가 드러난 것으로 생각해서는 안 된다. 문제가 치유되는 중임을 나타내는 현상이라는 것을 명심하라. 이는 생리적으로 나타나는 가장 놀라운 반응의 하나지만 불편함 또한 느낄 수 있다. 힐링 코드를 실행하는 이들이 가장 흔하게 보고하는 증상으로는 두통, 피로, 원래 증상의 악화 등이 있다. 사람에 따라 다르지만 대체로 몸이나 마음에 노폐물이 많을수록 노폐물이 많이 방출된다. 정서적인 문제는 흔하게 나타나는 치유반응의 일부다.

치유반응은 사연스러운 것이다. 우리는 독감을 열, 오한, 목의 통증 등으로 생각한다. 이런 증상은 절대 독감이 아니다. 이런 증상은 몸과 면역체계가 자신을 위협하는 바이러스를 제거하려고 할 때 발생하는 몸과 면역체계의 치유반응이다. 독감은 바이러스 자체다. 몸이 파괴적인 이미지와 그로 인한 생리적 스트레스를 치유하려고 할 때 경험하는 치유반응에 걱정할 필요는 없다.

치유반응은 회복되고 있다는 증거다. 해독이 완전히 끝나면 반응이 사라질 것이다.

Q. 치유반응이 나타나도 힐링 코드를 계속해야 하나요?

A. 그렇다. 치유반응이 나타나면 힐링 코드를 계속하되 치유반응으로 인한 불편함을 다스리는 데 관심을 돌려라. 물론 질병이나 부상으로 인한 증상이라고 생각되면 적절한 치료를 받아라.

폴 해리스 박사에 의하면 에너지의학은 유해함이 한 번도 확인되지 않은 유일한 의료분야다. 해리스 박사의 말은 일부 사람들이 경험하는 치유반응이 문제에서 비롯된 증상이 아닌, 놀라운 치유의 증거라는 사실을 뒷받침한다.

치유가 일어날 때 감정의 기복을 경험하는 것 역시 드문 일이 아니다. 어느 날 "기적이야" 혹은 "근래에 이렇게 기분이 좋은 적이 없었어"라고 느끼다가도 바로 다음 날이 되면 치유가 시작되기 전의 상태로 돌아가기 일쑤다. 이러한 반응 역시 정상이다. 이 과정에서 인내심을 잃지 않도록 주의하라. 이 과정은 때가 되어야 끝난다. 수십 년간의 쓰레기를 치우는 일과 다를 바 없다는 것을 기억하라.

고객 중에 15년가량 편두통을 앓아 온 중년 남성 두 명이 있었다. 한 명은 1주일 안에 두통이 사라져서 다시는 재발하지 않은 반면 또 한 명은 두통이 사라지는 데 1년이 걸렸다. 같은 문제를 치유하는 데 왜 이렇게 큰 시간차가 발생했을까? 같은 문제가 아니었기 때문이다! 두 남성은 단지 증상만 같았을 뿐이다. 힐링 코드는 문제를 유발하는 영적인 근원을 치유한다. 영적인 근원은 신체증상이나 질병이 아니라 언제나 파괴적인 세포기억/이미지이다. 이 두 남성이 같은 증상을 호소했지만 문제의 근원에서는 완전히 다른 이미지를 가졌던 것이다.

Q. 약을 끊어야 하나요? 약이 힐링 코드의 효과를 방해하나요?

A. 절대 그렇지 않다! 힐링 코드는 해왔던 치료를 대체하지 않는다. 다른 치료법에 힐링 코드를 추가적으로 사용하라. 힐링 코드는 다른 어떠한 치료와 병행해도 효과를 나타낸다고 입증되었다. 의사와 상의 없이 약을 끊어서는 안 된다.

Q. 힐링 코드를 위해 병원치료를 중지해야 하나요?

A. 절대 그렇지 않다! 힐링 코드는 보완요법으로서 일반적인 병원 치료와 병행하면 치유효과가 더 좋다. 우리는 가능한 한 여러 가지 다양한 각도에서 치료를 해야 한다고 믿는다. 절대 의료진과 상의 없이 치료를 중단하지 마라.

Q. 힐링 코드로 치유하는 데 필요한 시간은 어느 정도인가요?

A. 치유에 필요한 시간은 사람에 따라 아주 다양하다. 그 이유는 문제들(공포, 두통 등)이 표면적으로는 비슷해 보여도 사람마다 제각각인 다양한 파괴적 그림들에서 비롯되기 때문이다. 앞서 말한 두통의 예와 같은 이치다.

Q. 힐링 코드를 시행하는 도중에 방해를 받으면 어떡하죠?

A. 한 번 방해를 받았다면 방해받은 시점부터 이어서 계속하라. 두 번 방해를 받았다면 힐링 코드를 처음부터 다시 시작하라.

Q. 힐링 코드를 할 때 시간을 얼마나 정확하게 측정해야 하나요?

A. 정해진 전체 힐링 코드 시간(최소 6분)을 각 위치마다 균등하게 배분하여 시행하라. 하지만 너무 시간에 연연하지 마라. 가장 중요한 것은 치유하겠다는 의도와 그 의도가 그림에 미치는 영향이다.

Q. 어느 정도의 간격을 두고 힐링 코드를 해야 하나요?

A. 낮 동안에 간격을 두고 힐링 코드를 시행하는 것이 가장 좋다. 하

지만 한 차례 시행할 때는 내용을 빼놓지 않고 모두 하는 게 좋다.

Q. 각 자세를 설명대로 정확히 따르는 것이 얼마나 중요한가요?

A. 설명한 대로 하려고 노력하라. 하지만 비슷하게 해도 효과가 있다. 치유하려는 의도가 성공적인 치유를 위한 중요한 요소다.

Q. 힐링 코드는 내가 주목하지 않는 문제도 치유하나요?

A. 여러 가지 문제가 동일한 그림에 영향을 받기도 하기 때문에 그 당시 집중하지 않은 문제가 해결될 수도 있다.

Q. 때때로 내 안에서 전투가 벌어지는 느낌을 받을 때가 있어요. 왜 그럴까요?

A. 우리는 그것을 의식의 갈등이라고 한다. 인생의 무언가가 당신의 믿음체계를 위반하고 있는데 그 무언가가 삶에 쾌락을 주거나 어떤 필요에 부응하는 탓에(예컨대 음식, 마약, 알코올 등) 이를 떠나보낼 준비가 되었는지 확신하지 못하는 경우가 있다. 바로 이것이 해결해야 할 첫 번째 문제가 되어야 한다. 예상대로 빨리 치유되지 않는 사람들은 많은 경우 의식의 갈등이 원인이다.

잘못된 행동인 줄 알면서도 그 행동을 계속하는 것은 힐링 코드 체계에서 해로운 행위 범주에 속한다(다음 장에서 자세히 다룬다). 이는 치유를 억제하는 하나의 요인이며 치유하기 가장 어려운 영역의 하나이기도 하다. 하지만 이 문제를 일으키는 다른 사안을 치유하면 변화가 일어난다. 치유를 방해하는 해로운 행동과 의식의 갈등을 제거하기 위해서는 변화를 열망하고 그 변화를 위해 작은 한 걸음만 내딛으면 된다. 인생의 모든 영역을 치유하는 일을 계속하다 보면 건강한 행동만을 선택하는 일이 점점 쉬워진다.

Q. 주된 문제가 해결되기도 전에 다른 문제들이 좋아지는 걸 느끼는데 왜 그럴까요?

A. 다른 문제들이 자신을 가장 괴롭히는 주된 문제와 결부되어 있을 때 이 문제들이 먼저 변화하기도 한다. 몸은 증상이 아닌 주된 문제의 근원을 치유하기 위해 치유의 우선순위를 정한다. 이러한 과정을 받아들이지 않으면 문제가 재발하는 경우가 많다. 한 사람의 인생에서 일어나는 문제들은 대부분 연결되어 있기 때문에 실제 한 번에 많은 문제를 해결할 수 있다. 문제의 근원을 치유하기 위해서는 다른 문제들역시 치유되어야 한다.

Q. 힐링 코드를 한 후에는 사물을 바라보는 시각이 바뀐 것 같아요. 심지어 치유를 의도하지 않았던 문제에 대해서도 마찬가지예요. 왜 그렇죠?

A. 당신의 몸은 당신의 문제와 관련된 그림과 믿음을 자동적으로 찾아내어 자동적으로 치유한다. 힐링 코드를 한 후 그 전과는 다른 관점으로 사물을 보게 되었다고 말하는 사람들이 많다. 그림이 변하면서 세상을 보는 렌즈 또한 변한 것이다.

5장에 등장했던 성폭력피해자를 기억하는가? 그녀에게 힐링 코드를 하기 전에 강간범에 대해 어떻게 생각하느냐고 질문하자 "권총을 구해서 그 사람의 머리를 박살내고 싶어요"라고 대답했다. 며칠 힐링 코드를 하고 난 후 그녀에게 변화가 나타났다. 그녀는 강간범을 생각하면 연민과 동정이 생겨 결국 그를 용서할 수 있다고 말했다. 그녀의 그림이 변했고 곧바로 문제가 치유된 것이다.

Q. 인생의 긍정적인 경험을 어떻게 이용하나요?

A. 힐링 코드를 하면서 '사랑의 그림'에 집중하려고 하라. 인생에서 당신을 사랑한 사람 한 명 이상을 떠올리며 우리가 말하는 사랑의 그림을 찾아라. 과거 혹은 현재의 친구, 가족, 사랑하는 애완동물도 가능하다. 이 목록에 신을 포함시켜도 좋다. 사랑 목록에 있는 사람들에게 둘러싸여 사랑받는 당신의 모습을 그려보아라. 당신이 그리는 그림이 진실이다. 한 번에 한 사람씩 그려도 되고 집단으로 등장해도 좋다. 그들의 사랑이 당신의 마음을 어루만지는 것을 느끼며 편안히 즐겨라. 사랑의 그림을 찾지 못했다면 사랑받기 원하는 사람에게 사랑받는 상상을 하라. 이때 주의할 사항이 있다. 어떤 사람은 자신을 사랑해야 하는 관계임에도 불구하고 자신에게 사랑을 제대로 표현하지 않는다. 그런 사람은 포함시키지 마라. 치유를 방해할 수 있다. 당신의 마음을 따뜻하게 하는, 사랑을 떠올리도록 만드는 사람만 포함시켜라.

Q. 힐링 코드의 해악은 전혀 없나요?

A. 국제적으로 인정받는 강연가이며 대체의학 전문가인 폴 해리스 박사의 말을 다시 인용하겠다.

"이것은 역사상 유일하게 피해사례가 확인되지 않은 건강분야다."

힐링 코드를 이용한 많은 사람 중에서 피해를 입은 사람은 아직 한 명도 보지 못했다.

Q. 이것은 마치······?

A. 힐링 코드가 전에 들어보았거나 해본 적이 있는 것처럼 생각될지 모르지만 힐링 코드는 완전히 다르다. 힐링 코드는 한의학, 차크라, 혹은 경락체계에 토대를 두지 않는다. 힐링 코드의 이론과 치유력은 모든 문제와 더불어 전체적인 인체 에너지체계에 작용하는 것이 분명하지만 힐링 코드만의 독창성을 갖는다.

Q. 과거의 그림을 기억할 수 없을 때는 어떡하나요?

A. 당신이 치유하고 있는 그림을 항상 알아볼 수 없을지는 몰라도 마음은 언제나 안다. 마음은 자동적으로 각각의 그림을 관련된 문제에 연결시킨다. 그림이 무엇인지 의식하지 못하더라도 대개는 이 그림들이 치유된다고 느낀다.

Q. 어린 시절 기억이 전혀 없을 때는 어떡하나요?

A. 때때로 트라우마로 인해 기억이 차단되는 경우가 있다. 트라우

마는 어느 연령에서건 개인의 마음을 동요시킨다. 가끔은 힐링 코드를 몇 번 한 후에 기억이 떠오를 때가 있다. 힐링 코드가 무의식의 수준까지 작용하므로 의식적으로 그림을 기억할 필요가 없다.

Q. 부모님은 나를 잘못 다룬 적이 없어요. 부모님을 어떻게 이 문제에 연결시킬 수 있나요?

A. 부모와의 관계가 좋다는 것은 훌륭한 일이다. 하지만 때로는 무의식이 의식과는 다른 방식으로 사건을 해석할 때가 있다. 어른의 관점에서는 기억하는 그림이 큰 문제가 아닐지라도 5살배기 꼬마에게는 매우 큰 문제였을 수가 있다. 아이스캔디 이야기를 기억하라.

Q. 힐링 코드가 두통(혹은 다른 신체문제)을 어떻게 치유하나요?

A. 두통이 문제라면 마음에서 두통과 관련 있는 이미지를 치유한다. 이 그림이 치유되면 스트레스가 몸에서 제거되고 몸이 정상적인 기능을 회복하게 되어 대개는 두통이 사라진다(힐링 코드는 두통이나 다른 신체문제에 작용하는 게 아니라 파괴적인 이미지에만 작용한다는 것을 기억하라).

Q. 효과가 없어요. 두통은 사라졌지만 암은 그대로 있어요.

A. 힐링 코드는 그림에만 작용한다는 사실을 기억하라. 두통이 사라졌다니 기쁘다. 그리고 암도 곧 치유되기를 바란다. 하지만 힐링 코드는 마음의 그림에만 작용한다. 두통이 사라진 것에 감사하고 힐링 코드를 계속해서 몸의 스트레스를 제거하기 바란다. 그러면 몸이 암에

대해 자유롭게 에너지를 사용할 수 있게 된다.

Q. 하루에 세 번이 가장 좋다고 하셨지만 하루에 두 번만 힐링 코드를 시행하면 어떨까요? 그래도 효과가 있을까요?

A. 힐링 코드는 언제나 효과를 발휘한다. 시간을 덜 투자하면 치유가 느려질 뿐이다.

Q. 힐링 코드를 하루 빼먹으면 어떡하죠?

A. 이 과정은 일관성이 매우 중요하므로 하루라도 빼먹지 않도록 노력하라. 하루를 빼먹었다면 다음 날 계속 이어서 하고 힐링 코드를 매일 하는 것에 집중하라. 치유는 일어날 것이다.

Q. 힐링 코드의 효과가 멈추면 어떡하나요?

A. 우리의 경험에 의하면 힐링 코드는 항상 효과를 발휘한다. 변화가 일어나지 않거나 원하는 만큼 빨리 변화가 일어나지 않는다고 느낄 때가 있다. 느낌은 치유와 동일하지 않다. 실제로 우리는 힐링 코드를 마지막으로 하고 몇 주 혹은 몇 달 후에 치유되었다고 하는 증언들을 많이 갖고 있다.

Q. 힐링 코드가 효과가 없으면 어떻게 할까?

A. 위의 권고들을 잘 따라 하루에 3번 이상 힐링 코드를 시행했는데도 중요한 문제가 치유되지 않는다면 어찌된 일인지 궁금해할 것이다.

이유를 알기 위해 첫 번째로 살펴야 할 곳은 마음이다. 자신을 솔직하게 직시하고 앞서 설명한 의식의 갈등이 있는지 점검할 필요가 있다. 의식의 갈등이 치유를 방해하는 첫 번째 원인이기 때문이다. 의식의 갈등은 위험하고 해로운 행동에서부터 잘못된 식습관까지 모든 문제와 관련될 수 있다. 또한 학대를 받으면서도 관계를 끊지 못하는 경우처럼 누군가의 행동을 참는 것도 포함될 수 있다. 의식의 갈등으로인해 치유가 필요한 파괴적인 이미지와 스트레스가 계속 생성되면 치유가 늦어진다.

당신 삶에서 당신의 가치관과 갈등을 일으키는 부분이 있는가? 우리는 누구나 어느 정도 의식의 갈등을 갖고 있다. 우리는 자신이 옳다고 믿는 삶의 방향으로 아주 작은 발걸음만 옮겨도 치유를 지연시키는의식의 갈등을 제거할 수 있다는 것을 발견했다. 원하는 힐링 코드의결과를 얻지 못한다면 의식의 갈등을 찾은 후 힐링 코드를 이용해 우선적으로 그 문제를 해결하라.

두 번째로 점검해야 할 사항은 힐링 코드를 시행하는 방식이다. 조용하고 평화로운 시간과 장소를 선택하는가? 긍정적인 진실집중선언이나 사랑의 그림과 같은 평화롭고 긍정적인 생각이나 이미지에 마음을 계속 집중하는가? 충분한 시간을 할애하고 최소 반복횟수를 잘 지키는가? 매일 꾸준히 힐링 코드를 실천하는가?

우리는 증언자들 대부분이 신체 또는 정서적인 문제의 급속한 호전, 갑작스러운 변화, 때로는 기적 같은 결과를 보고한다는 사실을 알게 되었다. 바쁜 시간을 내 우리에게 증언을 써서 보내는 사람들은 대부분 결과를 빨리 얻은 데 대한 흥분과 감사를 표현하고 싶어 그런 열의 있는 행동을 하는 것이다. 점진적인 호전을 겪는 사람들이 이메일을 써서 보내는 비율은 확연히 떨어진다. 하지만 우리는 그러한 증언들 또한 갖고 있다.

왜 모든 사람이 기적적인 치유를 경험하지 못하는 걸까? 사실 이떤 사람이 이런 기적적이 치유를 경험하는지를 묻는 게 더 타당할 것이다. 힐링 코드는 신체적인 문제에 작용하지 않는다. 정서적인 문제조차도 직접적으로 치유하지 않는다. 힐링 코드는 오직 영적인 문제에 관한 마음문제만을 치유한다. 이런 영적인 문제가 치유되어 신체적·정서적인 문제 또한 많이 해결된다는 사실에 우리는 아직도 놀란다.

편두통을 앓던 두 남성의 경우는 치유의 차이점을 설명하는 완벽한 예다. 한 남성의 두통은 일주일만에 사라졌지만 또 다른 남성의 두통은 1년 동안 사라지지 않았다. 그 차이는 두 번째 남성에게 두통과 밀접하게 연결되는 무의식의 문제와 잘못된 믿음이 많았기 때문에 발생했다. 첫 번째 남성은 두통과 직접 연결된 문제가 한두 가지밖에 없었다. 신체문제는 밑바탕에 깔린 영적인 문제가 증상으로 드러난 것이다. 신체문제는 진정한 문제가 아니다.

힐링 코드를 시행하면 어떤 문제나 기억으로 인한 고통이 감소하는 걸 느끼고 치유가 진행된다는 것을 인식한다. 많은 고객들이 타인과 인생전반에 대한 태도가 미묘하지만 완전히 변화했다고 지적한다. 그들은 교통체증에 짜증이 덜 나며 특정 사람과 상황에 화가 나지 않으며 더 깊이 잠을 잔다. 이러한 변화는 너무나 점진적으로 일어나므로 매우 정상적이고 자연스럽게 느껴진다. 그래서 과거의 삶이 얼마나 피곤했는지 거의 기억나지 않는다. 어떤 계기로 깨닫지 않는 한 부정적인 마음이 없다는 사실에 별다른 감흥을 느끼지 못하는 것이다.

그러나 이러한 미묘한 변화를 알게 되면 자신이 발전하고 있다는 생각에 고무될 수 있다. 문제가 원하는 만큼 빨리 치유되지 않더라도 이렇게 좀 더 미묘한 변화에 주목함으로써 치유에 대한 희망을 북돋을 수 있는 것이다.

어느 고객이 이렇게 말했다.

"힐링 코드를 2년 이상 사용하고 있어요. 아직 내 문제가 모두 치유된 건 아니지만 내 인생의 모든 영역에서 치유를 경험했어요. 신체, 정서, 영혼, 남녀관계, 직업에서요. 힐링 코드를 하면 곧바로 나를 괴롭힌 문제가 무엇이었는지 완전히 잊어버릴 때가 많아요. 점수가 9~10이었던 문제들까지요. 치유는 때로는 감지하기 어렵고 때로는 극적이지만 항상 심오해요."

힐링 코드를 이용하면 그것이 신체, 인간관계, 성공 혹은 성취도에 관한 문제이든 무엇이든 인생전반의 문제가 치유되기 시작한다. 힐링 코드의 단순성과 위력을 통해 이 책에 설명된 치유체계가 정말로 진실이라는 것이 밝혀지기 바란다.

다음 장에서는 당신의 마음문제를 짚어내도록 도와주고 힐링 코드의 경험을 극대화할 수 있는 도구를 소개한다.

11장

마음문제 탐지법을 이용해 문제 알아내기

지금까지 살펴보았듯이 우리를 괴롭히는 많은 문제들은 세포기억에서 비롯되며 의식수준 이전에 자리한다. 물론 힐링 코드를 이용해 이 문제에 접근할 수 있지만 당신이 일부분이나마 현재의 문제를 짚어볼 수 있다면 더 빠른 효과를 나타낸다.

전문가들로 구성된 연구팀(로나 마인와이저Lorna Minewiser 박사와 E. 토마스 코스텔로E. Thomas Costello 그리고 컴퓨터 프로그래머들)과 함께 '마음문제 탐지법'을 개발하는 데 16년이라는 시간이 걸렸다. 우리가 아는 한 이 도구는 우리가 경험하는 모든 문제의 근원인 마음문제를 탐지하는 유일한 감정방법이다. 나는 박사과정에서 심리측정학과 검사분석을 연구했다. 이러한 연구 끝에 우리 연구팀과 나는 무의식에 자리 잡은 마음의 문제를 정확히 탐지하는 마음문제 탐지법을 만들었다. 우리는 사람이 인생에서 겪는 모든 문제는 12가지 범주 안에 속한다는 것을 발견했다. 12범주는 다음에 설명되어 있으며 마음문제 탐지법이 이 12가지 범주에 대한 각각의 결과를 알려준다. 이 범주를 설명한 다음 힐링 코드와 마음문제 탐지법을 사용해 이 순간 이후부터 인생의 모든 영역을 치유하는 방법을 알려줄 것이다.

다음은 마음문제 탐지법이 평가하는 12범주의 개요다.

범주1 용서하지 못하는 마음

범주2 해로운 행동

범주3 잘못된 믿음

범주4 사랑 VS. 이기심

범주5 기쁨 VS. 슬픔 · 우울

범주6 평화 VS. 불안 · 공포

범주7 인내 VS. 분노 · 좌절 · 조바심

범주8 친절 VS. 거부 · 가혹함

범주9 선함 VS. 충분히 선하지 않음

범주10 신뢰 VS. 통제

범주11 겸손 VS. 이미지 통제

범주12 자기통제 VS. 통제 불능

범주를 간략하게 보고 이것들이 문제의 근원을 치유하는 데 왜 그리 중요한지 잠시 생각해보자.

3개의 억제 범주

우리는 힐링 코드 체계의 초반 3개 범주를 억제범주라고 부른다. 억제라는 단어를 쓴 이유는 이들이 인생, 건강, 성공을 억제하기 때문이다. 따라서 영구적이고 완전한 치유를 위해서는 이 세 가지가 제거되어야 한다. 제거라는 말은 다소 과한 표현이다. 완전히 제거할 수 있는 사람은 아마 아무도 없을 것이다. 그래도 괜찮다. 90피센드 징도민 제거되어도 상관없다.

범주1_ 용서하지 못하는 마음

전 세계를 여행하며 강의하는 수년 동안 심각한 건강문제에 용서하지 못하는 마음이 관련되지 않은 경우를 본 적이 없었다. 그리고 몇 년 후에 세계를 돌며 강의하는 벤 박사를 만났는데 암 환자 중에서 용서하지 못하는 마음의 문제를 가지지 않은 사람을 본 적이 없다고 말하는 것이 아닌가!

용서하지 못하는 마음이 첫 번째 범주가 된 이유는 가장 중요하기 때문일 것이다. 용서하지 못하는 마음은 예수의 주기도문에서 유일하게 두 번 언급한 문제다. 우리가 경험한 바로는 나머지 11가지 범주 중 어느 하나의 문제를 가진 사람은 거의 언제나 용서하지 못하는 마음의 문제와 관련이 있었다. 하지만 이들 대부분은 용서하지 못하는 마음의 문제가 없다거나 이미 해결했다거나 상담으로 몇 년 전에 치유했다거나 다른 방식으로 처리했다고 말한다.

용서하지 못하는 마음은 화, 짜증, 누군가를 피하는 행위 등으로 드러나는 경우가 많다. 어떤 방식으로 드러나든지 간에 용서하지 못하는 마음은 우리를 죽인다. 많은 사람들이 스스로가 용서하지 못한다는 것을 알지만 이 마음을 풀지 못한다. 용서를 하면 잘못을 저지른 사람이 죄에서 해방된다고 느끼기 때문이다.

이런 사람들은 용서를 극도로 오해하고 있다. 용서는 결국 자기에게 이익이 되는 현명한 처사다. 용서를 하면 잘못을 저지른 사람으로부터 내가 해방된다. 그 사람을 용서하기를 거부하는 한 나는 그 사람에 묶여 있으며 그 기간이 길어질수록 그 사람과 함께 점점 벼랑 끝으로 몰린다. 그런데 대부분의 경우 내가 용서하길 거부하는 사람은 나의 용서하지 못하는 마음 때문에 괴로워하는 일이 없다. 그 사람은 그 문제에 대해 두 번 다시 생각하지 않을 것이다. 따라서 용서하지 못하는 마음으로 인해 나 이외의 다른 사람이 상처받기는 불가능하다. 종종 나의 가족, 아이, 친구 또는 이웃을 위해 할 수 있는 가장 좋은 일은 누군가를 용서해서 그의 잘못을 판결하려는 나의 마음으로부터 그를 놓아주는 것이다.

많은 사람들이 이와 같은 말을 되풀이하며 수십 년간 용서하려고 이성적으로 노력하지만 성공하지 못한다. 앞서 말했던 성폭력피해자 역시 분명히 강간범을 용서하기 위해 자신이 아는 모든 것을 시도했을 것이다. 그녀는 용서하지 못하는 마음이 자신을 죽이고 인생을 망친다는 것을 의식적으로 알았다. 그녀는 죽어가고 있었으며 죽음의 악취는 그녀 주위의 모든 사람과 일에 영향을 끼쳤다. 좋은 의도에도 불구하고 3년이 지났을 때 그녀는 더욱 악화되어 용서하지 못하는 마음이 산더미 같은 분노와 공포를 만들어냈다. 용서하지 못하는 그녀의 마음을 힐링 코드로 치유하기 시작한 지 10일이 채 되기 전에 강간범과 강간 사건에 연결되어 있던 집착의 끈이 끊어졌다.

범주2_ 해로운 행동

파괴적인 행동은 자기계발, 심리상담, 테라피 분야에서 매년 가장 많이 다루는 범주다. 파괴적인 행동에는 체중문제, 다이어트와 운동 그리고 모든 중독이 포함된다. 행동은 마음문제의 결과이기 때문에(일곱 번째 비밀을 기억하라. "마음과 머리가 싸우면 마음이 이긴다.") 치유할 문제의 위치를 알려주는 매우 유용한 경보신호다.

행동에 관해 흥미로운 사실은 옳고 그름을 판단할 수 없는 행동들이 많다는 것이다. 해로운 행동을 했을 때는 무엇을 했느냐가 아니라 왜 했느냐가 관건이다. 예를 들어 이 글을 쓰는 오늘은 내 생일이다. 나는 집에서 천연 바닐라아이스크림에 최고급 초콜릿과 휘핑크림을 듬뿍 얹어 초콜릿 밀크셰이크를 만들기로 했다. 그렇다면 내 생일에 밀크셰이크를 먹는 일이 과연 파괴적인 행동일까? 전혀 그렇지 않다. 축하와 함께 기분전환을 하는 시간이다. 모든 세포기억이 여러 해 동안 먹어왔던 케이크와 아이스크림에 집중되는 내 생일 날 엄격하게 식단계획을 지킨다면 아마 그것이 더 스트레스를 줄 것이다.

그런데 내가 파괴적인 이유로 초콜릿 밀크셰이크를 먹었다면 이야기는 달라진다. 직장에서 기분 나쁜 일이 있어서 초콜릿 밀크셰이크를 무지막지하게 먹어대며 슬픔을 달래고 싶다. 혹은 젊은 나이에 가족과

작별할 위험이 있을 만큼 건강에 좋지 않다는 것을 알면서도 매일 초콜릿 밀크셰이크를 먹는다. 같은 행동이지만 한 번은 정당한 이유로 했고 또 다른 한 번은 잘못된 이유로 행했다. 바꾸어 말하면 같은 행동이더라도 건강할 수도 있고 파괴적일 수도 있다는 얘기다.

물론 강간, 아동학대, 절도와 같이 항상 나쁜 행동들도 많다. 이러한 행동이 결코 문제의 근원은 아니지만 언제나 파괴적인 세포기억이 일으키는 증상인 것은 틀림없다. 그렇다면 이 행동을 왜 치유해야 할까? 배후에 있는 기억에만 주목하면 되지 않을까? 바로 그것이 이 두 번째 범주에서 의도하는 일이다. 자신이 파괴적인 행동을 한다는 사실을 아는 것은 치유되어야 할 세포기억이 있음을 알려주는 계기판의 경고등이 될 수 있다.

파괴적인 행동은 모두 자기보호와 자기만족이라는 두 범주 가운데 하나에 속한다. 트레이시가 12년의 결혼생활 동안 우울증으로 시달릴 때 이 두 가지를 다했다. 사실 우리는 오늘 내 생일 점심에서 그 시절을 얘기하며 웃었다. 그 당시 트레이시는 초콜릿쿠키 한 판을 들고 침실에 들어가 문을 걸어 잠근 뒤 이불을 뒤집어쓰고 쿠키를 먹었다. 초콜릿쿠키는 자기만족 행위의 좋은 예인 반면 침실 문을 걸어 잠그는 것은 자기보호행위다. 다른 예들도 많지만 구분하기는 쉽지 않다. 사람들이 건강하다고 생각하는 많은 행동들이 사실은 무의식적이고 파괴적인 세포기억에 의해 유발된다.

우리는 자기만족과 자기보호를 해로운 행동의 두 가지 반응이라고 부른다. 그렇다면 무엇에 반응하는 걸까? 대부분의 사람은 재정적인 어려움, 관계의 마찰, 직업에서의 좌절과 같은 현재의 상황에 반응한다고 생각할 것이다. 현재의 상황이 우리 삶에 스트레스를 가중시킬지는 몰라도 근본적인 원인은 아니다. 파괴적인 반응은 인생의 거짓을 담은 세포기억이 재활성화될 때 일어난다. 트레이시가 우울증을 앓을 때 믿었던 거짓은 많은 사람이 거짓이라는 것을 깨닫지 못한 채 믿는 흔한 거짓이었다. "나는 착하지 않아." "사람들이 나에게 상처를 줄 거야." "내 삶은 희망이 없어." "믿을 사람은 아무도 없어." "내가 제정신을 갖고 살기 위해서는 내 환경을 완벽하게 통제하는 수밖에 없이." 트레이시는 자신이 할 수 있는 최선의 행동은 방문을 잠그고 들어 앉아 자신을 보호하며 초콜릿쿠키로 스스로를 위안하는 것이라고 결론내렸다.

당신이 어떤 파괴적인 행동을 하고 있다면 이와 비슷한 거짓을 믿는 사람일 수 있다. 그러나 절망하지는 마라. 손쉬운 해결책이 있다고 우리는 믿는다.

범주3_ 잘못된 믿음

앞서 말했듯이 브루스 립튼 박사의 연구는 병을 일으키는 근원은 100퍼센트 우리 자신, 인생, 다른 사람에 대한 잘못된 믿음으로 인한 스트레스라는 사실을 보여준다. 이러한 잘못된 믿음은 두려워하지 않아야 할 것들을 두려워하게 만든다. 그러므로 스트레스와 병은 신체로 나타나는 두려움에 지나지 않는다.

당신은 앞으로 남은 인생 동안 힐링 코드를 이용해 잘못된 믿음을 수정함으로써 매우 효과적으로 인생의 모든 문제를 치유할 수 있다. 잘못된 믿음은 우리 세포기억에 종양을 만들어 평생 질병과 증상을 퍼뜨린다. 잘못된 믿음은 우리의 귀에 끊임없이 선전방송을 해대는 라디오방송국과 같다. 채널을 바꾸지 않고 이 거짓방송을 몇 년간 들으면 그 방송을 믿게 되어 그 내용에 따라 행동하기 시작한다.

우리는 언제나 믿는 대로 행동한다. 우리가 하는 모든 행동은 모두 믿기 때문에 하는 것이다. 우리의 믿음이 옳다면 우리의 감정, 생각, 행동은 건강하다. 당신이 원하지 않는 것을 행하거나 생각하거나 느낀다면 이는 언제나 당신이 믿는 무엇 때문이다. 당신이 믿음, 생각, 감정을 바꾸면 행동은 저절로 바뀔 것이다. 쉬운 일처럼 들리는데 무엇이 문제가 되는 걸까? 다섯 번째 비밀에서 말했듯이 가장 변화가 시급한 믿음에는 무의식이 만들어낸 보호장치가 장착되어 있다. 무의식은 고통스러운 일이 또다시 일어나는 걸 막기 위한 경보장치 역할을 한다. 사람들이 평생에 걸쳐 믿음을 바꾸려 해도 거의 성공하지 못하는 이유가 바로 여기에 있다. 이러한 종류의 믿음의 변화는 지난 30년간 유행한 '고리 끊기'breaking the cycle라는 용어의 핵심이다.

신체적인 문제로 힐링 코드를 시작한 고객이 생각난다. 그녀는 과정을 시작하고 얼마 안 되어서 흥분 섞인 목소리로 나에게 전화를 했다.

"무언가 변화가 일어나는데 이게 정상인가요?"

내가 무엇이 변하고 있느냐고 묻자 그녀는 "내 믿음이 변하고 있어요"라고 말했다. 나는 그 변화가 그녀에게 좋은 일인지 나쁜 일인지 물었다. 그녀는 "둘 다 아니에요. 그저 놀라울 뿐이에요!"라고 말했다.

이어서 그녀는 일생에 걸쳐 이 믿음의 고리를 끊기 위해 안 해본 게 없었지만 만족할 만한 결과를 얻지 못했다고 말했다. 그녀는 그 믿음이 변할 것이라고 생각하지 않았기 때문에 힐링 코드를 하는 동안 신체문제에만 집중했다. 그런데 믿음을 치유한다는 생각을 하지 않고도 힐링 코드를 통해 매우 짧은 시간 내에 믿음이 치유되었다. 우리는 이와 비슷한 이야기를 매수 듣는다.

핵심적인 치유체계

범주4에서 '핵심적인 치유체계'라는 것이 시작된다. 세 개의 억제범주를 인생의 쓰레기를 치우기 위해 만들었다면 나머지 9개 범주는 인생, 건강, 성공으로 성장할 씨를 뿌리기 위해 고안했다. 단순히 쓰레기, 먼지, 잡동사니 등이 없다고 해서 건강한 가정이라고 말할 수는 없다. 건강한지 아닌지는 가정에서 느껴지는 생명력으로 알 수 있다.

건강한 가정에는 기쁨이 샘솟는다. 진정한 안식처로 만드는 평화로움이 있다. 즉 그곳에 살거나 방문하는 사람의 마음을 변화시키는 사랑의 공간인 것이다.

각 핵심범주는 배워야 할 미덕, 변화해야 할 파괴적인 기억 그리고 부정적인 감정과 잘못된 믿음에 작용한다. 부정적인 감정과 잘못된 믿음은 그 당사자가 미덕과 미덕을 가로막는 것 사이의 연속선상에서 어디쯤 위치해 있는지를 알려준다.

또한 9개의 핵심범주 각각에는 하나의 인체시스템이 포함된다. 우연은 아니지만 9개의 주요 인체시스템이 있다. 모든 기관, 샘(분비선), 뼈가 이 9개의 인체시스템 안에 들어 있다. 힐링 코드를 시작한 후 이 핵심적인 치유체계를 통해 대부분의 고객들이 '아하!' 하는 깨달음의 순간을 맛보았다. 이 체계는 흔히 동시에 발생하곤 하는 신체와 비신체적 문제를 연결시킨다. 당신이 부정적인 감정을 갖고 있지만 이로 인한 신체문제를 확인할 수 없을 때 이 체계를 이용할 수 있다는 의미다.

이때는 부정적인 감정을 담은 핵심범주로 가서 그 감정에 의해 가장 영향받기 쉬운 신체체계와 기관을 찾으면 된다. 역으로 설명하자면 아는 정보라고는 카이로프랙터가 부신샘에 문제가 있다고 말한 것밖에 없을 때 부신샘의 범주로 가서 인생을 건강하지 못한 방식으로 이끌 가능성이 큰 잘못된 믿음을 찾을 수 있다.

나는 셀 수 없을 만큼 많은 사람들에게서 '힐링 코드 이전에는 한 번도 특정 신체증상과 특정 비신체적 증상을 연결해본 적이 없다'는 메일과 전화를 받는다.

그들은 문제가 발생한 경위를 아는 것이 치유와 마음의 평화를 위해 너무나 중요하다고 말한다. 이들 중 많은 사람들은 아직 증상이 나타나지 않은 어떤 신체부위에 문제가 있다는 것을 의사, 대체요법 치료사 등의 사람들로부터 확인했다고 말했다. 이들은 핵심적인 치유체계와 신체증상과의 관련성을 통해서 문제를 발견할 수 있었다. 예컨대 낮은 자존감을 지닌 어느 고객이 힐링 코드를 통해 낮은 자존감은 샘이나 호르몬의 문제로 나타날 가능성이 크다는 사실을 알았다. 그는 그 부위에 별다른 증상을 느끼지 못했지만 병원에 가서 검사를 받고 낮은 자존감이 유발하는 스트레스가 수십 년 동안 자신을 지배했다는 것을 알았다. 샘과 호르몬의 문제를 조기에 발견한 의사는 증상이 나타난 후 발견한 경우보다 훨씬 수월하게 문제를 해결할 수 있었다.

범주4_ 사랑 VS. 이기심

사랑으로부터 다른 모든 미덕이 흘러나온다. 비틀스가 정말로 딱 들어맞는 가사를 썼다.

"당신에게 필요한 건 오직 사랑 뿐All you need is love."

예수는 "가장 중요한 하나가 무엇입니까?"라는 질문을 받았다. 예수는 짧게 대답했다.

"물론 사랑입니다."

예수는 이어서 부연설명을 했다.

"사랑하면 할 일을 다한 것입니다."

안팎으로 사랑이 충만하면 대체로 모든 일에 문제가 없다. 안팎으로 사랑이 있다면 대체로 모든 문제가 신속히 치유된다.

더 나아가기에 앞서 가장 중요한 가치인 사랑이 무엇인지에 대해 확실히 짚고 넘어가자. 사랑이라는 말이 오만가지 상황에서 쓰이기 때문에 사랑의 정의를 내리는 일은 특히 중요하다. "나는 초콜릿을 사랑해" "이건 내가 사랑하는 바지야" "야구를 사랑해요" 등 사랑이라는 단어는 종종 실제로는 사랑과 반대 의미인 이기심과 동일한 의미로 쓰인다. 사랑, 즉 진정한 사랑은 나의 욕구와 욕망을 버리고 타인과 나 자신을 위해 최선의 것을 행하는 것이다. 나의 욕구 또는 욕망과 타인을 위한 선 사이에서 선택해야 한다면 사랑은 타인을 위한 선택을 한다. 사랑은 사람을 본능에 따라 행동하는 동물과 구별하는 주요한 미덕 중 하나이다.

사랑은 고통을 선택하는 것이다. 진정으로 사랑을 해본 사람이라면 사랑이 고통이라는 것을 의심하지 않을 것이다. 내가 만일 트레이시에 대한 사랑의 감정을 느끼지 못하는 첫 순간 이혼했다면 결혼식 날 교회에서 나오기도 전에 우리는 이혼했을 것이다. 나는 "사진 한 장 더 찍읍시다"라는 말을 40번은 들었고 내 얼굴은 반복되는 미소로 주름이 생길 정도였으며 케이크가 먹고 싶어 미칠 지경이었다. 하지만 사랑은 고통을 이기고 모든 상황에서 최선을 선택하게 한다.

그렇다면 내 욕구는 충족시키지 말란 말인가? 물론 그렇지 않다. 자기 자신을 사랑하지 않으면서 타인을 사랑하기란 불가능한 건 아닐지라도 무척 어려운 일이다. 문제는 우리 대부분이 자기 자신에게만 몰입해 있거나 파괴적인 기억에 매여 있어 타인에게 사랑을 보여줄 기회마저 놓쳐버린다는 것이다.

사랑은 또한 섹스가 아니다. 우리 사회가 아주 커다란 오해를 하고 있어서 이 말을 한다. 섹스는 사랑의 행위가 아니다. 섹스는 사랑을 기념하는 행위가 되어야 한다. 고등학교 시절 끓어오르는 호르몬을 주체 못해 섹스를 맹렬히 갈망하는 많은 청소년들이 순진한 데이트상대에게 "나를 진정으로 사랑한다면 오늘 밤에……"라는 말을 흔하게들 한다. 그가 진정으로 그녀를 사랑한다면 그런 말을 절대 하지 않을 것이다. 대부분의 성인들은 미소를 띠며 10대의 성에 대한 이 예시를 빤한 것처럼 느끼겠지만 우리 역시 종종 이와 비슷한 동기로 하는 행동들이 있다. TV 중독, 인터넷중독, 스포츠, 심지어 좋은 책마저도 우리를 사로잡아 친밀하고 사랑하는 관계로부터 멀어지게 하는 사랑 대체물들이다. 우리는 친밀하고 사랑하는 관계를 즐기도록 창조되었다.

한편 사랑의 결핍은 사실상 우리가 가질 수 있는 모든 문제의 뿌리다. 사랑범주의 인체체계는 샘·호르몬 혹은 내분비계다. 모든 미덕이 사랑에서 나오고 모든 부정적인 것이 이기심에서 나오듯이 내분비계는 모든 질병과 증상에서 매우 중요한 부분이다. 용서하지 못하는 마음의 범주가 가장 중요하다고 이미 언급했는데 사랑과 이기심의 범주가 가장 중요하다고 말할 수 있을까? 여기서 매우 중요한 핵심이 드러난다. 용서하지 못하는 마음은 이기심 혹은 사랑의 결핍으로 인한 결과라는 것이다. 사실 용서하지 못하는 마음은 사랑범주의 부수적인 요소 중 하나이다.

이 범주에서 힐링 코드를 행하면 사랑, 이기심, 내분비계문제가 치유된다. 앞에서도 몇 번 언급했지만 또다시 반복해서 말할 만큼 중요한 사항이 있다. 방금 내분비계를 언급했지만 힐링 코드는 신체적인 질병이나 증상을 치유하지 않는다. 코드가 집중하는 것은 언제나 세포 기억이나 잘못된 믿음, 부정적인 감정이다.

범주5_ 기쁨 VS. 슬픔·우울

기쁨범주는 보통 누군가가 파괴적인 마음문제가 있는지 없는지 가리는 데 가장 쉽게 이용할 수 있다. 기쁨은 현대생활에서 가장 가식적인 요소 가운데 하나다. 모든 사람은 자신이 잘 살고 있다고 주변 사람들이 생각해주기를 바란다. 그래서 우리는 행복한 얼굴을 가장한다.

하지만 진정으로 기쁨을 느끼는가 그렇지 않은가는 무의식에서 가장 잘 나타난다. 기쁨은 신체적 혹은 비신체적인 문제가 나타날 때 사라지는 첫 번째 요소 중 하나다. 많은 사람들이 진정한 기쁨과 행복을 혼동하지만 우리의 경험상 행복은 환경에 근거한다. 상황이 좋을 때 우리는 기분이 좋다. 일이 잘못되거나 기대에 못 미칠 때 우리는 낙담한다.

한편 기쁨은 희귀한 꽃이다. 기쁨은 상황에 아랑곳하지 않고 꽃을 피운다. 내가 가장 좋아하는 것 중 하나는 길거리를 걸으며 갈라진 콘크리트 틈에 핀 꽃 한 송이를 보는 일이다. 나는 그때 걸음을 멈추고 칭찬의 말을 건넨다.

"여기 피었구나, 예쁜 것!"

이것이 진정한 기쁨이다. 이 기쁨은 테레사 수녀와 빅터 프랭클[Viktor Frankl](제2차 대전 당시 나치 수용소에 수감되어 죽을 고비를 여러 번 넘겼지만 결국 살아 돌아와 그 경험을 바탕으로 로고테라피라는 정신요법 이론을 발전시킨 유명한 정신과의사 – 옮긴이)과 같은 거인들에서 발견할 수 있는 불굴의 영혼이다. 빅터 프랭클은 지옥 같은 환경 속에서도 영혼을 망가뜨리지 않고 고통을 위대함으로 승화시켰다. 진정한 기쁨은 사랑의 토양에서 꽃 핀다. 사랑이 있는 곳에 기쁨이 있다. 사랑의 부재는 언제나 기쁨의 결핍과 연관되어 있다.

기쁨범주와 관련된 인체체계는 몸에서 가장 넓은 기관인 피부(외피체계)다. 상담과 테라피센터를 운영할 때 우울증환자 중에 어떤 종류이

건 피부문제를 가지지 않은 사람을 보기 어려웠다. 트레이시에게도 확실히 들어맞는 말이다. 트레이시는 우울증을 앓을 때 걸핏하면 피부에 문제가 있다며 팔에 든 멍을 가리켰다. 벤 박사와 한 팀을 이룬 후 피부문제를 가지지 않은 우울증환자를 만난 적이 없다는 벤의 강의내용을 듣고는 놀라움을 금치 못했다.

슬픔과 우울은 과거에 일이닌 일 때문에 인생에 희망이 없다는 기짓을 간직한 세포기억으로 인해 발생한다.

범주6_ 평화 VS. 불안·공포

평화는 마음의 건강(마음/양심/영혼)을 가장 잘 말해준다. 왜 그럴까? 평화는 9개의 미덕 중에서는 유일하게 노력을 통해 얻을 수 없는 것이기 때문이다. 평화는 사랑하는 마음에서 자연스럽게 우러나오는 결과다. 마음이 그렇건 그렇지 않건 우리는 의도적으로 더 기뻐하고 인내하고 신뢰하고 자기를 통제하고 친절할 수 있다. 왜 그럴까?

이러한 행동이 대부분의 문화에서 사회적으로 수용되기 때문이다. 이러한 행동을 계발하는 것이 대개는 좋은 일이기는 하지만 이기적인 동기에서 하는 일일 수도 있다. 이러한 방식으로는 평화가 만들어질 수 없다. 평화는 당신이 진정 누구인지를 지속적이고 예측 가능하게 보여주는 지표다. 여러 가지 다양한 방식으로 행동을 선택할 수는 있다. 하지만 이기적인 이유를 위해 평화의 유무를 마음대로 조절하는 것은 불가능하지는 않더라도 매우 어려운 일이다.

평화는 두려움에 의해 방해를 받는다. 두려움은 부정적인 모든 감정을 낳는 근원이다. 슬픔, 조바심, 남을 신뢰하지 못하는 마음, 역효과를 낳는 행동, 방종 등은 모두 두려움에서 비롯된다. 두려움은 고통에 대한 반응이다. 우리는 모두 고통을 경험하지만 사랑을 선택하는 사람이 있는가 하면 두려움에 굴복하는 사람도 있다.

물론 우리의 선택은 다른 모든 것들과 마찬가지로 마음에서 결정된다. 머리와 마음이 싸우면 마음이 이긴다는 사실을 기억하라. 의식과 이성의 선택이 사랑일지라도 무의식이 두려움을 원한다면 두려움이 승리하여 평화를 빼앗는다.

나(벤)는 범퍼스티커에 쓰인 "당신이 무엇을 가지고 있다면 그것은 트럭이 옮긴 것이다"라는 문구를 기억한다. 부정적인 감정을 느낀다면 그것은 공포가 가져온 결과다. 그리고 놀랄 것도 없이 신체적인 질병이 있다면 평화범주의 인체체계에서 비롯된 것이다. 평화범주의 인체체계는 위장관체계이다.

내(알렉스)가 처음으로 위장관체계에 관한 벤의 강의내용을 들었을 때 '아하!' 하는 깨달음의 순간을 많이 경험했다. 거의 모든 질병과 증상이 위장관체계에서 비롯된다는 얘기는 나에게 금시초문이었다. 내용을 이해하고 보니 다른 모든 부정적인 감정과 믿음을 유발하는 두려움이 위장관에 문제를 일으킨다는 것이 이치에 꼭 들어맞았다. 많은 사람들이 신체적인 문제와 비신체적인 문제의 상관관계를 이해하고 매우 깊은 영향을 받은 이유를 이해하기 바란다.

혼동을 피하기 위해 사랑범주에 대해 말해야 할 것 같다. 인류가 알고 있는 모든 질병과 증상이 내분비계와 관련된다고 앞에서 말했기 때문이다. 이 말은 위에 설명한 위장관체계에 대한 내용과 모순되지 않는다. 이 두 가지의 내용은 놀라울 정도로 잘 맞아떨어진다. 내분비계는 세포기억에 의해 우선적으로 영향을 받는 체계이며 위장관체계에 일차적으로 영향을 준다. 이를 시작으로 신체에서 가장 약한 고리가 끊어지면서 우리가 아는 모든 문제가 시작된다.

이 연관성이 얼마나 놀랍고 중요한지 강조하지 않고는 걸고 평화범주를 마무리할 수 없다. 사랑은 궁극적으로 모든 건강의 근원이며 그에 상응하는 내분비계가 건강문제를 촉발하는 도화선 역할을 한다. 이 도화선을 건드리지 않으면 몸에 어떠한 질병이나 증상도 발생하기 어렵다.

같은 방식으로 사랑의 반대인 이기심은 사랑 대신 두려움을 선택하게 만든다. 일단 두려움이 선택되면 부정적인 감정, 사고패턴, 행동 등으로 인해 우리가 꿈꾸던 삶의 방향이 틀어지는 계기를 맞게 된다.

재활성화하는 마음문제가 있는지 결정하는 데 있어 가장 중요한 요소는 바로 평화/불안 경고등을 예의주시하는 것이다. 이는 아무리 강조해도 지나치지 않을 만큼 중요하다. 진정한 평화는 기쁨범주보다도 더 상황에 구애받지 않는다.

그렇다면 이것을 어떻게 실제 생활에 적용할 수 있을까? 무엇이든 좋으니 현재 문제가 되는 사안을 떠올려보라. 그리고 다른 변수와 국면, 다른 행동방침 등을 생각하며 여러 가지 가능성을 염두에 두고 평화의 수준을 가늠해보라. 대개 최선의 행동방침을 생각할 때 가장 큰 평화를 경험한다.

안타깝게도 많은 사람들이 진정한 평화와 두려움에 굴복하는 것을 혼동한다. 이렇게 가정해보자. 내가 평생에 걸쳐 어떤 직업을 꿈꾸고 그 직업을 갖기 위해 어떤 방법을 취해야 한다고 생각해왔지만 여러 가지 이유로 이를 전혀 실행에 옮기지 못했다. 꿈을 이루지 못한 이유에는 경제문제, 관계문제 혹은 건강문제 등이 있다. 지금 이 책을 읽으며 평화지표로 꿈을 위한 일련의 행동들을 검사하기로 마음먹는다. 평생에 걸쳐 꿈꿔왔던 것을 실제로 하고 있는 상상을 하자 곧바로 두려움이 느껴졌고 그 생각을 멈추자 두려움이 가라앉는다.

이것이 진정한 평화와 안도(생각을 다른 곳으로 돌렸기 때문에 두려움이 사라진 것)를 혼동하게 만드는 경우다. 항상 꿈꿔왔던 일을 생각할 때 두려움을 느끼는 이유는 십중팔구 마음의 쓰레기들이 다음과 같이 말하기 때문이다. "나는 안 돼." "나는 그럴 자격이 없어." "다른 사람들은 성공할 수 있어도 나는 못 해."

파괴적인 세포기억은 이러한 방식으로 우리의 삶을 지배한다. 그래서 그 차이를 아는 것이 중요하다. 이럴 때 해야 할 일은 힐링 코드로 두려움의 문제를 치유한 다음 평화지표를 이용해 검사하는 것이다. 꿈이 이루어지는 장면을 생각할 때 두려움이 느껴진다는 것은 여기에 치유할 무엇이 있다는 증거다. 두려움이 없으면 평화지표를 이용할 필요가 없다. 그런데 이때 두려움이 없을 뿐만 아니라 반드시 평화를 느끼는 상태여야 한다.

좀 더 상세히 알아보자. 평화지표를 사용해서 결과가 평화로 나오면 문제는 수월해진다. 대개는 그것이 '계속 잘 해보라'라는 의미이기 때문이다. 지표에서 결과가 '아니오'로 나왔을 때 사람들은 두려움, 분노, 슬픔을 느끼는 것이 아니라 대부분 "그 문제에 대해 평화를 느끼지 않아요"라고 말한다. "두려움, 분노, 슬픔을 느꼈나요?"라고 물으면 그들은 "아니오. 단지 평화를 느끼지 못했을 뿐이에요"라고 대답한다. 이것은 강하게 부정적인 감정을 느끼는 것과는 다른 문제다. 부정적인 감성을 강하게 느낀나면 서의 언세나 치유해야 할 마음문세가 있다는 표시다.

범주7_ 인내 VS. 분노·좌절·조바심

인내심은 확실히 가장 저평가된 문제와 범주 가운데 하나다. 어떤 이유에서인지 우리는 조바심을 여타의 부정적인 감정, 정서와는 완전히 다른 범주에 넣으려는 경향이 있다.

하지만 조바심은 한 사람의 인생에 절대적인 영향을 주기도 한다. 조바심이 난다는 것은 만족하지 못한다는 증거다. 조바심은 거의 언제나 자기 자신을 남과 비교한다는 표시이며 항상 잘못된 길로 우리를 인도한다. 비교를 하면 열등감이나 우월감이 생긴다. 두 감정 모두 심한 해악을 끼치며 스트레스뿐 아니라 가능한 모든 건강문제를 불러온다. 인내심 범주의 문제인지 아닌지를 알려주는 지표는 성마름, 좌절, 분노, 불안정감이다. 이 범주가 중심축이 된다는 증거는 이 범주의 인체체계인 면역체계에서 발견된다.

이 책 초입에 나오는 세 가지 '하나'의 첫 번째 사항은 지구상에는 우리가 가진 어떠한 문제든 치유할 수 있는 한 가지가 있는데 그것은 면역·치유체계라는 것이었다. 우리는 분노와 관련된 많은 감정 그리고 '내가 괜찮아지려면 무엇이 바뀌어야 해'라는 건강하지 못한 믿음이 면역·치유체계를 거의 직접적으로 무력화시킨다고 믿는다. 놀랍게도 분노, 비교, 불만족과 관련한 세포기억이 치유되면 질병이 극적으로 치유되는 경향이 있다. 이는 면역체계가 다시 회복되면서 일어나는 현상이다.

앞으로 조바심을 느낄 때 그 순간 면역체계의 스위치가 꺼져 질병과 증상에 취약해진다는 사실을 기억하라. 지금 바로 옆에서 집필을 돕고 있는 친한 친구가 놀라운 질문을 던진다.

"잠깐만, 공포가 투쟁 혹은 도피반응을 일으켜 면역체계를 무력화시킨다고 생각했는데."

이 친구의 말이 정확히 맞다. 그렇다면 공포가 면역체계(투쟁 혹은 도피 반응)에 어떠한 방식으로 영향을 줄까?

조바심과 분노를 포함한 모든 부정적인 감정과 정서는 애초에 공포로부터 시작된다. 분노는 공포가 누군가의 삶에 깊게 파고들어 면역체계의 시동스위치가 꺼졌다는 표시다. 공포를 해결하지 않고는 분노의 세포기억을 없앨 수 없다. 하지만 이 작업을 의식적으로 할 필요는 없다. 힐링 코드가 자동으로 해준다. 어떤 사람이 인내심과 분노문제를 치유할 때는 다른 문제를 치유할 때보다 훨씬 극적으로 면역체계가 회복된다.

하지만 여기에 덧붙일 사항이 있다. 이와 같은 상호관련성이 발견되는 경향이 있지만 예외적인 경우도 꾸준히 발생한다. 특정한 범주에서는 신체와 마음의 상관관계로 인한 문제를 전혀 발견하지 못하기도 한다. 이럴 때는 문제가 무엇이고 어떠한 상관관계가 있는지에 관계없이 12범주에 대해 하루에 하나씩 치유한 다음 가장 괴롭히는 범주와 문제에 집중한다면 지속적이고 예측 가능하게 치유할 수 있다. 바꾸어 말하면 힐링 코드에는 모든 문제를 파악하지 않고도 치유가 필요한 곳을 치유하는 무언가 특별한 작용이 있다.

범주8_ 친절 VS. 거부·가혹함

친절 범주는 대다수의 사람에게 가장 중요한 문제일 것이다. 특히 삶에서 강렬한 비신체적 고통을 경험한 사람들에게 그러하다. 사랑을 선택하는 대신 두려움으로 반응하는 이기적인 사람은 거부당했던 자신의 고통과 감정 때문에 다른 사람을 거부하고 그를 가혹하게 대할 가능성이 크다. 타인으로부터의 거부는 사람이 경험할 수 있는 가장 충격적인 일이다. 거부는 우리가 가진 거의 모든 사랑문제(수용받고 사랑받고 가치 있다는 느낌)의 근원이 된다.

그렇다면 거부경험에 가장 큰 영향을 받는 인체시스템이 중추신경이라는 사실은 그다지 놀랍지 않을 것이다. 세포기억이 인체의 모든 세포를 통제한다면(세 번째 비밀을 보라) 중추신경은 그 외 다른 기능을 거의 모두 통제한다고 보아야 한다. 의식적이고 무의식적인 인체활동과 움직임을 조정하는 수백만 개의 신호는 중추신경에 의해 통제된다. 중추신경은 뇌와 척수를 의미한다. 인체에서 가장 중요한 이 두 기관은 중추신경계의 중심을 이룬다. 거부에 의해 손상을 입는 기관이 인체의 주요 통제시스템이라는 것을 안다면 거부가 얼마나 중대한 사안인지 납득이 갈 것이다. 많은 사람들은 신경계가 망가지면 몸이 망가진다고 믿는다. 따라서 중추신경계를 가장 직접적으로 치유할 수 있는 것은 그저 평범하기 그지없는 친절한 행동이다.

나 역시도 친절의 문제를 생각할 때면 놀랄 만한 진실이 떠오른다. 내 삶에서 나에게 가장 친절했던 사람들은 내가 가장 사랑하고 나를 가장 사랑한 사람을 생각할 때 떠오르는 사람들과 동일인물이다. 이들 중 일부는 내 인생에 몇 분간 머무른 것이 전부이지만 내 가슴에 커다란 인상을 남겼다.

범주9_ 선함 VS. 충분히 선하지 않음

선함 범주에서 근본적으로 문제가 발생하는 사람들이 많은데 특히 정서적인 학대, 완벽주의, 엄격한 종교를 경험한 사람들이 그렇다. 이 범주에서는 죄의식, 수치심, 공포가 커다란 문제다. 이것은 내 인생에서도 커다란 문제였다. 나는 애정이 넘치지만 종교적으로 엄격한 가정에서 자랐다. 내가 종교적인 성장배경에서 벗어나는 데는 수십 년이라는 세월이 걸렸다.

어린 시절 텐트 리바이벌tent revival (기독교인들이 텐트 안에서 모이는 일종의 종교모임)에서 복음전도사가 했던 설교를 생생하게 기억한다. 당시 나는 12살이었고 설교는 불과 유황 등이 등장하는 지옥에 관한 것이었다. 특히 전도사가 3~4분 내내 주먹으로 연단을 쾅쾅 내리치며 강조했던 핵심주제 하나가 있었다. 쏘아보는 듯한 표정으로 전도사는 두

단어를 되풀이해서 말했다.

"희망이 없어요. 희망이 없어요. 희망이 없어요. 희망이 없어요."

전도사가 주먹으로 연단을 내리칠 때마다 이 말이 내 가슴에 날카롭게 파고들었고 내 몸은 의자 아래로 조금씩 움츠러들었다. 예배가 끝나 자리를 뜰 때 나는 거의 걷지도 못할 지경이었다. 내 인생을 통틀어 그런 충격적인 경험은 전무후무했다. 그때의 느낌을 설명하자면 마치 몹시도 화장실에 가고 싶은데 실제로는 갈 필요가 없는 그런 느낌이었다. 우리 가족이 차에 탔을 때 나는 즉시 안전벨트를 매고 아버지에게 조심해서 운전해달라고 요청했다. 그때는 아무도 안전벨트를 매지 않던 시절이었는데 말이다. 실제로 부모님들은 제정신이 아니라는 표정으로 나를 쳐다보았다!

끓어오르는 불구덩이가 며칠 동안 머릿속을 떠나지 않았다. 더 이상 참을 수 없었던 나는 예수님에게 공포에서 벗어나게 해달라고 빌었다. 믿거나 말거나 몇 년 후에 나는 이 설교가 유명한 설교로 기록되어 있는 것을 발견했다. 그리고 그 기록을 아직도 가지고 있다. 그 후 수십 년 동안 죄스럽거나 옳지 못한 일이라고 생각되는 행동을 했을 때는 언제나 엄청난 죄의식, 공포, 수치심이 밀려왔다. 나는 이것을 "희망이 없어요" 설교와 연관시키지 않았다. 나는 그저 내가 잘못했다고 느꼈고 그 이상은 따지지 않았다. 이것이 신, 친구, 후에는 여자친구와의 관계에 영향을 미쳤다. 죄의식, 공포, 수치심은 마음을 극도로 황폐화시킬 수 있다.

이러한 감정은 정서적인 고통 이외에도 신체에 엄청난 스트레스를 준다. 이 범주에 속한 문제를 가진 사람들이 매우 많은데 그들은 주로 완벽주의자다. 이 문제가 어려운 이유는 완벽주의와 싸우는 많은 사람 중 대다수가 실제로는 일중독과 유사하게 완벽주의를 바람직하고 존경받을 만한 자질이라고 생각하기 때문이다. 일중독은 열심히 일한다는 이유로 칭찬받는 경우가 많기 때문에 그것이야말로 진짜 건강하지 못한 것임을 이해하기 힘들다.

트레이시는 항상 완벽하거나 완벽에 가까운 모습을 보임으로써 사랑받으려 했다. 트레이시는 자라는 동안 정확히 올바른 일을 했을 때는 칭찬, 따스함, 수용을 얻었지만 미흡한 행동을 했을 때 때로는 아주 사소한 잘못을 했을 경우에도 혹독한 비판이나 벌을 받는 일이 잦았다. 그렇기 때문에 트레이시는 어린 시절부터 지금까지 사랑받는다는 것을 올바름과 연관 지었다. 이런 경우에 명백하게 발생하는 문제는 우리가 아무리 최선을 다해도 잘못되는 일이 많다는 사실이다. 만일 트레이시가 일을 망칠 때마다 자존감이 바닥으로 곤두박질친다면 스무 가지 일을 한 뒤 완벽한 일 하나를 성취하더라도 그녀는 심각하게 균형감을 상실한다. 이 부분이 트레이시의 우울증에 중대한 영향을 미쳤다. 10~20년 동안 완벽하려고 노력했지만 결코 완벽할 수는 없었다. 그 결과 트레이시는 절망과 무기력감에 빠졌고 놀랍게도 자신이 나쁘다는 믿음까지 갖게 되었다. 왜 놀라운 걸까?

몇 년 전에 트레이시와 나는 자신이 저지른 죄를 서로에게 고백했다. 씻어야 할 죄를 줄줄이 나열하는 나와 달리 트레이시는 가장 큰 죄를 말하며 엄청난 수치심에 울음을 터뜨렸다. 트레이시가 어릴 때 아빠와 함께 철물점에 갔다. 아빠가 계산을 하는 동안 어린 트레이시는 못을 담는 작은 주머니를 보았다. 트레이시는 이것을 바비인형의 장신구를 넣는 데 쓰면 딱 좋겠다는 생각이 들었다. 트레이시는 손을 뻗어 못 주머니를 집어낸 뒤 코트 아래 숨겼다. 아빠와 차 있는 곳까지 가는 동안 죄책감에 사로잡힌 트레이시가 마치 상습범이 고백하듯이 아빠에게 죄를 낱낱이 고했다. 그리고 철물점으로 돌아가서 못 수머니를 돌려주었다.

이게 전부다. 이것이 내 아내의 인생에서 엄청나게 대단하고 끔찍한 "너무 나쁜 짓이라 말하기가 망설여져요"에 해당하는 이야기다. 세상에 어떻게 이토록 깨끗하고 순수한 사람이 평생 동안 죄의식과 사랑받지 못한다는 생각에 짓눌려 살 수 있을까? 트레이시의 마음이 그렇게 말했기 때문이다. 그것이 트레이시의 마음 프로그램이었다.

이와 같이 마음의 메시지는 진실을 닮지 않을 때가 종종 있다. 그럼에도 우리는 여전히 마음을 믿고 느끼고 마음의 지시를 따른다.

선함 범주에 상응하는 인체시스템은 호흡계다. 누군가가 두려움, 죄의식, 수치심을 느낀다면 가장 흔한 신체반응이 호흡곤란이다. 이 범주의 문제를 갖고 있는 환자들이 "숨을 못 쉬겠어요. 도저히 숨을 깊이 쉴 수 없어요. 왜 깊은 숨을 못 쉬는 거죠? 잠시만요, 숨을 못 쉬겠어요"라고 말하는 경우를 얼마나 많이 보았는지 모른다. 내 환자 중에 힐링 코드로 유방암을 치유하고 놀라운 증언을 보내온 사람이 있다. 여러 해 동안 그녀는 건강과 영양에 신경 썼지만 깊은 숨을 쉴 수가 없었다. 그녀는 책을 읽고 특별한 운동을 하고 대체식단을 이용하는 등 할 수 있는 모든 것을 다했다. '깊은 숨'은 건강에 매우 중요하고 '얕은 숨'이 오래 지속되면 위험할 수 있다는 것을 알았기 때문이다. 아니나 다를까 호흡문제가 시작되고 몇 년이 지난 뒤 유방암을 진단받았다.

이 고객은 힐링 코드를 시작해서 인생에서 가장 큰 문제라고 생각되는 것을 치유했는데 그것은 바로 선함 범주에 있는 문제였다. 그녀는 호흡문제를 위한 힐링 코드를 두 번째로 시행하던 중에 문제가 완전히 치유되었다고 느꼈다. 치유되었다고 느끼는 순간 그녀는 자연스럽게 길고 깊은 숨을 쉴 수 있었다. 깊은 숨을 쉬려고 노력하지 않았는데도 몸이 저절로 그렇게 된 것이다. 그 순간부터 지금까지 그녀는 깊은 숨을 쉬는 데 아무 문제가 없다.

이 일이 벌어졌을 때 그녀는 너무나 좋은 나머지 말 그대로 춤을 추며 집안을 돌아다녔다. 그녀는 그때 해외에 있던 남편에게 전화를 걸었다. 남편이 전화를 받자 그녀는 "이것 좀 들어봐요!"라고 말한 뒤 전화기에 대고 깊은 숨을 쉬었다. "여보, 잘 있어요?"라는 인사도 하지 않고 그저 깊은 숨을 쉬었다. 깜짝 놀란 남편이 감탄을 연발했다.

"당신 맞는 거요? 정말 당신이냐고? 어떻게 그렇게 숨 쉰 거지? 정말 믿기지 않는걸!"

그녀는 그 순간부터 암이 치유되기 시작했다고 믿는다며 라디오 프로그램에 출연하여 공개적으로 밝힌 바 있다.

범주10_ 신뢰 VS. 통제

내가 무척 흥미롭게 들은 어느 연구이야기가 있다. 어떤 명석한 사람이 세계사를 바꾼 역사 속 위대한 인물들의 생애를 연구하기로 결심했다. 예수, 간디, 테레사 수녀, 에이브러햄 링컨과 그 밖의 많은 사람들을 분석하고 그 공통점을 도출했다. 연구의 저자는 무엇이 사람을 위대하게 만드는지를 알아내려 했던 것이다. 무엇이 인생을 변화시킬까? 무엇이 지속적인 혁신을 가져올까? 다른 말로 우리는 어떻게 발전할까?

한 가지 공통점이 발견되었다. 우리가 인정하는 인류역사의 위대한 인물들은 신뢰할 수 있는 능력이 있거나 신뢰하기 위해 지속적인 신택을 했다. 그들 대부분은 사람보다 신을 믿었다. 신은 그들에게 어떤 사람을 신뢰할 수 있는지에 대한 통찰력을 주었다.

생각해보면 정말 이치에 맞는 말이다. 신뢰하지 않고는 사랑할 수가 없다. 신뢰가 없을 때 우리는 항상 이기심과 보호의 장벽을 쳐 사랑을 가로막는다. 이 장벽을 거두면 믿기지 않는 일이 벌어질 수 있다. 그렇다면 보호막을 치게 하고 신뢰하지 못하도록 만드는 장벽은 무엇일까? 당신의 추측이 맞다. 바로 '두려움'이다.

그렇다면 사람들을 신뢰한 이 위대한 인물들에게는 자신을 보호하고 싶다는 생각을 떠올리게 할 나쁜 일이 일어나지 않았던 걸까? 물론 그렇지 않다. 예수나 간디, 에이브러햄 링컨, 테레사 수녀 등의 생애를 읽다 보면 얼마 지나지 않아 엄청난 비난, 박해, 중상, 공격, 즉 우리 대부분이 마음의 문을 닫을 만한 난관에 처한 사실을 발견하게 된다. 일단 마음의 문이 닫히면 모든 것을 파괴적인 방향으로 이끄는 생활방식을 취하게 된다. 이것을 '통제'라고 부른다. 관계에서건 건강에서건 혹은 직업에서건 극도의 통제는 우리를 서서히 죽음으로 몰고 간다.

의학계의 사례를 하나 들어보겠다. 내 환자 중에 식단을 극도로 통제하는 여성이 있었다. 수년간 앓아왔던 질병으로 인해 과민반응을 일으키는 음식이 많다는 것이 그 이유였다. 그녀는 병이 완쾌되었지만 여러 해 동안 받은 고통의 기억 때문에 재발에 대한 두려움이 엄청났다. 이런 경우 그녀가 가장 쉽게 통제할 수 있는 것은 음식이므로 사회적으로 무리가 가지 않는 선에서 식단을 통제했다.

그녀는 오랫동안 심리적으로 침체기를 겪은 뒤 어느 날 나를 찾았다. 나는 근육반응검사가 양성인지 음성인지를 판별하는 응용근신경학 기법으로 그녀를 검사한 뒤 검사결과를 바탕으로 그녀에게 햄버거를 먹으라고 조언했다. 내 말에 놀란 그녀의 표정을 누군가가 봤다면 내가 그녀에게 은행을 털거나 어린이를 유괴하라고 종용했으리라 생각했을 것이다!

그녀는 극도로 공포에 사로잡혔다. 말하자면 질병으로 인한 고통이 그녀의 내면에 엄청난 공포를 생성해 거의 무기력상태로 만든 것이다. 이 무기력을 극복하는 유일한 방법은 최대한 자신의 인생을 통제하는 것이었다. 그녀는 그런 조언을 한 내게 화를 냈고 나는 그녀를 다시 보게 될 수 있을지 알 수 없었다. 나는 그녀가 그 제안을 받아들이지 않을 거라는 걸 예상하여 할 수 있는 한 가장 다정하고 친절하게 말했지만 말이다.

다음 날 그녀는 내게 전화를 걸어 들뜬 10대 소녀처럼 떠들었다. 그녀는 자신의 경험을 이야기하며 햄버거를 처음 베어 문 순간부터 몸

상태가 좋아지기 시작했다고 말했다. 지금 그녀는 매일 햄버거를 먹고 있다. 그렇다면 붉은 고기가 건강에 좋다는 말인가? 아니다. 하지만 이런 상황에서는 이유가 무엇이든 신체적이건 비신체적이건 혹은 둘 모두의 관점에서건 간에 햄버거를 먹는 게 필요했다. 말할 것도 없이 햄버거는 그녀의 공포장벽을 부수었고 그녀를 전과 다른 사람으로 바꾸어놓았다.

한편 그녀는 여전히 건강식단을 유지하고 있는데 이는 공포에 의한 것이 아니라 자신과 진실에 대한 사랑에서 비롯된 것이다. 그리고 가끔 햄버거나 아이스크림을 즐기지만 과민반응을 겪지 않는다.

이 문제를 마무리하기 전에 마지막 예를 하나 살펴보자. 네 번째 비밀에서 밝혔던 트레이시와 나의 결혼이야기를 기억할 것이다. 모든 준비를 갖추었다고 생각했고 멋지고 행복하고 스트레스 없는 결혼생활을 꿈꾸었지만 1년도 채 되지 않아 우리 둘 다 이혼을 원하게 되었다. 이런 일이 일어난 주된 원인은 우리 둘 모두 자신이 원하는 결혼의 그림을 갖고 대개는 무의식적으로 상대방을 통제해 그 그림에 끼워 맞추려고 했기 때문이었다.

트레이시의 그림은 나의 그림과 달랐고 내 그림 역시 트레이시의 그림과 달랐다. 따라서 우리의 통제방식은 분노, 좌절, 오해를 거쳐 결국 사랑과 친밀감 대신 불신을 낳았다.

왜 그토록 적은 수의 커플만이 원하는 관계를 형성하는지에 대한 비밀이 바로 이 범주에 숨겨져 있다고 믿는다. 최근 통계에 의하면 약 50퍼센트의 부부가 이혼하며 이혼하지 않은 많은 수의 부부가 무관심,

불성실, 절망 속에서 산다. 기껏해야 대략 100쌍 가운데 다섯 쌍이 우리 모두가 추구하고 열망하는, 진정한 사랑에서 비롯된 친밀감을 경험한다. 그 이유는 신뢰/통제 범주가 말해준다.

예상했겠지만 이 범주에 해당되는 인체시스템은 생식계다. 섹스는 사랑하는 사람과 나누는 최고단계의 친밀감 안에서 이루어져야 마땅하다. 사랑의 친밀감은 신뢰라는 연료가 필요하다. 신뢰를 상실하면 친밀감 없이 섹스만 남는다. 유감스럽게도 이것은 대부분의 사람들이 겪고 있는 문제이며 그토록 많은 사람들이 섹스문제로 고민하거나 섹스를 대체할 수 있는 무언가를 찾는 이유이기도 하다. 또한 신뢰와 통제문제를 갖고 있는 여성 중에는 임신이 잘 안 되거나 생식계문제로 고생하는 경우가 매우 많다. 실제로 트레이시는 유산을 세 번 했고 여러 해 동안 임신에 성공하지 못했다. 트레이시가 신에게 통제권을 넘긴 5월의 어느 일요일 밤 우리의 첫째 아이가 생겼다.

범주11_ 겸손 VS. 이미지 통제

"이미지가 전부다."

최근 광고계에서 부르짖는 문구다. 우리 모두 마음 깊은 곳에서는 이 말이 거짓이라는 걸 알지만 대다수의 사람들이 이 말이 절대 진리인 양 신봉하며 살고 있다. 이미지 통제는 "나한테는 문제가 있어. 사람들이 나를 알게 되면 같은 결론을 내릴 거야. 그러니까 어떤 대가를 치르더라도 나의 실체가 아닌 만들어진 나를 보여줘야 해"라는 믿음을 밑바닥에 깔고 있다. 이 덫에 빠진 사람들은 종종 어떠한 이미지를 만들어내거나 사람들이 자신을 올바르게 생각하도록 하기 위해 필요한 모든 수단을 강구한다. 우리는 이것을 조작이라고 부른다.

나는 어느 일요일 아침 교회에 가는 길에 원수처럼 으르렁거리며 싸우던 부모님의 모습을 결코 잊을 수가 없다. 자동차 문이 열리고 교회 형제, 자매분이 "안녕하세요?"라는 말을 하자마자 부모님은 기적처럼 변했다. 그들은 모든 사람과 사물을 사랑하고 서로를 끔찍이도 사랑하는 부부였다. 세상은 멋지고 훌륭한 곳이었고 아버지는 목사님과 악수를 나누며 활기차게 "아주 좋습니다!"라고 대답했다.

이러한 모습들이 나를 환멸로 이끌었다. 나는 나중에 모든 사람이 이렇게 산다는 걸 알게 되었다. 어떻든 우리 마음속에는 사람들이 어떠어떠한 방식으로 우리를 봐야 한다는 생각이 굳건히 자리 잡고 있다. 내 생각으로는 타인이 나를 좋아해주기 바라는 마음은 대부분 유치원 시절 이전에 생겨서 평생 동안 유지된다. 문제될 건 없다. 사람의 본성이니까.

문제는 이 마음으로 인해 우리의 에너지를 진짜가 아닌 것, 즉 이미지에 쏟을 때 발생한다. 물론 우리는 보상이 따르는 것, 즉 실체에 에너지를 투자하고 싶어한다. 우리의 실체는 마음 안에 있다(여섯 번째 비밀을 보라). 우리가 마음의 쓰레기를 청소하는 데 에너지를 쏟는다면 우리의 진짜 모습은 저절로 나타날 것이며 우리는 자신의 모습에 대해 만족할 것이다. 그때 타인이 우리를 어떻게 생각하는지에 대한 문제는 자연히 해결될 것이다.

우리 몸의 심장에 있는 순환계는 진짜 모습을 얻기 위한 이 투쟁에 가장 직접적으로 영향받는 기관이다. 조작과 이미지통제에 굴복하면 신체·비신체적으로 심장(마음)에 손상이 온다. 따라서 심장(마음)에 집중한다는 것은 잘못된 길로 유혹하는 많은 외부적인 것들을 놓아버린다는 것을 의미한다.

범주12_ 자기통제 VS. 통제 불능

앞서 부부 간의 통제를 다룬 범주와 이 범주의 내용이 모순이 되지 않나 궁금해하는 사람도 있을 것이다. 답은 '아니오'다. 이유는 다음과 같다.

우리가 스스로를 통제하지 않으면 사랑을 할 수도 없고 꿈을 이룰 수도 없다. 그리고 건강을 급속히 해치기 십상이다. 그렇다면 차이가 무엇일까? 자기통제는 물에 흠뻑 젖은 옷을 입고 산을 힘겹게 오르는 것과 같이 어렵고 강제적이고 힘겨운 과제가 되어서는 안 된다. 자기통제는 완벽하게 눈이 덮인 아름다운 산을 스키를 타고 내려가는 것과 같아야 한다. 자기통제가 제대로 이루어졌을 때는 유연해지고 때로는 힘이 전혀 들지 않는다. 그 차이는 마음의 상태에 달렸다.

우리의 마음이 두려움 속에 있다면 마음의 평안을 찾기 위해 그리고 필요한 것을 얻기 위해 통제하려고 할 것이다. 반면에 마음이 사랑과 진실로 충만해 있다면 우리는 이미 평안하기 때문에 사랑, 기쁨, 감사 안에서 통제하려고 할 것이다.

그렇기는 해도 이 범주는 항상 내게 커다란 문젯거리였다. 세 남매 중 막내인 나는 말할 수 없을 만큼 응석받이였다. 내게 있어 어머니는 요리사이자 운전기사 그리고 1등급 보호막이었다. 나는 대학 4학년이 되어서도 세탁을 하거나 수표책의 잔액을 맞출 줄 몰랐고 요리 한 번 해본 적이 없었다.

이것은 내 인생에 큰 문제가 되었다. 트레이시와 결혼한 직후 어느 일요일 아침 교회를 마치고 집으로 돌아왔던 때가 생각난다. 트레이시가 한 시간 반 동안 부엌에서 일하는 동안 나는 TV 앞의 소파에 피져 누워 한 손에는 달콤한 차 한 잔을, 다른 한 손에는 감자칩 한 봉지를 들고 무릎에는 리모컨을 올려놓은 채 미식축구경기 방송을 보고 있었다. 그때 트레이시가 유난히 시끄럽게 냄비와 팬들을 다루는 바람에 존 매든의 경기실황 중계를 제대로 들을 수가 없어 짜증이 났던 일이 기억에 생생하다. 내가 좋아하는 음식들로 차려진 점심상을 마친 나는 안락의자로 직행해 축구경기를 시청했다. 이때 설거지하는 소리 때문에 TV에서 나오는 소리가 잘 들리지 않아 또다시 짜증이 났다. 세 번째로 신경이 거슬린 때는 한 시간 정도 후에 트레이시가 감히 축구경기의 절정인 마지막 순간을 청소기소리로 방해했을 때였다.

지금 생각하면 부끄러운 일이지만 그때의 나는 그렇게 프로그램되어 있었다. 게으름과 특권의식은 자기통제 범주에서 중요한 문제다.

뼈근육계(근골격계)는 자기통제문제에 가장 직접적으로 영향받는 체계다. 게으름, 특권의식, 무기력, 공정함 등의 마음문제를 치유하면서 뼈근육계 문제 역시 치유되었다는 고객들의 이야기를 들을 때면 매우 놀랍다.

종합

이제까지 어떤 방식으로 힐링 코드 시스템이 마음문제의 신체, 비신체적인 증상을 치유하는지 설명했으므로 이제 이 정보를 이용해 앞으로 평생 동안 자신을 치유하는 방법에 대해 알아보자.

1단계 힐링 코드를 이용해 당신을 가장 괴롭히는 문제를 먼저 해결하기를 권한다. 235페이지에 설명된 단계를 밟아라. 당신을 괴롭히는 문제의 배후에 있는 감정(두려움, 절망, 분노, 불안, 무기력 등)을 알아내라. 문제에 1~10 범위로 점수를 매겨라. 상황은 완전히 다를지라도 과거에 같은 감정을 느꼈던 기억이 있는지 떠올려보라. 그 기억 속의 감정이 지금 현재 당신을 얼마나 고통스럽게 하는지를 평가해 점수를 매겨라. 현재의 문제와 함께 떠오른 과거의 기억을 기도에 포함시켜라. 힐링 코드를 하라. 코드를 마친 후에는 그 기억을 다시 점수 매겨라. 가장 오래되었거나 가장 강렬한 기억의 점수가 1 이하가 될 때까지 힐링 코드를 계속하라. 1 이하는 기억을 떠올렸을 때 완벽하게 평온한 마음을 느끼는 수준이다. 그 다음에는 아직 해결되지 않은 다른 기억으로 옮겨간다. 다음으로 가장 오래되었거나 강렬한 기억부터 시작해서 점수가 0이나 1이 될 때까지 치유한다.

2단계 마음문제 탐지법을 준비한다. 이 평가 도구는 http://thehealingcodes.com(사이트에서 평가를 받는 방법은 11장 마지막에 자세히 소개해놓았다)에 들어가서 볼 수 있다. 질문에 응답하면 곧바로 마음문제의 총 12범주에 대한 점수가 포함된 10~15쪽에 달하는 개인보고서를 받을 수 있다.

이 보고서는 응답할 당시의 마음문제를 정확히 찾아낸다. 가장 낮은 점수를 받은 범주부터 시작하라. 어떤 기억이나 감정/믿음 등이 떠오르는지 보아라. 떠오른 감정에 0~10 범위로 점수를 매기고 1단계에서처럼 점수가 1이하로 내려갈 때까지 그 감정에 힐링 코드를 시행하라. 이 감정이 1단계에서 치유했던 문제의 숨겨진 원인일 수 있다.

마음문제 탐지법의 결과로 가장 낮은 점수를 얻은 문제를 치유한 후에는 다음으로 낮은 점수의 문제를 치유하라(그 외에 가장 고통을 주는 다른 감정이 떠오르면 그것을 치유하라). 점수가 낮은 순서대로 모든 문제를 치유할 때까지 마음문제 탐지법을 이용해 계속 힐링 코드를 시행하라. 이 도구는 원하는 만큼 몇 번이라도 반복해 사용할 수 있으며 그렇게 하기를 권하는 바다. 마음문제 탐지법은 어떤 시점에서 어떤 문제를 가장 시급하게 치유해야 하는지를 알려줄 뿐 아니라 다양한 범주에서 어느 정도의 발전이 있는지 추적할 수 있게 한다.

3단계 마음문제 탐지법에서 가장 낮은 점수가 나온 문제를 치유한 다음에는 이 장에서 소개한 12범주를 하루에 한 범주씩 치유하라. 이렇게 하면 모든 문제를 치유할 수 있다(문제의 근원의 90퍼센트가 무의식적이라는 사실을 기억하라). 일생 동안 이 '관리' 일정을 계속 유지할 수 있다. 문제가 발생했을 때는 1~3단계로 돌아가 문제의 근원을 치유하는 일을 계속 하라.

우리가 믿는 바에 의하면 당신은 현재 지금까지 발견된 것 중 가장 강력한 치유체계의 핵심을 손 안에 쥐고 있다. 어느 상황, 어느 누구에게도 효과를 발휘하는 보편적인 힐링 코드를 알고 있는 것이다. 또한 힐링 코드를 이용해 모든 신체·비신체적인 문제의 근원을 치유할 수 있는 12범주를 알고 있다. 그러나 아직 치유는 끝나지 않았다.

힐링 코드와 마음문제 탐지법은 세포 수준에서 스트레스의 근원을 치유한다. 그렇다면 매일같이 우리를 엄습하는 일상의 스트레스(우리가 스트레스라는 말을 떠올릴 때 생각나는 스트레스)는 어떻게 치유해야 할까? 이를테면 아이가 난리를 피울 때, 교통체증으로 차가 꿈적도 하지 못할 때, 누군가와 언쟁을 벌일 때 나타나는 스트레스 말이다.

이제는 우리 삶의 온갖 상황에서 비롯되는 스트레스를 해결할 시간이고 우리는 여기에 필요한 도구 하나를 선사하고자 한다. 다음 장에서는 이러한 일상의 스트레스를 몇 초 내에 몰아내는 방법을 배우게될 것이다.

〈마음문제 탐지법을 이용하는 방법〉

1 아래 사이트에 접속하라.
http://www.dralexanderloyd.
com/heart-finder-languages

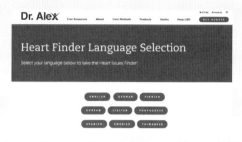

2 사이트 첫 화면에서
스크롤을 조금 내리면
'KOREAN'이라고
적힌 글씨가 나온다.
이것을 클릭하라.

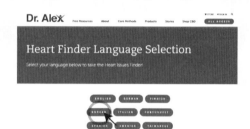

3 넘어간 페이지에서는 곧바로 테스트가 시작된다.
지시에 따라 설문에 응하면 된다.

12장

즉각 효과
상황에서 오는 스트레스를
10초 안에 해결하는 법

TV에서든 인터넷에서든 가게에서든 어딜 가나 흔히 보게 되는 광고가 있다. 바로 당신이 필요로 할 때면 언제든지 에너지를 불어넣어 준다고 선전해대는 음료(또는 알약)광고다. 이런 제품은 수십 억 달러 규모의 산업이 되었다.

이러한 혼합물은 그 안에 든 카페인의 효과를 증강시키는 특정 비타민과 허브로 만들어진다. 이러한 제품들이 약속하는 것은 에너지가 유지되는 시간이다. 하지만 재료를 유심히 살펴보면 단기 해결책(즉각적인 에너지증강)을 위해 장기합병증을 얻는 또 하나의 예라는 걸 알 수 있다. 비타민과 허브도 너무 많이 먹으면 부작용을 유발할 수 있다. 어떤 에너지음료는 몇 병 이상 마시면 부작용이 있다는 경고를 달기도 한다. 피로감은 휴식과 이완을 유도해 과도한 활동을 막는 역할을 하는

데 에너지음료나 알약은 몸을 과도하게 흥분시킴으로써 피로감을 느끼지 못하게 만드는 것이다. 이러한 제품에는 대부분 면역체계를 억제하는 설탕이나 몸에 해롭다고 여겨지는 설탕대체품이 들어 있다.

효과가 떨어지면 기분이 곤두박질칠 수 있는 위험 또는 부작용이 걱정되는 자극제 없이도 그와 비슷하거나 더 훌륭한 에너지증강 효과를 얻을 수 있다면 어떨까? 돈을 주고 사야 하는 번거로움 없이 원할 때는 언제라도 몇 초 안에 에너지증강제를 이용할 수 있다면 어떨까? 그리고 에너지증강과 더불어 10초 안에 부정적인 감정을 누그러뜨리고 스트레스를 해소할 수 있다면 어떨까?

이것이 바로 즉각 효과가 하는 일이다. 스트레스를 받을 때나 에너지증강이 필요할 때, 부정적인 감정이 마음의 평화를 깨트릴 때는 언제나 '10초 해결법'을 이용하라. 스트레스를 극복하기 위해 10초를 투자하라. 거듭 얘기하지만 10초 해결법은 자극제를 섭취해 스트레스를 덮어 생리적 스트레스 수위를 높이는 게 아니라 스트레스의 근원을 찾아 제거한다.

스트레스는 심신에 파괴적인 결과를 초래하므로 스트레스의 근원을 찾아내는 일은 매우 중요하다. 우리는 지금까지 주로 무의식적으로 활성화되는 세포 수준의 스트레스를 치유하는 도구를 알려주었다. 하지만 우리는 의식적인 스트레스라는 또 다른 종류의 스트레스가 존재한다는 것을 알고 있다. 이런 종류의 스트레스가 무엇이고 언제, 어떤 이유로 해로운지 다시 살펴보자.

다시 오는 스트레스

스트레스는 자연스러운 것이며 때로는 공포를 유발하거나 감당하기 힘든 상황에 대해 몸이 반응하는 적절한 방식이다. 스트레스는 우리가 인생의 도전에 맞서 행동하기 위해 필요하다.

스트레스는 우리의 마음이 정서적이든 육체적이든 어떠한 위험에 처했다고 생각할 때나 급박한 상황에 대처할 능력이 없다고 믿을 때 발생한다. 이때 몸은 아드레날린을 분비해 힘을 솟구치게 한다. 이것을 투쟁 혹은 도피 반응이라고 부른다.

현대를 사는 사람들에게는 안타까운 일이지만 이렇게 증가된 아드레날린은 신체적인 것이라 신체활동을 통해 소모되어야만 한다. 도피나 투쟁을 통해 이 아드레날린을 연소하지 않았을 경우 이 물질이 체내에 남아서 긴장과 정서적인 고통을 유발한다. 과도한 스트레스를 해소하지 못하면 우리의 몸이 긴장되고 소모된다. 그 결과 매일의 일과를 균형감 있게 수행하지 못하고 명확한 사고를 할 수 없다. 신경이 곤두서고 짜증이 나며 피곤을 느끼지만 그 이유를 알 수가 없다.

이론적으로 말하자면 본래 스트레스반응은 생명을 위협하는 상황에서만 일어나야 한다. 그런 상황에서는 생각할 겨를도 없이 재빠른 행동과 반사반응이 나온다. 하지만 오늘날 우리의 삶에서는 전화벨, 마감일, 상사, 가족 또는 생명의 위협과는 상관없는 그 밖의 여러 가지 상황에 의해 스트레스반응이 촉발되는 경우가 허다하다. 우리는 일상생활을 하는 동안 쏟아지는 온갖 요구와 기대감, 충족되지 못한 욕구 등에 끊임없이 시달린다. 이때 솟구치며 분비되는 아드레날린을 연소하지 못하면 우리의 몸은 녹초가 되어버린다. 면역체계의 기능이 떨어지고 신체적 · 정서적 · 영적 자원이 전반적으로 고갈된다. 이런 경우 우리는 에너지음료를 찾게 된다. 그러나 이때 에너지음료를 마신다면 불편함을 보이지 않게 가리고 우리 몸에 자극, 즉 스트레스를 추가하는 꼴이 된다.

환경과 생활방식이 저마다 크게 다르듯이 사건과 상황에 대해 개인이 느끼는 스트레스의 수준도 천차만별이다. 이웃이 압도당하거나 공포감을 느끼는 사건이 나에게는 그렇지 않을 수도 있다. 그렇지만 우리는 누구나 당당히 직면하고 싶어도 그럴 수 없는 어려운 상황이나 환경에 맞닥뜨린다. 이것을 '상황적 스트레스'라고 부른다.

상황적 스트레스를 불러일으키는 흔한 요인은 다음과 같다.

· 직업과 관련한 문제

· 경제적인 불안정

· 실패 혹은 일을 잘 해내지 못할 것에 대한 공포

· 미래에 대한 불확실성

· 건강문제

· 가족문제

· 연애나 부부문제

· 부정적인 사람들을 다루는 일

· 부정적인 태도를 가졌을 때

· 무력감

· 낮은 자존감

· 중요한 사람이나 무언가를 상실했을 때

과도한 스트레스에 스트레스를 받는 이유는?

지속적이고 장기적인 스트레스는 우리의 건강과 행복에 위험하다. 심지어 치명적이기까지 하다.

위에 나열한 스트레스의 흔한 요인에서 알 수 있듯이 상황적인 스트레스는 어디에나 존재한다. 상황적인 스트레스의 범위는 매우 넓어서 우리의 애정관계, 일, 인생을 최대한 즐길 수 있는 능력에까지 영향을 미친다. 스트레스의 수위가 올라가면 주위 사람과 상황에 대해 짜증이 나고 화가 치밀어오르기까지 한다. 가족 간의 말다툼이나 운전 중 격분하는 일이 두 가지 대표적인 경우다. 스트레스로 인해 명확한 사고를 하지 못할 때 비능률적이 되고 실수를 저지르는 일이 많아진다. 그리고 이것이 스트레스 수위를 더욱 높인다. 스트레스 수위가 점점 올라가는 과정에서 우리의 면역체계는 점점 약해져 어느새 질병에 취약한 상태가 된다.

상황적인 스트레스가 장시간 누적되면 생리적인 스트레스를 유발한다. 그리고 1부에서 이미 배웠듯이 거의 모든 질병과 증상을 일으키는 원인은 바로 생리적인 스트레스다. 스트레스는 세포의 중요한 기능을 차단하므로 시간이 지나면서 건강이 나빠진다.

투쟁 혹은 도피 반응은 긴급한 상황에서 생명을 구할 때 필요한 반응이다. 하지만 이러한 신체의 비상사태는 필요 이상의 시간 동안 유지되어서는 안 된다. 문제는 보통 사람들이 투쟁 혹은 도피 반응 상태를 장기간 유지한다는 사실이다. 이런 경우 필연적인 결과를 맞게 된다. 결국 어딘가가 고장이 나서 증상으로 나타난다. 여러 가지 증상이 나타날 때 우리는 이것을 질병이라 부른다.

해소되지 못한 스트레스가 문제나

이 책 초반에 의사인 도리스 랩이 창안한 스트레스 통 이론을 소개한 바 있다. 랩은 많은 사람들로부터 세계 최고의 알레르기전문가로 인정받는 의사다. 이 통이 가득 차지 않는 한 우리의 삶과 몸에 어떠한 스트레스가 가해져도 꽤 효율적으로 대처하기 때문에 부정적인 영향을 받지 않는다. 하지만 일단 이 통이 넘치면 어떤 방식으로든 몸에서 가장 취약한 부분이 고장 난다. 알레르기나 질병은 간단히 말해 스트레스라고 불리는 압력에 의해 약한 부분이 고장 난 상태다.

레이 게바우어Ray Gebauer 박사는 자신의 책《병의 유일한 원인과 치료 The Single Cause and Cure for Any Health Challenge》에서 해소되지 않은 스트레스가 생쥐에게 미치는 영향에 대한 인상적인 연구를 소개했다.

"생쥐들을 전기격자에 올려놓고 아주 미약한 충격을 가했는데 충격의 스트레스를 회복할 충분한 시간이 있는 한 영향을 받지 않았다. 하지만 충격을 매우 잦은 빈도로 가했더니 생쥐들이 이 무해한 스트레스에서 회복하지 못했고 며칠이 지나지 않아 나이가 많은 쥐부터 죽기 시작했다. 각각의 전기충격 자체는 무해한 것이었지만 회복시간이 충분하지 않은 상태에서 축적된 잦은 스트레스는 몸을 굴복시켜 죽음에 이르게 한다."

이 연구가 우리에게 주는 암시는 매우 분명하다.

매번 스트레스 상황에 직면할 때마다 충분히 회복할 시간을 갖지 못한 채 다음 번 스트레스에 노출된다면 세포가 차단되고 몸이 노화되어 천수를 다하지 못하고 죽을 수 있다.

상황적인 스트레스가 과도할 때 흔히 나타나는 결과는 다음과 같다.

불면증 / 긴장과 불안 / 산만한 생각 / 비능률적인 행위 / 오류의 증가 / 짜증 / 분노 / 미약한 우울증 / 고혈압 / 심혈관계 질환 / 심장병 / 궤양 / 알레르기 / 천식 / 편두통 / 조기 노화

일상에서 상황적인 스트레스를 만났을 때는 바쁜 일정을 방해하지 않으면서 간단하고 신속하게 해소할 수 있는 방법이 필요하다.

상황적인 스트레스를 위한 도구

수년에 걸쳐 상황적인 스트레스를 해결하는 효과적인 도구들이 수없이 개발되었다. 심혈관계를 개선시키는 격렬한 유산소운동, 심호흡 기법, 에너지의학 등과 같은 신체적인 접근법이 있다. 이것들은 모두 상황적인 스트레스를 완화한다고 입증되었다. 기도와 명상으로 대표되는 비신체적인 접근법 역시 효과를 입증했다. 아마 시중에 나와 있는 자기계발자료의 99퍼센트가 신체적이거나 비신체적인 접근을 강조할 것이다. 이 둘을 통합한 방법은 거의 찾아보기 힘들다.

하지만 곧 배우게 될 간단한 기법은 신체적·비신체적으로 스트레스를 줄인다고 입증된 모든 요소들을 하나로 통합해 강력한 효과를 낸다. 이 기법을 '즉각 효과Instant Impact'라고 한다. 이것을 하는 데는 단 10초밖에 걸리지 않는다.

즉각 효과는 지금까지 스트레스를 가장 많이 줄인다고 알려진 신체적·비신체적인 접근법을 최초로 결합했다. 단 10초 안에 30~60분 동안 격렬한 운동이나 심호흡, 명상을 한 것 같은 효과를 느낄 수 있다.

하루 중 언제라도 에너지가 저하되거나 스트레스를 받았을 때 즉각 효과를 이용하라. 즉각 효과는 몸의 스트레스반응을 방해함으로써 스트레스가 몸에 쌓이지 않도록 제거하여 인체의 균형을 유지한다.

즉각 효과의 단계별 시행방법

즉각 효과는 단 10초 내에 행할 수 있게 만들어졌다. 물론 시간을 초과하여 실행해도 상관없지만 대부분의 사람은 10초 내에 효과를 느낀다. 우리는 하루 중 언제라도 필요할 때 하라고 권하는데 적어도 하루 세 번은 해야 한다.

다음은 단계별 시행 방법이다.

1단계 스트레스에 점수를 매겨라. 즉각 효과를 시작할 때는 그 날 혹은 그 순간에 느끼는 전반적인 스트레스의 수위에 집중하라. 얼마나 격렬한가? 얼마나 강한가? 감정에 얼마나 많은 영향을 미치는가? 다른 사람과의 관계에 얼마나 많은 영향을 미치는가? 세상을 보는 방식에는 얼마나 많은 영향을 미치는가? 신체부위 중 어느 곳에 스트레스를 느끼는가?

우리는 0에서 10까지 범위 안에서 스트레스의 정도를 평가하라고 권한다. 0은 스트레스가 전혀 없는 상태이며 10은 참을 수 없을 정도로 높은 수위의 스트레스다. 이 방법은 엄청나게 도움이 되는 도구다. 즉각 효과를 행하기 전과 후에 스트레스의 수위를 평가하면 그 수위가 얼마나 내려갔는지 성공적으로 측정할 수 있고 스트레스 수위를 내리기 위해 즉각 효과를 다시 해야 할지 말지를 결정할 수 있다. 또한 짧은 시간 동안 즉각 효과를 시행한 후 전반적인 스트레스 수위가 내려가는 시점이 언제인지 알 수 있다.

2단계 편안한 자세에서 양손을 모아라. 마치 기도할 때처럼 양손의 손가락을 얽히게 해 두 손을 모아라.

3단계 몸에서 떠나기를 바라는 스트레스에 집중하라. 신체적·정서적·영적인 스트레스 모두 포함된다.

4단계 10초 동안 강한 호흡을 하라.

빠르고 강하게 숨을 내쉬고 들이쉬면서 배로 호흡을 하라. 이때 입으로 숨을 내쉬고 들이쉬어라. 횡격막을 이용해 들이쉴 때는 복부를 부풀리고 내쉴 때는 복부가 들어가도록 만들어라. 머리가 어찔하면 같은 방식으로 하되 강도를 낮춰라.

강한 호흡을 할 때는 긍정적인 무언가를 머릿속에 그려라. 스트레스가 몸에서 빠져나가는 모습이나 평화로운 장면 등 스트레스를 대신해 원하는 것이라면 뭐든지 좋다. 예를 들어 분노를 느낀다면 마음속에서 인내를 상상하거나 말할 수 있다. 또는 평화도 좋다.

이것은 즉각 효과의 명상 부분이다.

우리는 즉각 효과를 하루에 세 번 실시하기를 권한다. 하루에 한 번만 하더라도 효과가 나타난다. 하지만 당면한 스트레스를 신속히 줄이고 선반적인 스트레스 수준을 낮추길 원한다면 하루에 세 번 혹은 네 번 이상 하기를 강력히 권한다. 한 번에 몇 초밖에 걸리지 않지만 상당한 효과를 느낄 것이다.

어떻게 이처럼 간단하고 빠르고 쉬운 기법이 스트레스를 제거하여 더 긴 시간이 필요한 강렬한 운동이나 명상의 효과를 나타내는지 궁금할 것이다. 다음에 그 방식과 이유를 설명한다.

호흡의 힘

즉각 효과는 강한 호흡이라는 호흡기법을 이용한다. 즉각 효과에 사용되는 강한 호흡은 스트레스 주기cycle를 방해해서 단 몇 초 내에 20분 동안 격렬한 운동과 명상을 함께한 것과 비슷한 느낌을 준다.

신체적 관성의 법칙에 따르면 충분한 에너지가 가해지지 않는다면 몸에 아무런 변화도 생기지 않는다. 강한 호흡을 하면 체내의 생리적인 힘이 엄청나게 생성된다. 강한 호흡은 생리작용에 강력한 힘을 부여한다. 즉 산소작용과 신체운동에 고에너지 연료 역할을 한다. 마치 바람이 세계의 일차적인 동력자원이듯이 우리의 호흡은 개인의 동력자원이다.

강한 호흡 하나만 실천해도 힘이 솟고 긴장이 풀리는 것을 느낄 수 있다. 또한 마음이 한층 가벼워지는 느낌을 받을 것이다. 강한 호흡은 그 자체로 효과적인 기법이면서 즉각 효과를 매우 빠르고 깊게 만드는 요소다.

강한 호흡은 스트레스의 영향 중 한 가지를 치유한다. 바로 얕은 호흡이다. 습관적으로 얕은 호흡을 계속한다면 만성 스트레스가 있다는 신호다. 얕은 호흡은 우리를 놀라게 하거나 불안하게 하는 어떤 사건에서 시작되지만 결국엔 습관으로 굳어버린다. 만성적으로 얕은 호흡을 하는 것은 끊임없는 불안 속에 사는 것과 같다.

《의식적인 호흡Conscious Breathing》이라는 책에서 게이 헨드릭스Gay Hendricks 박사는 다음과 같이 말했다.

"매우 고통스러운 감정을 느낄 때 사람들이 나타내는 첫 번째 반응은 호흡을 멈추는 일이다. 호흡을 멈추는 행위는 신경계의 방어기제가 반사적으로 일으키는 투쟁 혹은 도피 반응이다. 아드레날린이 넘쳐흐르면 곧바로 혈액순환을 지배하는 교감신경계가 작동해 심장이 빨리 뛰고 호흡이 빨라진다."

즉 얕은 호흡은 투쟁 혹은 도피 반응이 남긴 결과다. 작은 과제를 수행할 때조차도 호흡을 멈추는 습관을 가진 사람들이 있다. 얕은 호흡은 언제나 우리가 흡입하는 산소의 양과 내뱉는 이산화탄소의 양을 줄인다. 결과적으로 세포 수준에서 스트레스를 유발하는 것이다.

하루에 몇 차례 호흡에 집중한다면 호흡에 대해 더 많은 것을 인식할 수 있다. 강한 호흡에서 하는 복부 호흡은 완전하고 깊게 호흡하는 느낌이 어떤 것인지 몸으로 알려준다. 스트레스를 날려버리고 평화로운 느낌에 집중하면 저절로 더 깊은 호흡을 하게 된다. 즉각 효과를 계속 실천하면 평소에도 더 깊게 호흡을 하기 시작할 것이다. 폐는 깊은 호흡의 느낌을 좋아한다. 깊은 호흡이 더 자연스럽고 건강하기 때문이다. 즉각 효과를 실천하면 폐활량이 점차적으로 늘어난다. 폐활량은 건강을 향상시키고 예상수명을 연장시키는 요소로 작용한다.

1981년에 〈사이언스뉴스Science News〉지에서 폐의 기능과 수명의 연관성을 연구한 국립노화연구소의 결과를 보고했다. 30년 동안 5,200명을 대상으로 한 임상연구 결과는 사람의 폐 기능은 전반적인 건강과 활력의 척도이며 예상수명을 측정하는 일차적인 도구임을 보여주었다. 폐 기능을 측정하면 10년 혹은 20년, 30년 안에 사망할 사람이 누구인지 알아낼 수 있다.

즉각 효과를 하면 이완이 잘 된다. 그래서 호흡을 조절하는 근육들이 인체의 본래 계획대로 들숨과 날숨을 완전하게 쉬도록 유도한다.

얼마 지나지 않아 깊게 호흡하지 않을 때 스스로 그것을 인지하게 될 것이다. 이는 스트레스를 받고 있으니 즉각 효과를 해야 할 시점이라고 알리는 신호다.

즉각 효과를 규칙적으로 실천하면 다음과 같은 효과를 얻는다.

· 심혈관계가 활성화된다.
· 산소의 흡수가 증가된다.
· 이산화탄소의 체계가 해독된다.

· 내분비계에 에너지가 증강되어 면역체계가 활성화된다.

· 림프계의 기능이 향상된다.

명 상

즉각 효과를 할 때 몸에서 스트레스를 떠나보내는 데 집중하면 간단한 명상효과를 얻을 수 있다. 강한 호흡과 집중된 의도(스트레스가 몸에서 떠나가는 상상)를 결합하는 것은 즉각 효과가 몇 시간 동안 그 효력을 유지하게 되는 요인 중 하나다. 호흡의 힘이 의도를 강화하고 심신에 그 의도를 각인시킨다.

연구에 연구를 거듭한 결과 명상이 스트레스를 줄이고 생리적 건강과 심리적 건강 모두를 향상시킨다는 사실이 입증되었고 지금도 계속 입증되고 있는 중이다. 명상이 개인의 전반적인 웰빙 생활을 향상시키고 증가시킨다는 사실이 의학적으로도 수용되는 추세다. 그 과정이 완전히 밝혀지지는 않았지만 명상이 뇌파를 알파파 상태로 유도한다는 연구결과도 발표되었다. 알파파는 치유를 촉진하는 여유롭고 평화로운 의식의 단계다. 또한 이 연구에서는 규칙적인 명상을 했을 경우 대개 스트레스의 지표가 되는 호르몬과 기타 화학물질의 혈중수치가 감소한다는 결과가 나왔다. 미국과 전 세계의 수천, 수만 명의 의사, 상담사, 치료사들은 치료의 일부로서뿐 아니라 매일 실천해야 할 덕목으로서 고객들에게 다양한 명상을 권한다.

보수적이라고 소문난 의학계에서 영적이라고 여겨지는 행위를 권한다는 사실은 놀랄 만하다. 사실 명상의 일차적인 정의는 '영적인 성찰

304

의 한 형태'다. 사람들은 영적인 각성 수준을 높이기 위한 도구로서 다양한 기법을 이용해 수천 년 동안 명상을 해왔다.

하지만 명상이 반드시 영적인 목표를 가져야 하는 것은 아니다. 명상의 전반적인 목적은 단순히 뇌를 스트레스 모드에서 평화 모드로 바꾸는 것이라고 말할 수 있다. 즉각 효과는 명상을 포함하는데 그 이유는 뇌의 특정부위를 자극한다고 충분히 입증된 '이완반응'을 유도하기 때문이다. 매사추세츠 의과대학의 신경과학자 존 카밧진Jon Kabat-Zinn 박사가 이끄는 연구팀은 명상을 할 때 우리의 뇌 활동이 스트레스를 경험할 때 활성화되는 우측 전두피질frontal cortex에서 침착할 때 활성화되는 좌측 전두피질로 옮겨간다는 사실을 발견했다. 이러한 방식으로 뇌 활동이 변화하면 스트레스뿐 아니라 경미한 우울증이나 불안과 같은 부정적인 감정이 누그러진다.

엑서터대학의 에이드리언 화이트Adrian White 박사의 연구에서도 유사한 결과가 나왔다. 화이트 박사는 명상하는 사람은 전두피질 부위의 전기활동이 증가한다고 밝혔다. 다시 말해 상대적으로 낮은 불안감과 긍정적인 정서상태를 경험한다는 의미다. 또한 명상을 하면 공포감을 유도하는 뇌 부위인 편도의 활동량이 감소한다.

요약하자면 명상은 말 그대로 공포와 불안에 주목하던 우리의 뇌가 평화에 주목하도록 만든다. 즉각 효과를 하면서 스트레스가 몸을 빠져나가는 장면이나 평화로운 장면을 상상하면 뇌파가 스트레스 상태에서 평화의 상태로 바뀐다.

에너지 의학: 손 이용하기

힐링 코드를 소개할 때 말했듯이 손에는 치유력이 있다. 양손을 한데 모으면 에너지를 이용해 스트레스를 완화할 수 있다. 거듭 얘기하자면 매우 쉬우면서도 스트레스를 전반적으로 줄일 수 있는 강력한 기법이다.

즉각 효과와 힐링 코드를 함께하기

매우 복잡하고 온갖 부정적인 감정을 불러일으키는 스트레스 상황에서는 즉각 효과의 스트레스 완화 지속력이 매우 짧다. 이와 같은 스트레스 상황에 기름을 붓는 격인 세포기억과 잘못된 믿음에까지 깊숙이 파고들어 치유하려면 힐링 코드를 시행해야 한다.

반면 일상의 순간순간에 튀어나오는 스트레스 상황을 힐링 코드가 해결하지 못할 때가 있다. 상황에서 비롯되는 의식적인 스트레스 혹은 공포는 힐링 코드가 작용하는 것을 방해한다. 이러한 상황에서는 마음 편히 치유하기가 어렵고 한 번에 치유하기가 힘들다. 즉각 효과를 이용해 상황에서 비롯된 스트레스와 치유에 대한 저항을 없애면 힐링 코드를 할 준비가 되었다고 볼 수 있다.

즉각 효과를 이용하면 거의 모든 것이 수월해진다. 단 10초 안에 치유에 대한 저항이 상당 부분 제거된다. 상황적인 스트레스와 씨름하지 않을 때 힐링 코드를 해야 효과가 빠르고 좋다. 힐링 코드는 즉각 효과가 하지 못하는 것을 하고 그 보완적인 역할을 하는 것이다. 최적의 건강상태를 만들기 위해서는 이 두 가지가 모두 필요하다.

우리는 힐링 코드를 하루 세 번 하기를 권장한다. 그리고 10초 즉각 효과 역시 하루 세 번 할 것을 권한다. 시간으로 따지면 하루 18.5분 정도다. 건강과 인간관계, 성공에 나타나는 커다란 효과에 비하면 작은 투자다.

이제 우리는 세포와 상황적인 수준에서 발생하는 스트레스에 대처하는 도구를 갖고 있다. 스트레스의 근원을 세서하는 이 도구들은 그 자체로도 훌륭하고 유용하지만 조화롭고 건강한 인생을 위해서는 다른 요소들이 필요하다고 우리는 믿는다.

조화롭고 축복된 인생을 위해

우리 모두 열망하는 축복된 인생, 가장 조화롭고 마음, 몸, 영혼이 건강하며 충만한 인생을 위해 몇 가지 중요한 메시지를 전하고자 한다.

·**영혼** 건강한 삶을 위해 가장 일차적이며 중요한 요소는 개인적으로 신과의 관계를 발전시키는 일이다. 자신의 인생은 치유했지만 창조주와 애정 어린 관계를 발전시키지 못한다면 우리에게 가장 필요한 것, 즉 무조건적인 사랑을 결코 가질 수 없다고 우리는 믿는다. 그러므로 신을 추구하고 모든 것을 초월해 있는 신의 충만한 사랑을 찾기 바란다. 힐링 코드는 신체적·정서적으로 당신을 치유해주며 인생에서 더욱 성공할 수 있도록 도와준다. 하지만 영원한 운명에 대해서는 아무 일도 하지 못한다. 영원한 운명은 사실 그 무엇보다 중요하다. 따라서 이 단계를 도외시하지 않기를 간곡히 바란다.

· **생활방식** 힐링 코드, 즉각 효과와 더불어 건강한 생활방식을 취할 필요가 있다. 건강과 치유를 유지하는 상식적인 방법에는 여러 가지가 있다. 영양가 있는 음식을 먹고 건강에 해로운 음식을 제한하고 깨끗한 물을 많이 마시고 깨끗한 공기를 마시고 비타민과 무기질을 섭취하고 운동을 하고 충분히 쉬고 사랑하는 사람들과 시간을 보내는 등 너무나도 많다. 균형 잡힌 인생을 살기 위해서는 이러한 요소들을 절대 무시할 수 없다. 그러니 부디 등한시하지 않길 바란다.

스트레스를 받으면 수화작용과 호흡이 영향을 받는다. 생리적 스트레스를 일으키는 가장 흔한 원인은 탈수이며 불충분한 산소공급이 그 다음 원인이다. 하루에 물 6~8잔을 마시고 깊고 완전히 숨을 쉬는 생활을 꾸준히 한다면 기억과 에너지 수준을 끌어올리고 피로와 일반적인 통증과 고통을 줄일 수 있다. 건강과 치유에 이것들이 얼마나 중요한지는 아무리 강조해도 지나치지 않다. 즉각 효과에 나오는 강한 호흡을 규칙적으로 이용하면 혈중 산소 수치가 올라간다.

· **의식적인 갈등** 의식적인 갈등은 자신의 믿음에 어긋나는 생활을 계속 영위할 때 일어나는 현상이다. 이는 지속적으로 스트레스를 양산하기 때문에 치유를 지연시키는 주요 원인이 된다. 즉각 효과나 힐링 코드로 원하는 결과를 얻지 못한다면 가슴에 손을 얹고 의식적인 갈등이 있는지 솔직하게 점검하라. 의식적인 갈등을 발견하는 즉시 그 문제를 처리해야 한다. 힐링 코드를 할 때 그 문제에 집중하라.

· **자신에게 말하기** 우리는 이것을 '썩은 씨 뿌리기'라고 부른다. 닐 워런 Neil Warren 박사는 자신의 책《당신은 인생을 사랑할 수 있다*You can love your life*》에서 평균적으로 우리는 1분당 최대 1,300개의 단어로 자신에게 말을 한다는 연구결과를 인용했다. 자기 자신에게 말하는 단어들은 그 하나하나가 우리의 마음에 그림을 그리는 붓놀림이다. 이러한 생각들은 우리의 마음에서 자라고 열매 맺는 식물의 씨앗이다.

우리가 힐링 코드나 즉각 효과를 실행하는 동안에도 끊임없이 파괴적인 그림과 믿음을 새롭게 심는다면 '통이 차서' 치유의 역효과가 발생할 것이 분명하다. 자신과 타인을 위한 진실, 사랑, 존중 그리고 유익하며 치유를 도울 수 있는 그 밖의 모든 것을 의식적으로 생각하고 그것에 집중하라. 오늘 뿌린 씨가 자라고 열매 맺을 날이 손꼽아 기다려지는가? 그렇지 않다면 지금 당장 좋은 씨를 뿌리기 시작하라! 장기적인 성공에 반드시 필요하다.

우리의 도전 그리고 간청

이 책에서 우리는 매우 대담한 약속을 했다. 우리는 5분 안에 배우고 6분 안에 할 수 있는 간단한 기법이 우리가 맞닥뜨리는 모든 건강, 관계, 성공/수행 문제의 근원을 치유할 수 있다고 말했다. 또한 10초 호흡·명상을 하면 20분 동안 운동이나 명상을 한 효과를 얻을 수 있다고 말했다.

그래서 우리는 감히 요구한다. 우리가 틀렸다는 걸 증명해보라!

어서 이 운동을 시작해서 규칙적으로 해보라. 힐링 코드는 하루 두 세 번 최소 6분만 투자하면 된다. 그것이 처방이다. 상황적인 스트레스를 해결하기 위해서는 필요할 때 혹은 하루에 3~4회 즉각 효과를 하라. 즉각 효과의 효력이 나타나지 않을 때는 우리에게 이메일을 보내라(효과가 나타나도 역시 이메일을 보내라. 우리는 그 체험담을 듣고 싶다).

우리는 지금 현재 갖고 있는 힐링 코드, 즉각 효과로서 남은 일생 동안 마음문제와 상황적인 스트레스를 해결할 수 있는 준비를 갖추었다.

만일 어떤 알약이 어떠한 신체증상이라도 모두 치유하고 관계를 개선시키고 성공을 가로막는 모든 장애물을 제거해 무엇이 되었든 성공을 향유하게 할 수 있다는 말을 듣는다면 그리고 우리가 당신과 가족, 친구를 위해 이 알약이 필요할 때면 언제든지 무료로 보내준다고 말한다면 당신은 당장 그 약을 한 병 주문하지 않을까? 그리고 친구와 가족과 동료를 위해 더 주문하지 않겠는가? 하지만 유감스럽게도 이것은 알약이 아니다! 그것이 알약이라면 우리는 수십 억 달러짜리 사업체를 소유한 거나 다름없다(사람들이 그렇게 말하곤 한다).

그런 알약을 팔 수 없어서 유감이지만 대신 우리는 책을 팔았다. 단지 정보에 불과하지만 자신과 가족, 친구를 위해 의지할 수 있는 정보다. 앞으로 평생 동안 어떠한 마음문제라도 치유할 수 있는 두 가지의 간단한 기법을 배웠다.

우리가 독자에게 요구하는 도전은 우리가 틀렸다는 걸 증명하라는 것이다. 우리의 간청은 이 도구들을 사용하라는 것이다(비록 알약의 형태는 아닐지라도).

그리고 한 가지가 더 있다.

우리 두 사람에게 힐링 코드는 단순히 사업이 아닌 훨씬 더 큰 의미를 가진다. 블루스 브라더스(동명 영화의 주인공)가 말했듯이 "우리는 신이 내린 사명을 수행하고 있다."

우리는 세상이 치유되는 모습을 보고 싶다. 그것이 이 책을 쓴 이유다. 부탁하건대 이 책을 읽고 힐링 코드, 즉각 효과의 사용법을 알았다면 이 책이 필요한 다른 누군가에게 빌려주기를 바란다. 친구와 점심을 먹으며 이 기법을 가르쳐줘라. 힐링 코드와 즉각 효과가 자신에게 도움이 되었다면 다른 사람에게 알려라.

우리가 세상에 힐링 코드를 전파하는 걸 도와주기 바란다. 신은 우리 모두에게 힐링 코드가 필요하다는 걸 안다.

당신의 치유 여정에 신의 축복과 가호가 있기를!

옮긴이 **이문영**

이화여자대학교 영문학과를 졸업한 후, 캐나다 VCCVancouver Community College 국제영어교사자격증Tesol
Diploma을 취득했다. 한국IBM과 파고다어학원에서 일했으며 한국외국어대학교 실용영어과 겸임교수를
역임했다. 주요 역서로는 『나의 두뇌가 보내는 하루』, 『설탕 중독 : 우리 가족의 건강을 해치는 달콤한 살
인자!』, 『뇌체질 사용설명서』(공역)가 있으며 저서로는 『메가토익 실전시리즈3』이 있다.

힐링 코드

초판 1쇄 발행일 2011년 9월 30일
2판 1쇄 발행일 2013년 9월 5일
2판 25쇄 발행일 2024년 7월 30일

지은이 알렉산더 로이드, 벤 존슨
옮긴이 이문영

발행인 조윤성

디자인 박지은 **마케팅** 서승아
발행처 ㈜SIGONGSA **주소** 서울시 성동구 광나루로 172 린하우스 4층(우편번호 04791)
대표전화 02-3486-6877 **팩스(주문)** 02-585-1755
홈페이지 www.sigongsa.com / www.sigongjunior.com

글 ⓒ 알렉산더 로이드 · 벤 존슨, 2011

ISBN 978-89-527-7002-8 13510

*SIGONGSA는 시공간을 넘는 무한한 콘텐츠 세상을 만듭니다.
*SIGONGSA는 더 나은 내일을 함께 만들 여러분의 소중한 의견을 기다립니다.
*잘못 만들어진 책은 구입하신 곳에서 바꾸어 드립니다.

WEPUB 원스톱 출판 투고 플랫폼 '위펍' _wepub.kr
위펍은 다양한 콘텐츠 발굴과 확장의 기회를 높여주는
SIGONGSA의 출판IP 투고·매칭 플랫폼입니다.